QDTプラクティカルマニュアル

# 新装版 初心者のための 臨床的クラウンの製作法

歯科技工士・歯科技工所レベルアップのために

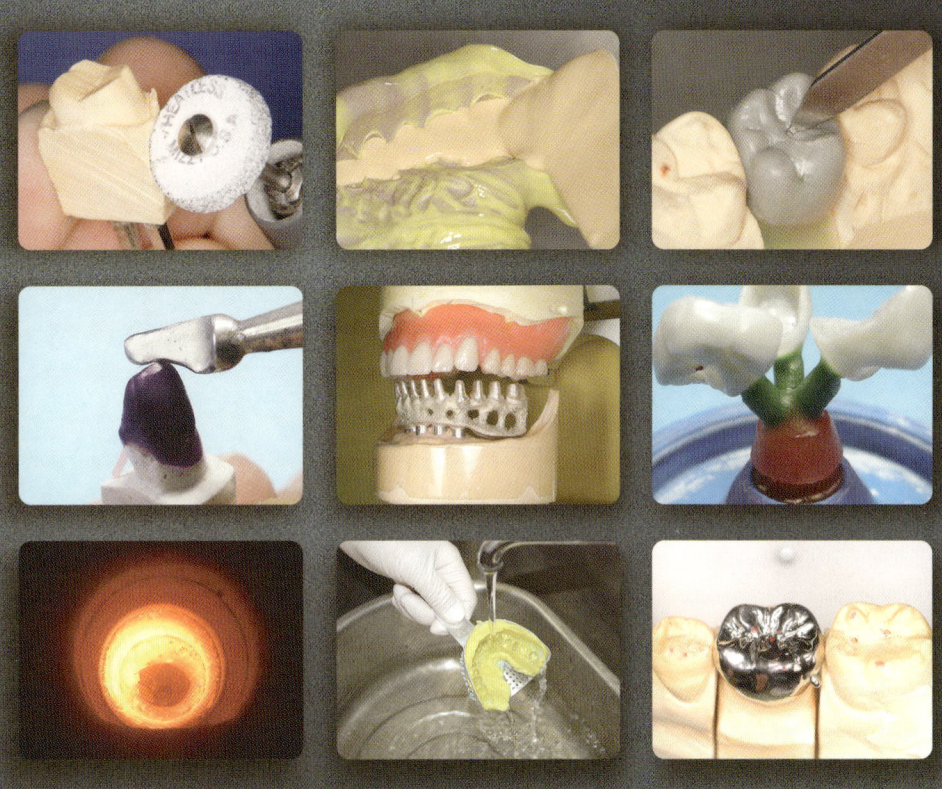

久野 富雄
佐々木 雅史 　共著
陸　　誠

クインテッセンス出版株式会社　2008

Tokyo, Berlin, Chicago, London, Paris, Barcelona, Istanbul, Milano, São Paulo, Moscow, Prague, Warsaw, New Delhi, Beijing, and Bukarest

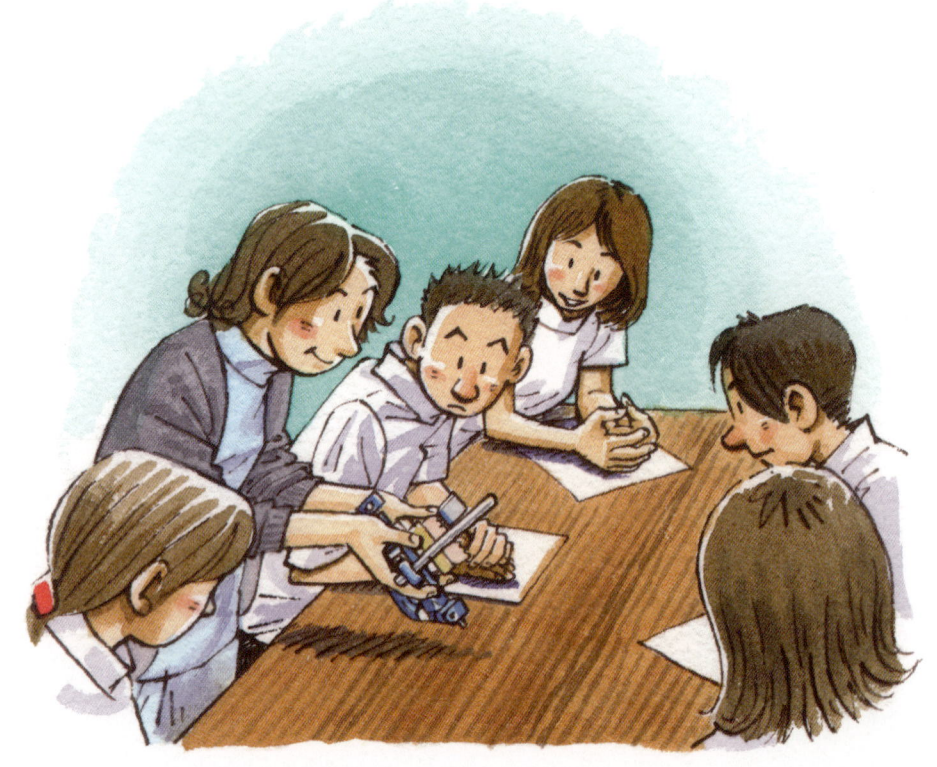

# まえがき

　われわれ歯科技工士が製作する歯科補綴物のなかで、もっとも多く製作するのが本書で取り上げた鋳造クラウンであろう。しかし、経験の浅いうちは、この鋳造クラウンの製作においても、その作業や工程の内容、必要性を十分に理解できていなかったり、またトラブルに直面したときの対処法がわからない、さらに自分の作業方法の誤りに気がつかないことが多い。

　こうしたとき、先輩技工士が近くにいてくれるならば、適切な指導を受けることができ、トラブルを避けるだけでなく、さらに技術、知識の向上へと導いてくれるであろう。一方、そうでない場合には、講習会に参加したり、自分自身で専門書を読んで解決策を見出さなければならないが、そう簡単には思うような講習会や専門書は見つからないと思われる。

　このため、そのような歯科技工士に対して、1997年に本書の旧版である「QDT プラクティカルマニュアル　初心者のための臨床的クラウンの製作法」を発行し、多くの歯科技工士に愛読されてきた。

　しかし、発行以来10年以上の歳月が過ぎ、材料および手法の改善・進歩、さらに技工業界を取り巻く環境の変化などもあり、今回、旧版を大幅に改編したのが本書である。

　ただし、本書の趣旨は旧版と同様に「歯科技工士学校での教育と臨床の現場との架け橋」であり、また「多くの経験の浅い歯科技工士諸君の手元に置いていただき、トラブルに直面したとき、また判断に迷うなどの状況に陥ったときに先輩技工士の役割を担えるように」との思いもいささかも変わることはない。

　なお、本書に示された内容は各筆者ごとに、また技工学校で学んだ方法と多少異なる点も含むが、それは、ベテラン歯科技工士の豊富な臨床経験から導き出された方法であり、同時に、その経験に基づく細やかな注意点は実際の臨床の場で製作されている補綴物の隅々までにいきわたっているものと考えてもらいたい。

　本書が多くの経験の浅い歯科技工士に対して、技術と知識向上のための研さんの一指針となることを筆者らは願ってやまない。

2008年9月

久野富雄
佐々木雅史
陸　誠

# 謝辞

　本書は、QDT1996年4月号より12月号まで連載されていた「初心者のための臨床的クラウンの製作法」をもとに、その翌年発行された「QDTプラクティカルマニュアル　初心者のための臨床的クラウンの製作法」の新装版です。

　当時、クラウンのもっとも基本的な製作法を紹介した試みは、連載当初から大きな反響を呼んだと記憶しています。

　しかし、連載開始から、また旧版発行からも10年以上の歳月が過ぎ、基本的な内容ながらも改編の必要が生じたため、今回、新装版の発行のはこびとなりました。

　そして、旧版発行のときと同様に今回も再び多くの方々のご好意とご協力があり、この新装版が発行されたことを申し述べておきたいと思います。

　とくにChapter 4／Section 3 では、前川歯科の院長 前川眞司先生に資料を提供していただきました。さらにChapter10／Section 1 においては、原歯科の院長 原　正幸先生と名古屋大学医学部附属病院歯科口腔外科の山田陽一先生、八島明弘先生から、Chapter10／Section 2 では、横浜口腔インプラントセンター・木津歯科のセンター長・院長 木津康博先生からそれぞれ貴重な症例を提供していただきました。この誌面を借りて、ご協力をいただきましたすべての先生方とスタッフの方々、そして、本書執筆に際して、論文を引用させていただいた多くの先生方に対して、厚くお礼申し上げます。

　最後になりましたが、日常業務で多忙であるにもかかわらず、つねに協力を惜しまなかった株式会社ジョエル、株式会社ツヤデンタル、株式会社コアデンタルラボ横浜のスタッフにも感謝の意を表します。

2008年9月

久野富雄

佐々木雅史

陸　誠

# 著者略歴（執筆順）

### 久野富雄
（株式会社ジョエル 代表取締役社長）

| 1973年 | 日本大学歯学部付属歯科技工士学校卒業 |
| 1975年 | 株式会社ジョエル設立 |
| 1977年 | 国際デンタルアカデミー卒業 |
| 1985年 | 日本歯科技工士会認定講師、日本歯科技工士会生涯研修講師 |
| 1993年 | 東海歯科医療専門学校非常勤講師 |
| 1996年 | 日本歯科技工士会学術部員、無名会会長 |
| 2006年 | 愛知県歯科技工士会常務理事 |
| 2008年 | 愛知県歯科技工士会専務理事 |

現在に至る

●所属学会、スタディグループなど

日本歯科技工士会、日本歯科技工学会、日本歯科審美学会、日本口腔インプラント学会、日本歯科管理学会、日本チタン学会、無名会、臨床咬合研究会

### 佐々木雅史
（株式会社ツヤデンタル 代表取締役社長）

| 1987年 | 新大阪歯科技工士専門学校卒業 |
| 同 年 | 河本デンチャー歯研株式会社入社 |
| 1991年 | 佐々木歯研設立 |
| 1996年 | 株式会社ツヤデンタル設立 |

現在に至る

●所属学会、スタディグループなど

臨床咬合研究会、WAの会、FOX（ファンダメンタル.オーラル.エックス）、インプラント研究会

### 陸　誠
（株式会社コアデンタルラボ横浜 専務取締役）

| 1978年 | 大阪歯科学院専門学校卒業 |
| 同 年 | 株式会社クワタパンデント入社 |
| 1983年 | 株式会社コアデンタルラボ横浜入社 |
| 1988年 | 日本歯科技工士会認定講師 |
| 2006年 | 株式会社コアデンタルラボ横浜 専務取締役 |

現在に至る

●所属学会、スタディグループなど

日本歯科技工士会、日本歯科技工学会、日本補綴歯科学会、日本歯科審美学会、日本チタン学会、東京S.J.C.D.

# 執筆協力者（執筆順）

滝沢琢也（株式会社コアデンタルラボ横浜）

中村亮太（株式会社コアデンタルラボ横浜）

浅水広太（株式会社コアデンタルラボ横浜）

川島雄太（株式会社コアデンタルラボ横浜）

東垣外 英彦（株式会社コアデンタルラボ横浜）

塚田大基（株式会社コアデンタルラボ横浜）

# 目次

まえがき ……………………………………………………………………………… 3
謝辞 …………………………………………………………………………………… 4
著者略歴 ……………………………………………………………………………… 5
本書の読み方と構成 ………………………………………………………………… 8

● **Chapter1** 歯科医院から届いた印象の取り扱い方 ………………………… 9
　Section1　印象の消毒・殺菌処置と材料・トレーの選択 …………………… 10
　Section2　感染予防対策と印象の確認・調整 ………………………………… 14

● **Chapter2** 模型製作と模型材料 ……………………………………………… 19
　Section1　giro FORMシステムを使用した作業用模型の製作 ……………… 20
　Section2　既製トレー・システムを使用した作業用模型の製作 …………… 24
　Section3　ダウエルピンを用いた石膏模型の製作 …………………………… 28

● **Chapter3** 模型のトリミング ………………………………………………… 39
　Section1　giro FORMシステム模型のトリミング …………………………… 40
　Section2　間接法を用いた補綴物のためのトリミング ……………………… 44
　Section3　ダウエルピンを用いた分割復位式模型のトリミング …………… 50

● **Chapter4** 咬合器装着 ………………………………………………………… 57
　Section1　ギルバッハ・システムを用いたフェイスボウ・トランスファー … 58
　Section2　Artex-AR咬合器への装着 …………………………………………… 62
　Section3　口腔顎運動を意識した咬合器装着 ………………………………… 66
　Section4　平均値咬合器（デンタルホビー）を用いての咬合器装着 ………… 74

● **Chapter5** ワックス・アップとマージンの再調整 ………………………… 81
　Section1　ヒーターインスツルメントを使用したワックス・アップ ……… 82
　Section2　中心窩の位置を押さえた理論的ワックス・アップ ……………… 86
　Section3　咬合を考えたワックス・アップとマージンの再調整 …………… 92

## Chapter6 鋳造1 ―スプルーイングから埋没まで― …… 99
- Section1 材料と器具の管理に基づくスプルーイングと埋没 …… 100
- Section2 クルーシブルを利用したスプルーイングと埋没 …… 104
- Section3 ワックスパターンから考えるスプルーイングと埋没 …… 108

## Chapter7 鋳造2 ―金属の性質と鋳造から酸処理まで・遠心鋳造― …… 113
- Section1 埋没材の特徴を考慮した掘り出しと酸処理時の注意 …… 114
- Section2 金属の性質から考える真空加圧鋳造 …… 116
- Section3 真空加圧鋳造機「キャスコム」を用いた鋳造 …… 120
- Section4 遠心鋳造機を用いた金属の溶融と埋没・鋳造 …… 126

## Chapter8 適合と咬合調整 …… 131
- Section1 適合の精度を向上させるクラウンの調整法 …… 132
- Section2 内・外面の適合と咬合調整 …… 136

## Chapter9 研磨・仕上げ・最終チェック …… 143
- Section1 各種ポイント、バーを用いた研磨と最終チェック …… 144
- Section2 研磨時の注意点と洗浄から納品まで …… 148

## Chapter10 クラウン製作から始まるインプラント・審美技工物への道 …… 155
- Section1 インプラントの審美歯科技工に挑戦しよう …… 156
- Section2 インプラント技工から見る将来の歯科技工 …… 162

あとがき …… 170
索引 …… 171

### コラム
- Thinking Time ① 各種樹脂系模型材の収縮度 …… 38
- Thinking Time ② シャープペンシルの芯のにじみ試験 …… 56
- Thinking Time ③ 口腔内と模型上で見る再現性の誤差 …… 72

装丁：サン美術印刷株式会社
イラスト：伊藤 典、飛田 敏

# 本書の読み方と構成

　本書はひとつの Chapter につき 2 人または 3 人の著者が、それぞれの日常臨床での経験をもとに臨床に即したクラウンの製作法を解説しています。全 Chapter・全 Section を通して読んでも良いですし、各著者が執筆した Section ごとに読んでも良いでしょう。なお各著者の分担はページ上の緑、紫、オレンジのラインによって分けられています。

　各 Section のなかには、どのような順番で、何を行うのかの単位として、できるだけ技工操作ごとにまとめて小見出しを付けました。

　「はじめに」「まとめ」は、各 Section で取り上げた技工操作についての沿革をはじめ、失敗を起こさないための要点や注意点などが述べられています。また「Key Words」は、ぜひ覚えておきたいテクニカルタームや機材の名称を中心に掲載しています。技術の習得だけでなく、知識の習得にも役立ててください。

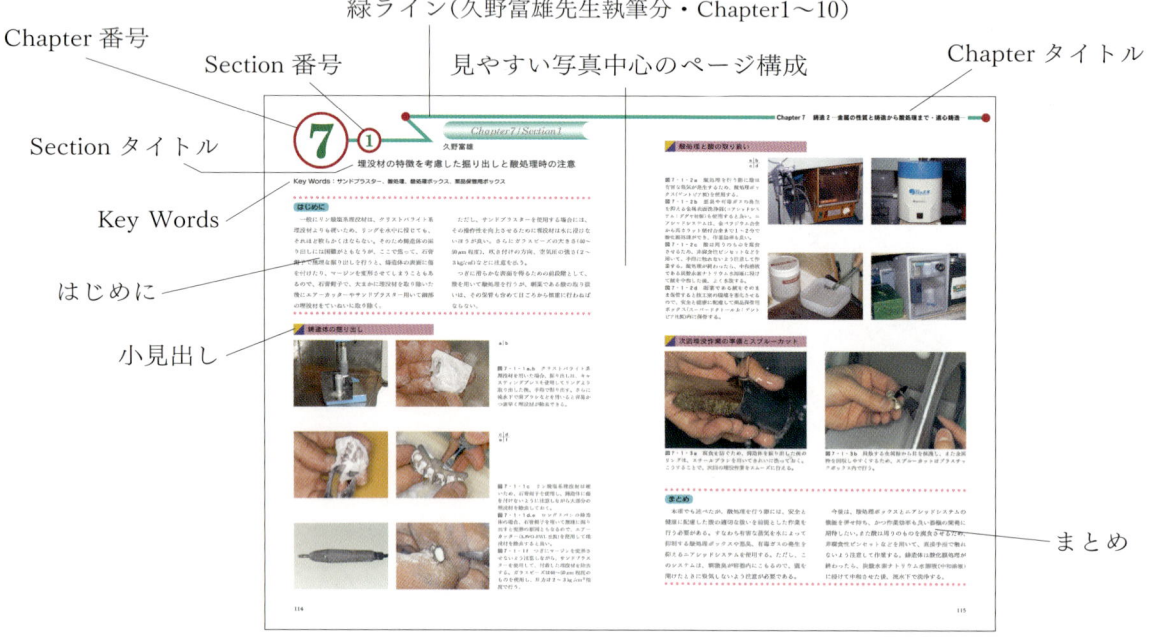

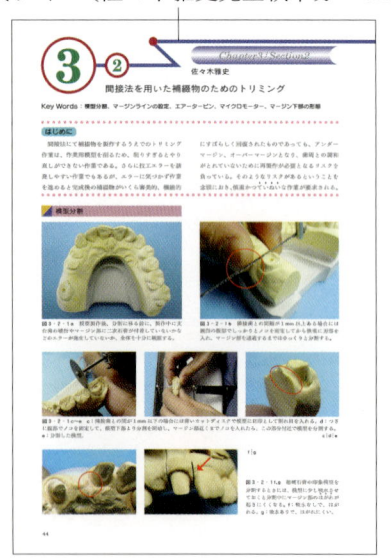

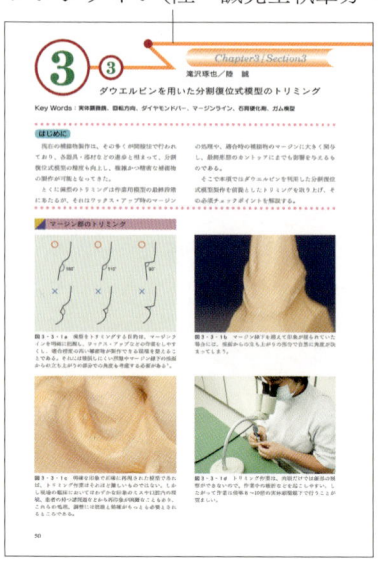

# Chapter 1
## 歯科医院から届いた印象の取り扱い方

| Section 1
印象の消毒・殺菌処置と材料・トレーの選択

| Section 2
感染予防対策と印象の確認・調整

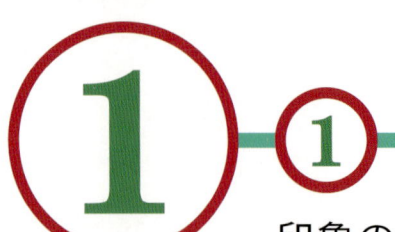

Chapter1/Section1

久野富雄

# 印象の消毒・殺菌処置と材料・トレーの選択

Key Words：中性電解水（AP水）生成装置、シリコン系の印象材、コロイド系の印象材

## はじめに

B型肝炎をはじめHIVなどによる感染症の危険性が、認識されるにしたがい、近年技工所でも、除菌・消毒・殺菌などの感染予防対策が行われるようになってきたが、まだその対策は十分でないのが実情であろう[1～9]。しかし感染者の印象、バイト、義歯などは、歯科医師から情報を明確に伝えてもらい、最善を尽くさなければならない[3]。可能であるならば全技工作業物に対しても殺菌・消毒を行ってから作業を行い、また同時にこれらを習慣づける必要がある[7]。

除菌・消毒・殺菌などが終了すれば、技工所に届けられた印象を用いて技工作業が始まるが、シリコン系材料とアルギン酸などのコロイド系材料といった印象材の種類によっても異なる取り扱いが必要であるとともに、適切なトレーの選択がなされていない場合にもトラブルが起こる可能性があるので、注意して作業することが重要である。

ほかに印象にかかわる注意事項としては、模型用材料（石膏など）の選択、石膏注入後の硬化までの保持方法、印象材の撤去などが挙げられる。

### 紫外線消毒装置

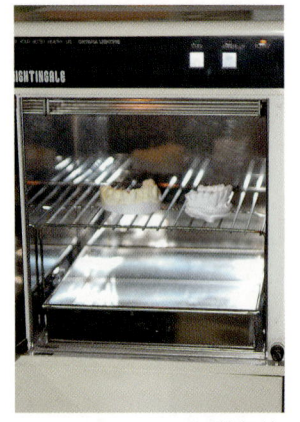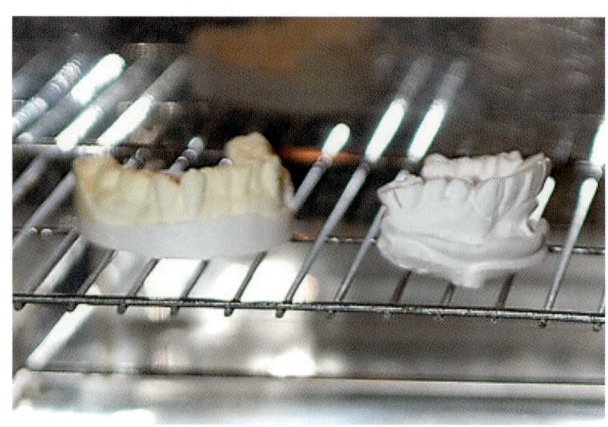

図1-1-1a、b　20数年前から使用している紫外線消毒装置。一般的に金属器具などの小さな物に対する消毒に用いられ、紫外線の光を当てて消毒するが、光の当たるところしか消毒できない。　　　　　　　　　　　　　　　　　　　　　　　　　　　　　　a｜b

### 各種除菌薬剤

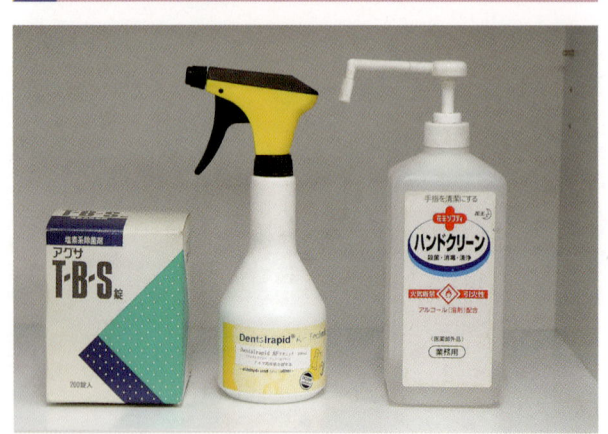

図1-1-2　筆者が用いている各種除菌薬剤。図中左より、10年ほど前から使用している塩素系除菌剤のTBS錠（アグサジャパン）、Dental rapid Technik（MULLER Dental社製）、ハンドクリーン（花王ソフティ）。TBS錠は義歯修理、咬合床、チェックバイトなど模型以外のものに対して殺菌消毒用に使用してきたが、消毒溶液の有効濃度が8時間であるため、毎日溶液を交換する必要があること、強い塩素の臭いがすることなどの問題点があった。薬剤は多種多様なものが発売されており、それぞれの薬剤にも一長一短があるので、用途に合わせて選択することが肝要である。

# Chapter 1 歯科医院から届いた印象の取り扱い方

## オゾン義歯洗浄器

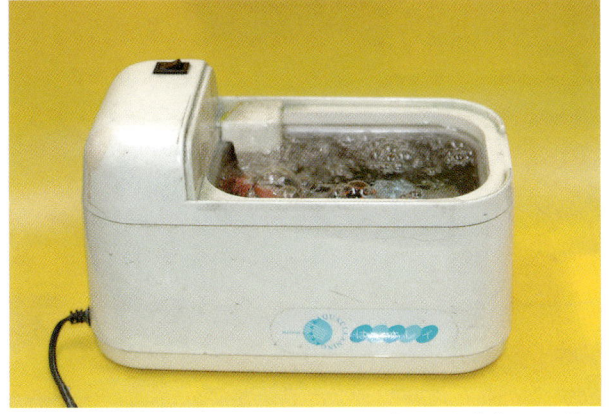

図1-1-3 オゾン義歯洗浄器。オゾンの殺菌作用を利用した義歯洗浄器である。オゾンの殺菌作用は、塩素と比較して脱臭力があり、臭気が少ない、取り扱いが簡単などの点で優れている。義歯修理の悪臭が強い場合には脱臭と超音波洗浄によりきれいにすることができる。悪臭がなくなり、担当技工士は不快な思いをすることなく作業を行うことができる[9]。

## 中性電解水（AP水）生成装置

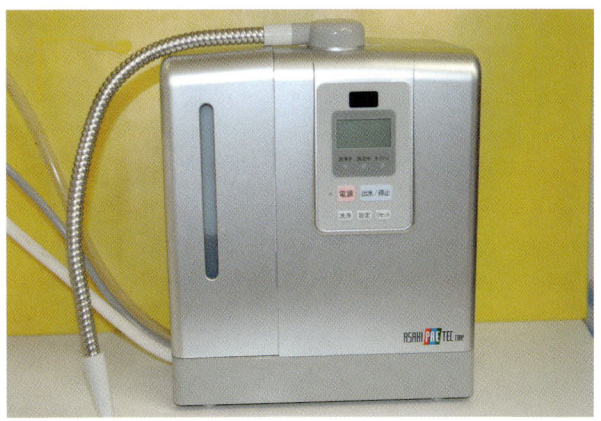

図1-1-4 中性電解水（AP水）生成装置（アサヒピリテック製）。安全性が高く除菌、消臭力にも優れた中性電解水（AP水）を取り入れて、現在使用している。次亜塩素酸の有効塩素寿命が従来のものの20日程度と比較して、3ヵ月以上と長くなった。性質は水道水に近く、強酸性水を用いた場合の金属腐食などの心配がない。AP水に含まれる次亜塩素酸は、一般的な塩素系消毒剤である次亜塩素酸ナトリウムと比較して、約100倍の効果が得られる点など優れた消毒剤である。

## トレーの選択

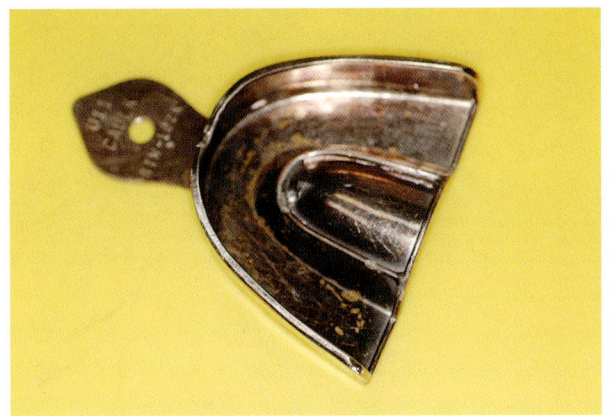

図1-1-5a トレーの変形の心配がないRIM-LOCK型のトレー。歯科医師側にもできるかぎり変形を起こさないトレーを採用してもらうことも肝要である。

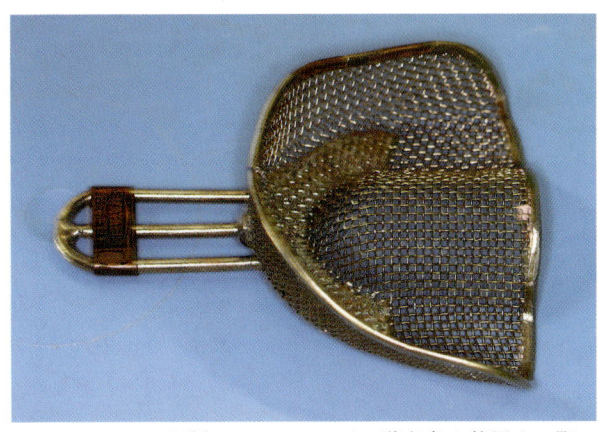

図1-1-5b 既製トレー。アルギン酸印象を使用する際、多く用いられている網トレーは、周りの補強部分が破損しやすく、また破損したものをそのまま使用すると印象の変形を起こしやすい。

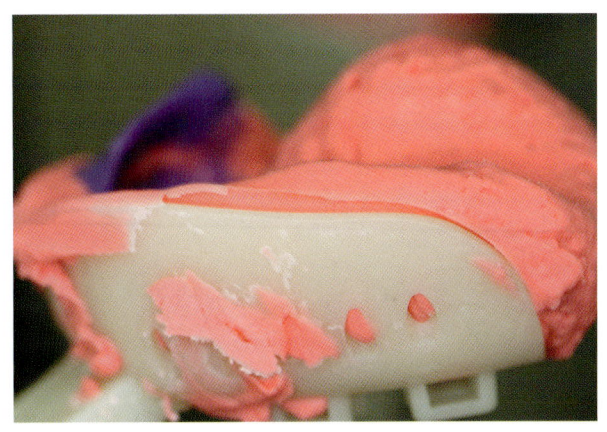

図1-1-5c ディスポタイプのプラスティックトレーは印象材の保持機構が良くないので、接着剤の使用を誤るとトレーから印象材が剥離し、不正確な印象となってしまう。

11

## Section 1　印象の消毒・殺菌処置と材料・トレーの選択

### 模型用材料の選択

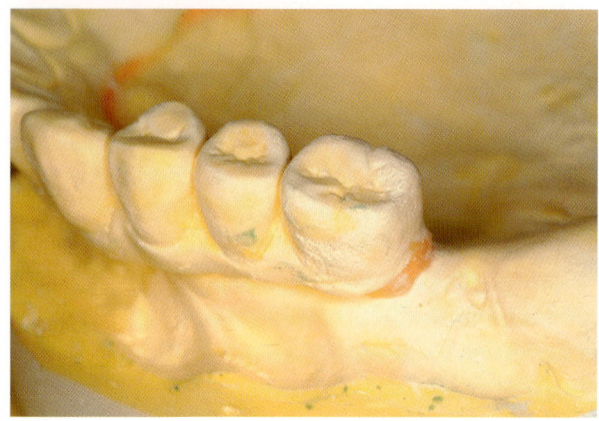

図1-1-6a　石膏はシリコン系の印象材には面荒れを起こすことなく適応するが、コロイド系の印象材には面荒れを起こしてしまう石膏もあるので、メーカーの仕様説明を参考にして選択したうえで使用すること。図は印象材の練和不足または、唾液などの除去不足によると思われる石膏の面荒れである。

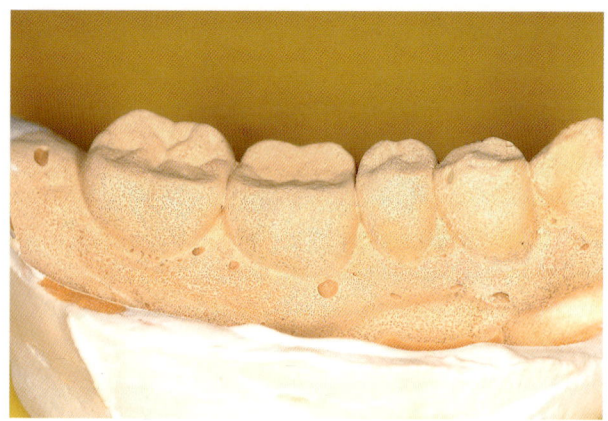

図1-1-6b　印象材から発生したガスによる石膏面の気泡。印象材の種類によっては、ガス発生を起こすものもあり、ガスが十分に抜け出てから石膏注入をしないと石膏面が気泡だらけになってしまう。

### 石膏注入後の硬化までの保持方法

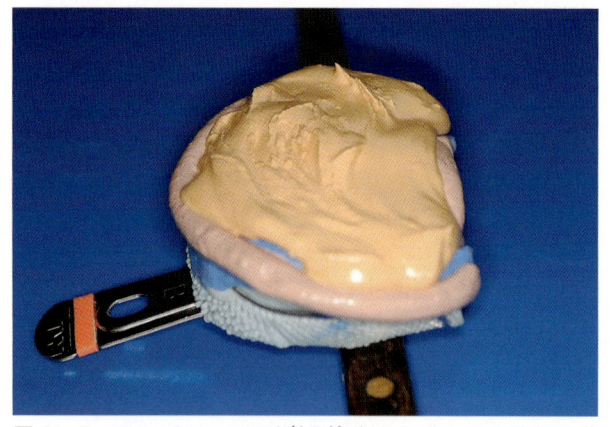

図1-1-7a　トレーに石膏が注入されると、かなりの重量となることに加え、トレーよりオーバーフローした印象材に石膏が当たって印象材の変形にもつながるので、印象材およびトレーに大きな重量がかからないように、トレー中央部にバーのような支えを置くか、石膏を下にして置くこと。

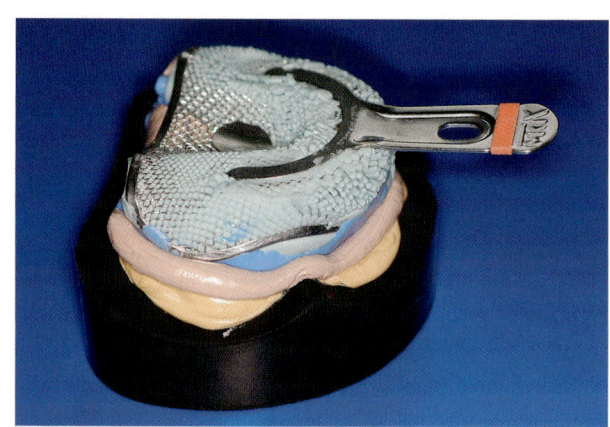

図1-1-7b　印象材に石膏の重量がかからないように石膏を注入したら、トレーはゴム枠などに入れて保持する。

### 納品時の殺菌

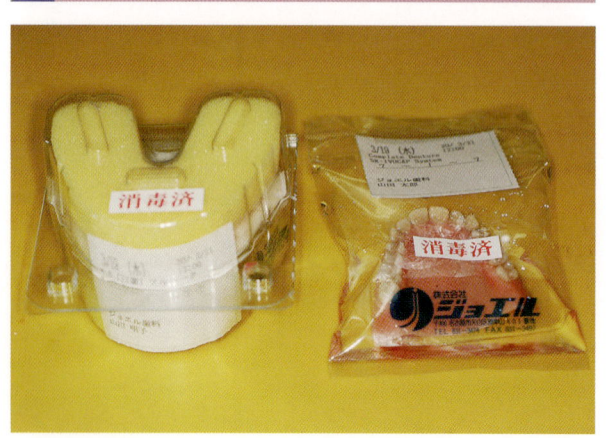

図1-1-8　補綴物完成時にはオゾン殺菌超音波洗浄を行い、義歯は中性電解水（AP水）を入れビニール袋にパックし、クラウンやブリッジなどは透明ケース、またはビニール袋に収納して納品している。

### まとめ

　歯科技工士は、直接患者に接する機会が少なく、また一般に感染の可能性の有無を模型、印象、義歯から判定することは困難である。したがって、これらを介して感染するとすれば、すべてのものに対して何らかの対策を行わなければならない。

　本項で取り上げた薬剤や器材を有効に使用するのであれば、技工所においても十分効果があるものと考える。

　印象の変形は、網トレーとアルギン酸印象材を使用したときに見られるトレーと印象材の組み合わせ、また個人トレーを使用するときの印象材と接着剤の組み合わせなど、様々な要因が絡んで起きるので、印象が技工所に届いたときによく観察し、変形の原因を調べておけば、その後の対策に有効であろう。

　模型材料の石膏については、メーカーの仕様説明を参考にし、その特徴を把握しておくことで、面荒れや気泡を防ぐことができる。また石膏注入の際には、本項で述べた注意点のほかに、シリコンの弾力による戻り変形が危惧されるので、戻り時間を考慮したうえで石膏注入を行うと良い。

　なお、石膏硬化後の印象材撤去であるが、過大な力を模型にかけると破損してしまうことがあるので、慎重に撤去する。支台歯が細い、あるいはアンダーカットが大きい場合などは、石膏模型の周りの印象材にカッターで切り込みを入れてから除去すると、比較的容易に取り出すことができる。個人トレーを用いた印象の場合は、ほとんどの症例において印象材の厚みが少ないので、個人トレーを分割し撤去することが望ましい。

#### 参考文献

1．小野田和廣：歯科医療従事者のB型肝炎，エイズなどの実態を探る．歯科技工．1987；15(8)：1070-1075.
2．小野田和廣：B型肝炎予防接種の経過観察―東北大学歯学部附属病院における実態―．歯科技工．1992；20(9)：896-903.
3．加藤敏明，東　賢次，下村修司：歯科技工所での感染コントロール・プログラムの実際―我がラボでの対応―．QDT．1994；19(4)：93-99.
4．佐藤敏明：技工士にとっての感染症予防のための消毒法―感染症から身を守るために―．歯科技工．1987；15(8)：1064-1069.
5．髙橋重雄，内田博文，土生博義，津留宏道，皆木省吾：印象の消毒．DE．1988；87：1-13.
6．土生博義：模型の滅菌・消毒．DE．1993；106：130-140.
7．佐藤敏明：わが技工室における予防法・消毒法の現状―健康的な歯科技工室の環境作り―．歯科技工．1992；20(9)：904-908.
8．村上　弘，伊藤　裕，松井知行，茂野幹人：オゾンの歯科応用の可能性．the Quintessence．1994；13(11)：45-50.
9．久野富雄，村上　弘，佐々木都子：技工操作における脱臭および殺菌―オゾン殺菌を利用して―．QDT．1995；5(20)：118-121.

# 1-2 感染予防対策と印象の確認・調整

Chapter1/Section2

滝沢琢也／陸　誠

**Key Words**：マスク、ゴーグル、次亜塩素酸ナトリウム製剤、実体顕微鏡、樹脂系模型材、構造設備基準

## はじめに

　本項で取り上げる感染予防対策や印象の取り扱いなどの作業用模型製作に入る前工程は、意外に軽視されがちである。しかし、感染予防対策は、歯科技工士という医療職としての自覚と歯科医院、病院からの信用も含め、環境整備のための努力が必要である。

　歯科技工所によっては、食堂などの専用スペースの確保が難しい所もあるが、作業現場での飲食などは予防という観点からは、慎むべきであろう。感染予防対策は、まずできるところから積極的に変えていく意識と行動力が必要である。

　模型作りの前準備においては、経験から学ぶところも多い工程であり、総合的な判断が必要な部分も多い。ここでのトラブルは後工程に大きく関与することもあり、結果として最終補綴物の精度を左右することにつながる。

### 印象材の洗浄

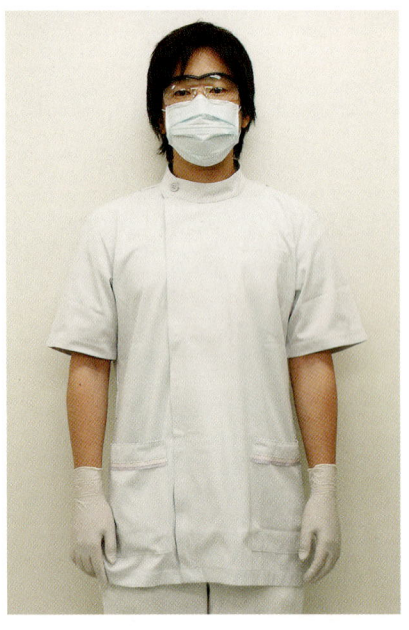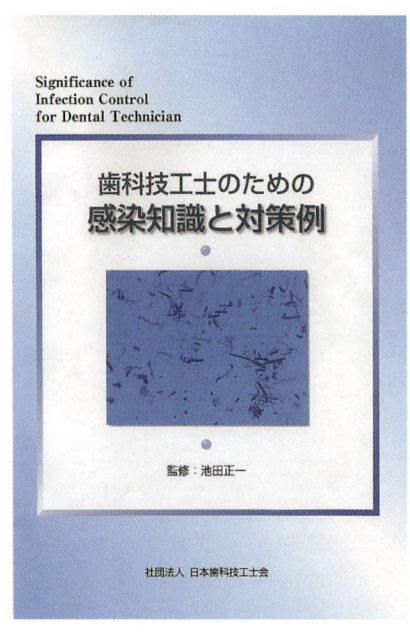

図1-2-1a　印象やチェックバイトの洗浄・消毒を行う前には、必ず手袋やマスク、ゴーグルなどを適切に着用する。

図1-2-1b　社団法人日本歯科技工士会発行の「歯科技工士のための感染知識と対策例」[1]や厚生労働省保健医療局監修「ウイルス肝炎感染対策ガイドライン」などに基本的な処置が詳しく明記されているので、一度は目を通したいものである。

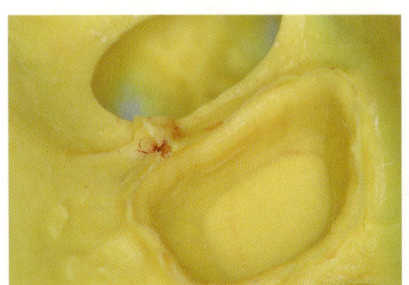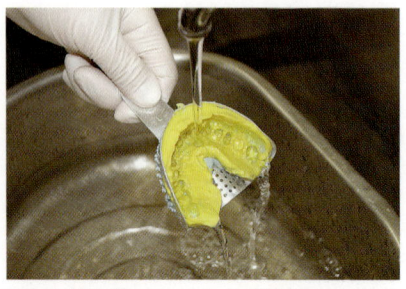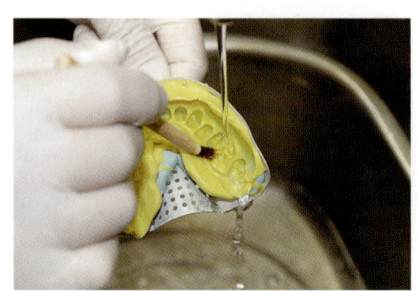

図1-2-1c、d　印象やチェックバイトの消毒を行う前に、これら感染源となりうる血液や唾液などの除去および消毒効果を上げるために、血液などが目に見えていなくても、流水下で十分に洗浄を行う[2]。

図1-2-1e　血液の付着が強固なときは、筆などを使い軽く洗い流す。

# Chapter 1　歯科医院から届いた印象の取り扱い方

## 印象の消毒

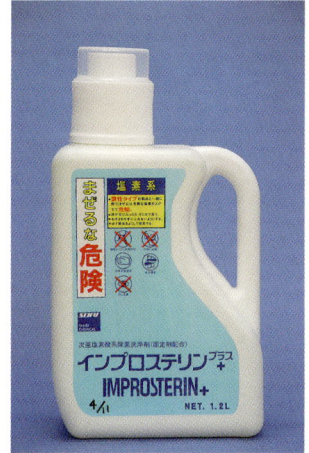
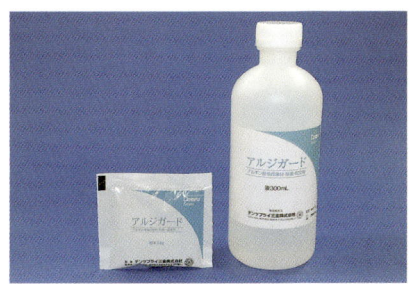
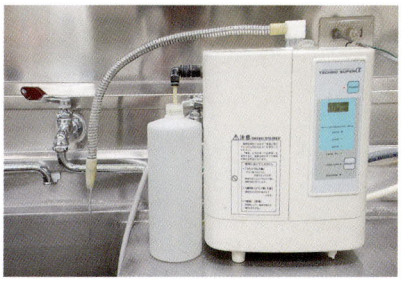

図1-2-2a　印象の消毒法には、消毒効果が得られ、かつ印象の変形、模型の劣化が起こりにくい方法が推奨される。水洗後、次亜塩素酸ナトリウム製剤であるインプロステリンプラス（太平化学産業）などを利用すると良い。また金属トレーの劣化を防ぐためにも、防錆成分が配合され金属腐食性が極力少ないものを選択する。

図1-2-2b　薬剤のなかにはアルギン酸印象の寸法精度の変化や面荒れを起こさせるものも多いが、アルジガードニューパック（DENSPLY-Sankin）のように印象材専用の除菌と印象の固定液を兼ねる製品も発売されている。寸法精度にも大きな影響はなく、採得された印象を浸漬するだけで、非常に便利である。

図1-2-2c　図は強酸性水発生装置。近年、注目されている強酸性水ならびに環境に無害で肝炎ウイルスや大腸菌なども消毒でき、金属腐食性が少ないとされている電解中性水の使用は有効性に注目したい消毒法である。

## 石膏模型の消毒

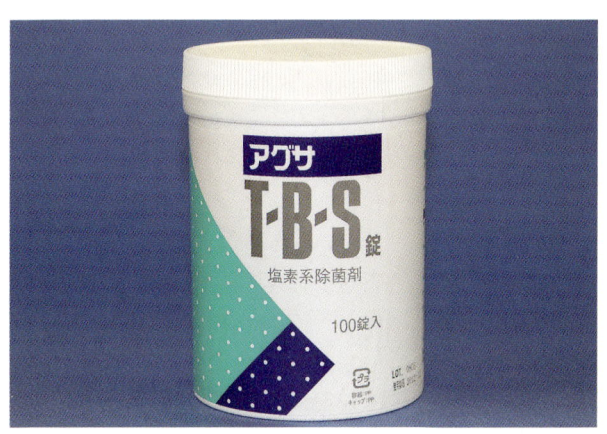

図1-2-3a　石膏模型は表面のみならず、石膏注入時に内部も汚染されている可能性があるため、できるだけ内部に至るまで効果が届く消毒方法を選択する。石膏模型を乾燥させ、TBS錠（アグサジャパン）の1,000ppm溶液をメーカーの指示に従い作製し、約10分の浸漬後、密閉容器のなかで約1時間放置する。また、印象に石膏を注入するときには、同じくTBS錠の1,000ppm溶液を、石膏の練和時に水の代わりとして使用すると効果があるとされている[3]。

b | c

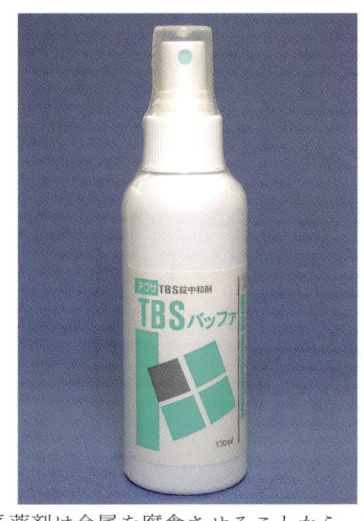
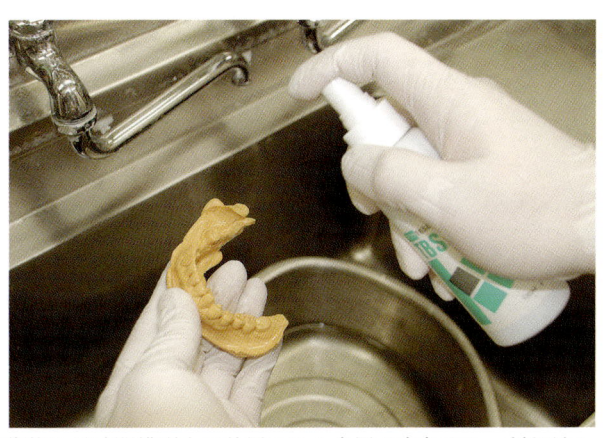

図1-2-3b、c　塩素系薬剤は金属を腐食させることから、金属修復物を長時間模型上に放置すると金属が変色する。対処法としては、塩素中和剤（TBSバッファ：アグサジャパン）を石膏模型に噴霧しておく。

# Section 2　感染予防対策と印象の確認・調整

## 印象の確認と模型製作のための調整

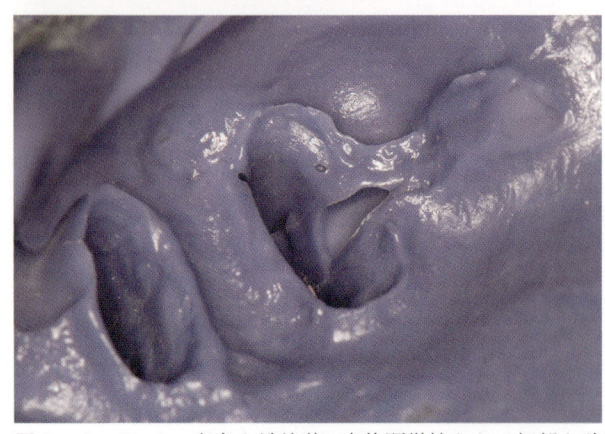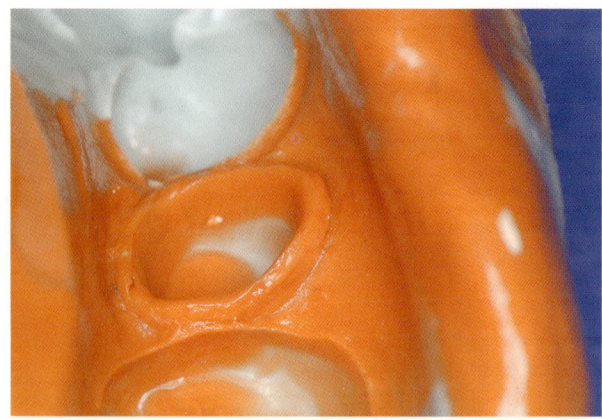

図1-2-4a、b　印象を洗浄後、実体顕微鏡などで細部を確認する。マージン部の流れや、マージン部にかかる気泡、個歯トレー内の印象の剝離などを注意深くチェックし、問題がある場合は歯科医師へ速やかに連絡、適切な指示を受ける。　　a|b

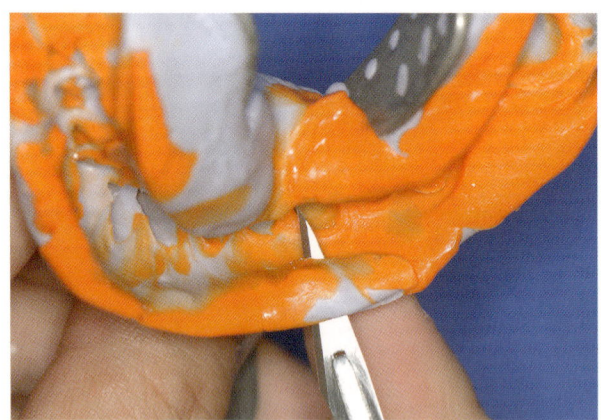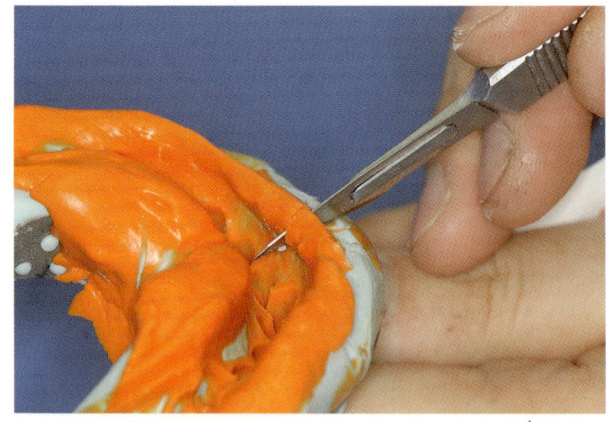

図1-2-4c、d　印象に明らかなアンダーカットがある場合。c：ナイフなどで切除する。またはd：切れ目を入れて模型材が印象材から撤去しやすいように処理しておく。　　c|d

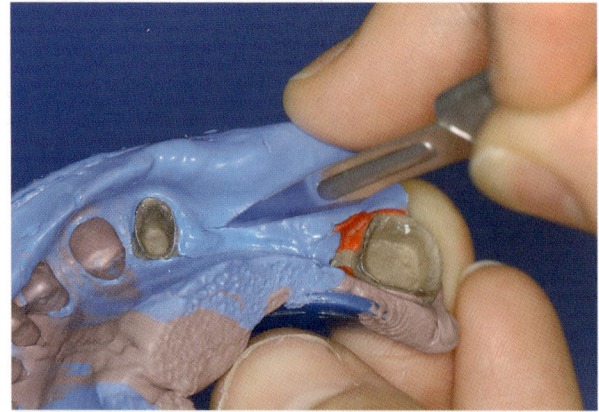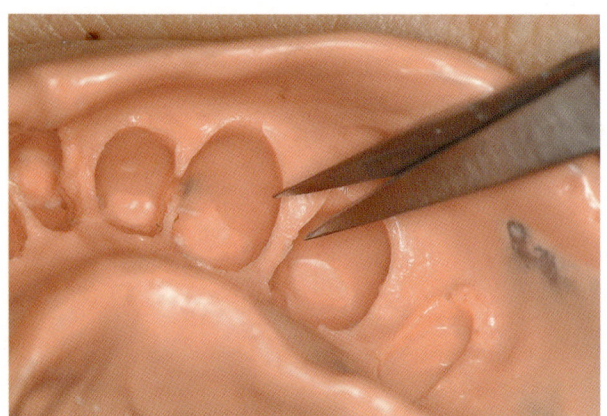

図1-2-4e　補綴物取り込み印象でポンティックに乗っている印象材は、カットしてしまうと歯肉基底面が失われてしまうためナイフなどで切れ目を入れておく。

図1-2-4f　歯列中において、隣接面コンタクトがなく、それぞれの歯牙が独立しているような場合、石膏を注入する前に、隣接部分に入り込んでいる印象材をあらかじめ切除、調整しておくことで、印象材から模型を撤去する際の歯牙の破折を防ぐことができる。

## Chapter 1　歯科医院から届いた印象の取り扱い方

### 支台歯の補強とポスト印象の石膏注入時の注意

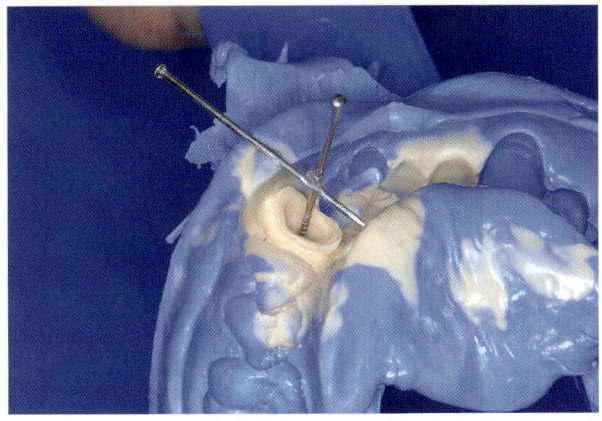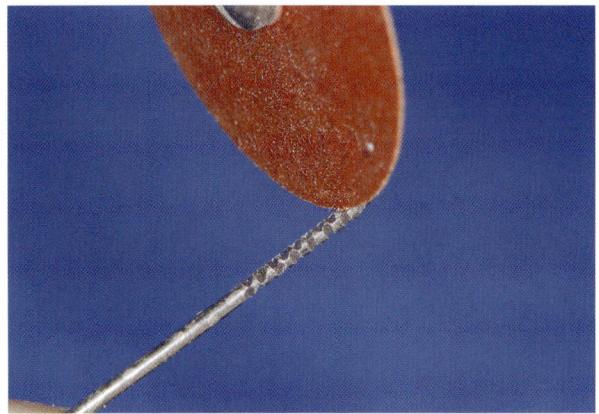

図1-2-5a、b　下顎前歯部のように細い支台歯の場合、歯型材を注入するときに印象の支台歯内に虫ピンなどを入れて補強することもある。なおピンには必ずディスクなどで維持を付与することが必要である。

a｜b

図1-2-5c　芯が入っていないポストの印象での石膏注入時、混水比を小さくした石膏や、硬化が始まり流動性が悪くなっている石膏などは、その自重でポストを変形させる危険性が高くなる。また注入後、硬化がやや進んだ時点でスパチュラなどを用いて外部より圧力をかける石膏の修正も同様にポストの変形につながる。また注入後は、ポストに対して垂直になるようにトレーを置くことも大切である。

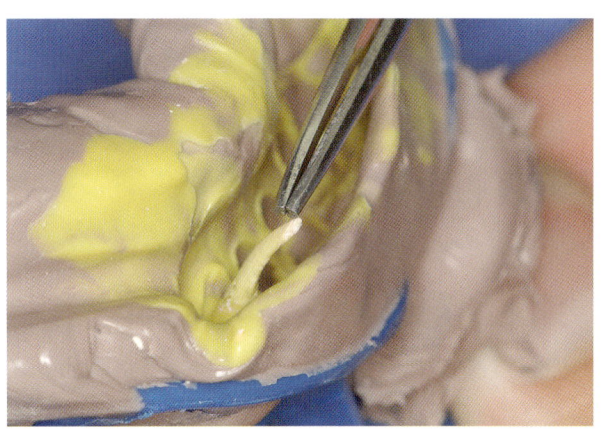

### 模型破折の予防と補綴物精度の確保

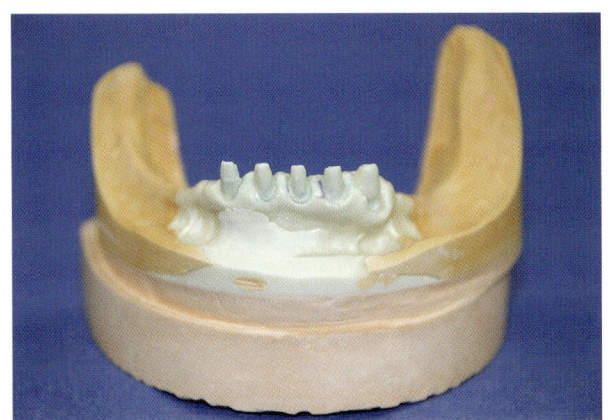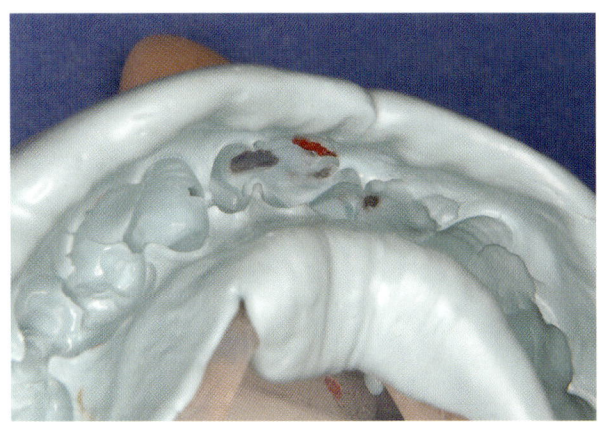

図1-2-6a　技工作業時や歯型材注入後の模型撤去時に、支台歯破折の危険性がある場合には、歯型材としてエポキシやウレタン系などの樹脂系模型材を選択する場合もある。樹脂系模型材は収縮傾向を示すものが多く、収縮度合いは各製品により異なるので、製品の特性を十分に把握し、使用することが重要である。

図1-2-6b　印象内でトレーへの当たりが出ている部位は、程度によりワックスなどでリリーフを行わないと、模型材が引っかかり破折の原因になるので注意が必要である。

## Section 2　感染予防対策と印象の確認・調整

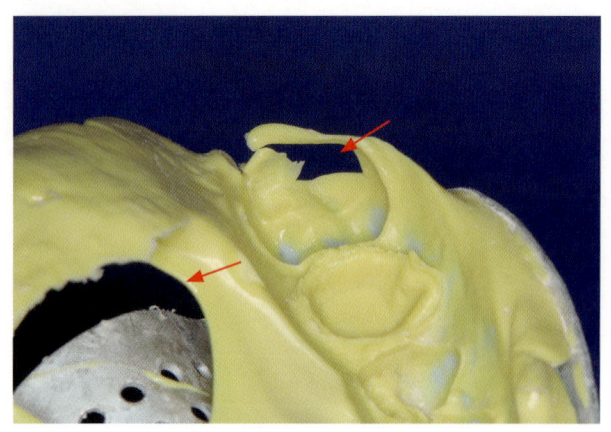

図2-1-6c　作業により印象にボクシング作業を行う際は、印象の薄くなっている部分や、トレーサポートがない部分(矢印)については、ボクシング材の圧力で、印象を変形させないように十分注意する。

### まとめ

感染予防などに関しては、平成17年に厚生労働省医政局長通知において、「歯科技工所の構造設備基準」および「歯科技工所における歯科補綴物等の作成等及び品質管理指針」が発令され、そのなかで、「清潔な環境の下で技工作業が行えること」「微生物による汚染を防止するのに必要な構造及び設備を有すること」とあり、「感染対策」という問題が提起されている。

しかし実際の職場では消毒に関するガイドラインや教育が十分になされておらず、意識、認識も不十分なのが現状であろう。さらに歯科医院、病院の現場と歯科技工所間の情報の伝達や共用もこれからの大きな課題であろう。

模型製作の前工程である感染予防対策や印象の取り扱いに関しては、本項で示したように補綴物の精度を向上させると同時に後工程での模型のトラブルをいかに防ぐかの工夫が非常に重要である。

### 参考文献

1. 社団法人日本歯科技工士会編（池田正一監修）：歯科技工士のための感染知識と対策例；2003.
2. ICHG研究会編：歯科医療における感染予防対策と滅菌・消毒・洗浄. 東京. 医歯薬出版, 2002.
3. 池田正一，大西正和：Stepで実践！　補綴物製作過程での感染予防—印象採得前〜リペアまで、いまできる最良の対策法—. QDT. 2008；33(4)：15-32.

# Chapter 2
# 模型製作と模型材料

**Section 1**
giro FORM システムを使用した作業用模型の製作

**Section 2**
既製トレー・システムを使用した作業用模型の製作

**Section 3**
ダウエルピンを用いた石膏模型の製作

# Chapter2 / Section1

久野富雄

## giro FORM システムを使用した作業用模型の製作

Key Words：giro FORM システム、石膏膨張、作業時間の短縮

### はじめに

作業用模型の製作は、クラウンやブリッジの技工作業を行ううえで不可欠なものであり、補綴物の後々の精度にも大きな影響を及ぼす。作業用模型には、歯列模型法、副歯型法、歯型可徹式模型、既製トレー法など、さまざまな方法があり、それぞれに長所、短所を持っている。

現在、臨床で多く用いられているものは、ダイ模型にダウエルピンを植立して、土台模型を石膏で製作するダウエルピン模型であるが、この技法においては石膏膨張(硬化膨張、吸水膨張)[注1]が精度に対して重大な影響を及ぼす。

言うまでもなく作業用模型の精度は、印象精度はもちろん、石膏膨張のコントロールの良否からも大きく影響を受ける[1]。そこで本項では、このような石膏膨張の影響を少しでも抑制でき、製作時間も短くて済む、giro FORM（ジロフォーム）システム（GIRRBACH 社製）を用いた作業用模型の製作を取り上げる[2]。

### giro FORM システムでの印象の取り扱い

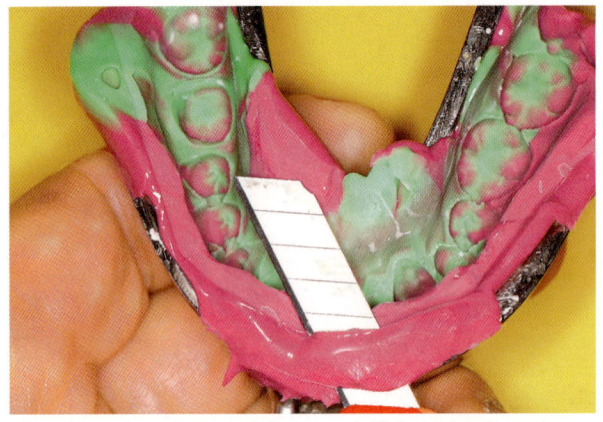

図2-1-1a　チェアーサイドより送られてきたシリコン印象の余剰分をカッターでトリミングする(石膏模型から製作することも可能である)。

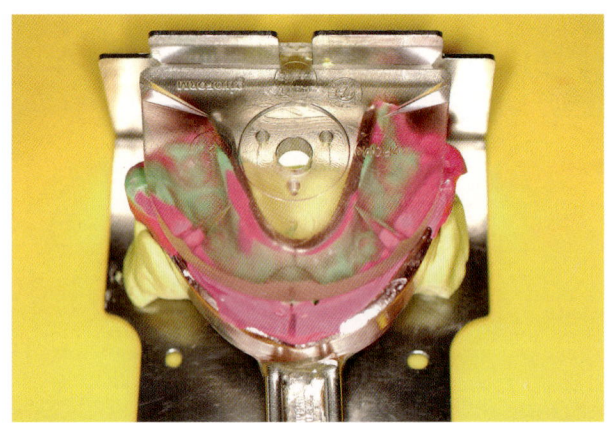

図2-1-1b　インプレッションキャリアー上でアジャストメントプレート(透明プレート)を用いてシリコン印象の位置を設定し、パテで固定する。

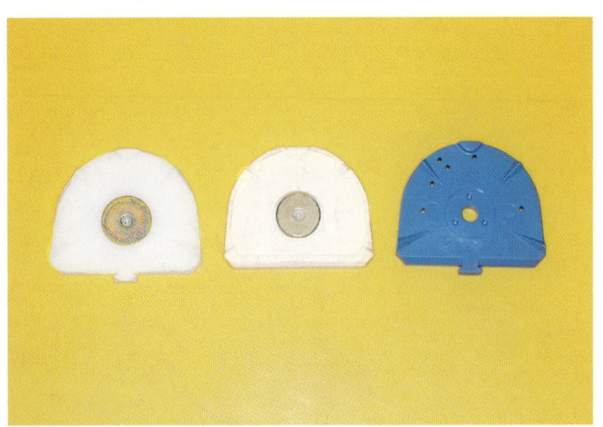

図2-1-1c　giro FORM システムは専用プラスチックプレート(giro FORM プレート)に対して、専用ダウエルピンによりダイ模型が設定される。マグネット付のプレミアムプレートも用意されている。

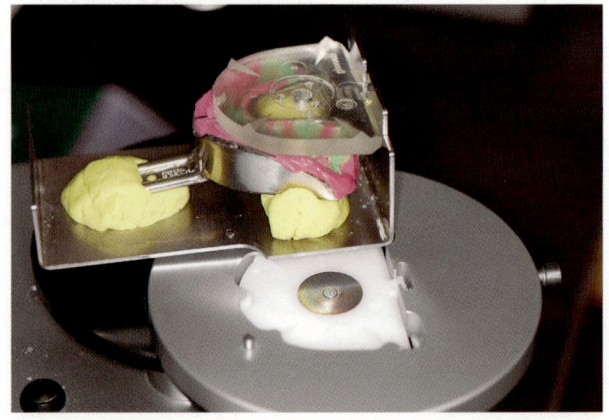

図2-1-1d　プレートホルダーに giro FORM プレートを固定する。その後、印象が固定されたインプレッションキャリアーを設定する。

Chapter 2 模型製作と模型材料

### 植立位置の決定

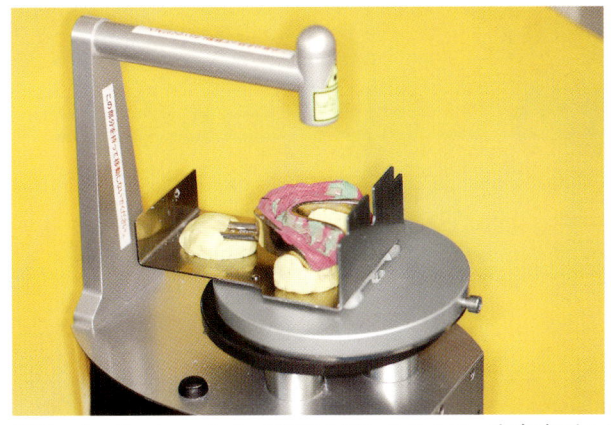
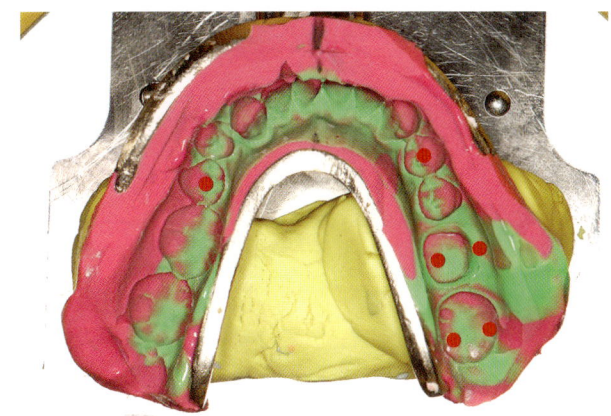

図2-1-2a、b　a：giro FORMピンドリルで、印象表面からピンの植立位置をLEDレーザーガイド光で決定する。giro FORMピンドリルは上部よりレーザーガイド光が照射され、印象表面からダウエルピンの植立位置を決定する。なおドリルは同軸上に設定されている。b：ピンの植立位置は1ユニットに対し、回転防止のため2本以上植立するように設計する（赤いマークに注意）。

a｜b

### ピンホールの設定とダウエルピンの植立

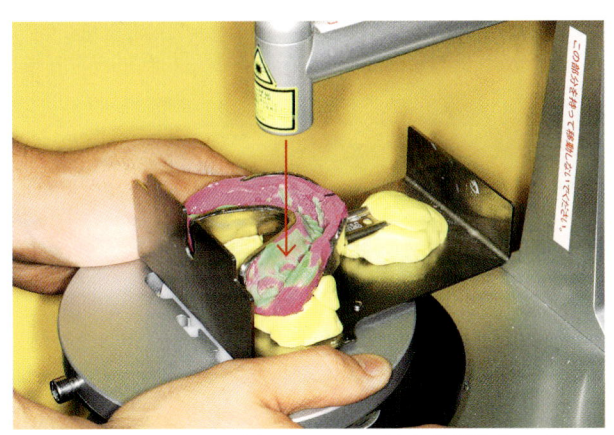
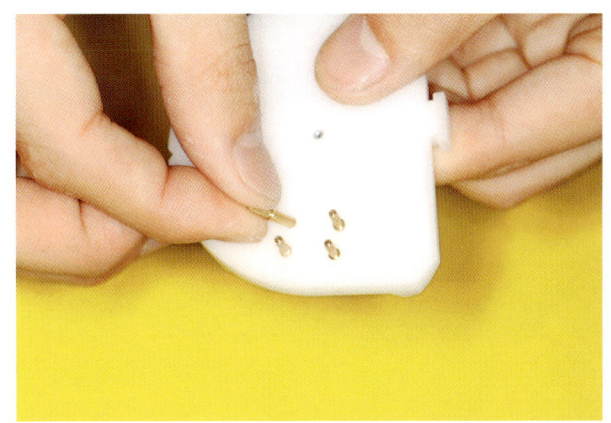

図2-1-3a、b　a：ダウエルピンの植立位置決定の後に、トリガーボタンを押す。giro FORMピンドリルのLEDレーザーガイド光(矢印)によって印象から正確に読み取った位置にダウエルピン植立用のピンホールがこの段階で設定される。giro FORMピンドリルの作動中は、電磁ロックによりシステムが完全に固定されるので、確実な作業が保障され、熟練度によって左右されることなく作業を進めることができる[3]。b：giro FORM専用ダウエルピン。プレートにドリリングされたピンホールに専用ダウエルピンを植立する。なおgiro FORMダウエルピンにはテーパーが与えられている。

a｜b

### 石膏注入とダイ模型の製作

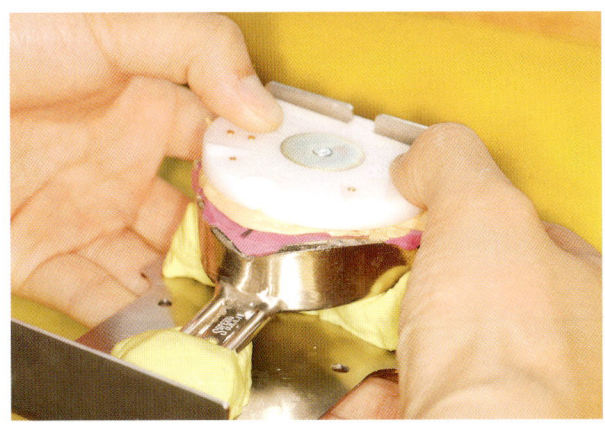
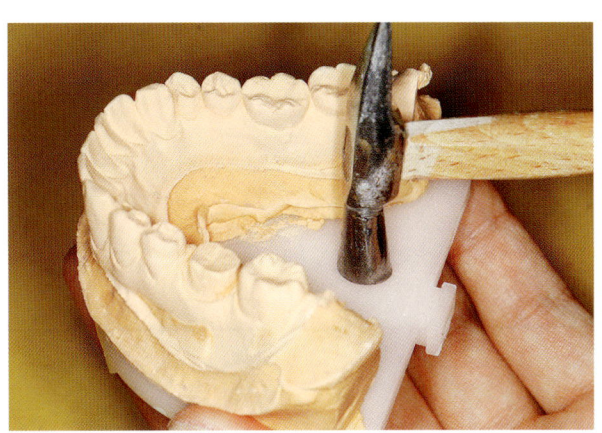

図2-1-4a　印象面に石膏を注入し、プレートはインプレッションキャリアーのガイダンスに沿ってプレートを設置し、石膏を硬化させる。

図2-1-4b　ハンマーでプレートに振動を与えると、ダイ模型をプレートより取り外すことができる。つぎにアンバーバンドなどでトリミングを行う。

**Section 1　giro FORM システムを使用した作業用模型の製作**

### 石膏膨張量の確認

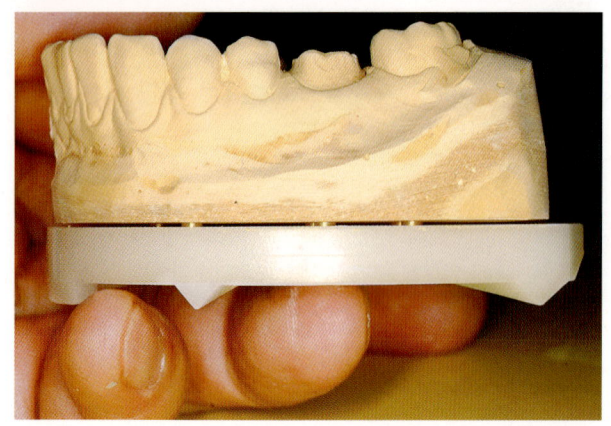

図 2 - 1 - 5a　トリミングをしたダイ模型を再度 giro FORM プレートに戻した状態。giro FORM プレートとダイ模型の間に隙間が確認される。この隙間が石膏の膨張量となる。

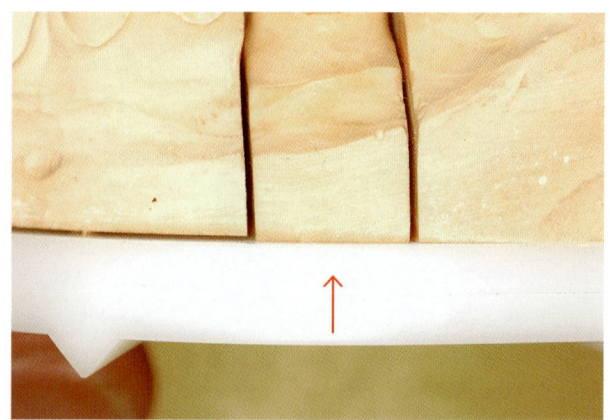

図 2 - 1 - 5b　ダイ模型をカットすることにより、石膏膨張が補正された状態のダイ模型とプレートの適合状態の拡大図（矢印）。

### giro FORM モデルの完成と咬合器装着

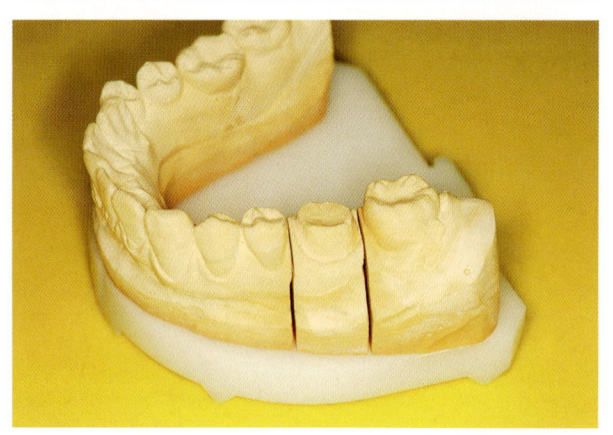

図 2 - 1 - 6a　完成した giro FORM モデル。giro FORM システムを用いることで精度の高い作業用模型製作が可能となり、口腔内でも調和のとれた補綴物の製作が可能となる。

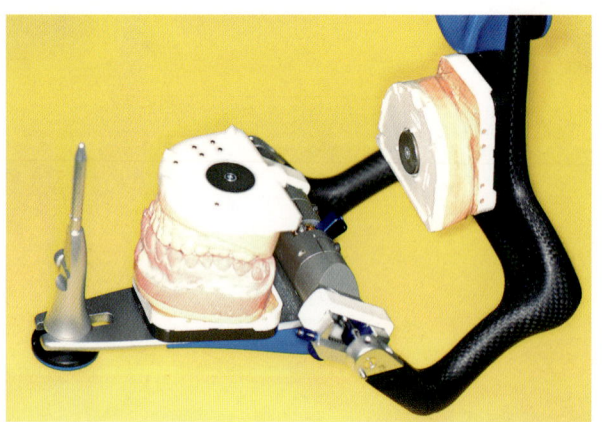

図 2 - 1 - 6b　giro FORM モデルの咬合器装着。giro FORM モデルの咬合器装着は 2 種類の方式が用意されている。上の図は giro FORM プレミアムプレート（マグネット付）とセカンダリープレートがマグネット式であるスプリットキャストにてマウントする方式。なおセカンダリープレートは石膏を使用し咬合器に装着する。

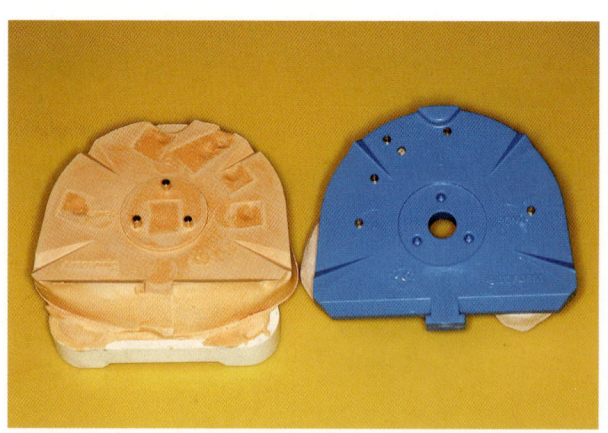

図 2 - 1 - 6c　咬合器装着には giro FORM クラシックプレート（図 2 - 1 - 1c の右端のプレート）を使用し、プレート裏側にダウエルピンを植立して、石膏でマウントする方式もある。

## まとめ

作業用模型製作は、技工作業を行ううえで、最初に行う工程であり、この工程でトラブルが起きてしまっては、つぎの技工作業に進むことができないので、十分注意をして行わなければならないが、それと同時に精度ばかりでなく短時間に製作できることに加え、安価にできることも重要である。短時間にて作業用模型製作が完了すれば、それだけ様々な経費を節約して補綴物を製作できる[3]。

本項で紹介したgiro FORMシステムは非常に確実、正確、かつ効率的なシステムであり、口腔内でも調和のとれた補綴物の製作が可能となる。なお本システムを用いてのロングスパンブリッジなどに対し、高精度のワンピースキャストが製作できれば、煩雑なロウ着作業なども不要となるので、連結部の強度も向上し、作業時間の短縮にもなるであろう[4,5]。

### 参考文献

1. 原田政彦：下顎運動を考慮した技工操作．日本歯技．2004；第418号：33-40．
2. Model Fabtication System Giroform：Amann Girrbach Dental Gmb；1998．
3. 久野富雄，原田政彦：精密可徹式模型製作システムの有効性と臨床応用―ジロフォームシステムの特徴と使用法―．QDT．2005；30（6）：62-71．
4. Andreas, Sailer.：ZEISER.：Ⅱシステム ―1980～2000年．QDT．2002；27（9）：83-87．
5. 久野富雄：ベゴスプリットによる作業用模型．QDT．1993；18（4）：44-50．

### 注1：模型製作における石膏膨張の影響

石膏の性質には、主に硬化膨張と吸水膨張がある。前者は石膏が硬化するときに発生する膨張であり、後者は硬化後に水分を吸水することにより発生する膨張である。

この硬化膨張、吸水膨張は模型の精度に大きな影響を及ぼすので、本項で述べたダウエルピン模型のほか、たとえばロングスパンブリッジの作業用模型においても、硬化膨張、吸水膨張の影響を受けたことを見逃すと、いくらその模型上で適合の良い補綴物を製作しても、口腔内では適合せず、チェアーサイドでカットし、ロウ着などの作業が必要となってしまう。インプラントやオールセラミックにおいても重大な欠陥になると考えられる。

# Chapter2 / Section2

## 2-2 既製トレー・システムを使用した作業用模型の製作

久野富雄

Key Words：モデルトレー、リムロック、リテンションピン、作業時間の短縮

### はじめに

既製トレー・システムを用いた作業用模型製作は、ダウエルピンを用いたそれと比べ、ピン植立模型のための唇、頬、舌側面および基底面を整える作業がないことに加え、石膏使用量が少なく模型が軽量となり、作業がしやすい、安価であるなどの利点がある。

このように既製トレー・システムは、材料費、作業時間、歯科技工士の労力軽減などを目的として、多くのものが販売されているが、本項ではモデルトレー・システム（モデルトレー社製）を取り上げた。

この既製トレー・システムは、付属のモデルトレーとプラスチック製のリムロックおよびリテンションピンで構成されている。

詳細は以下に示すが、既製トレー内に石膏を注入することで石膏のみのダイ模型を製作でき、石膏の膨張量もダイ模型をカットすることにより補正することができる。

またモデルトレーより外し、分割されたダイ模型は、リムロックにより元の位置に正確に固定、再現されるので、熟練度によって左右されることなく精度の高い作業用模型を製作することが可能である[1]。

### モデルトレー・システムの構成

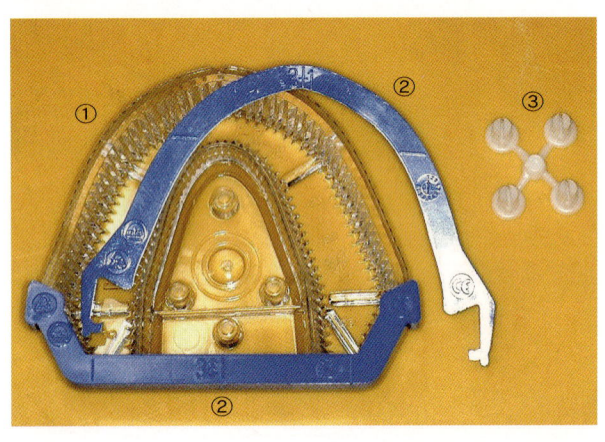

図2-2-1　本システムを左図に示す。①モデルトレー（透明のトレー）、②リムロック（青色の枠）、③リテンションピン（白色のピン）を基本パーツとして構成されている。

### 基準のマークと石膏注入

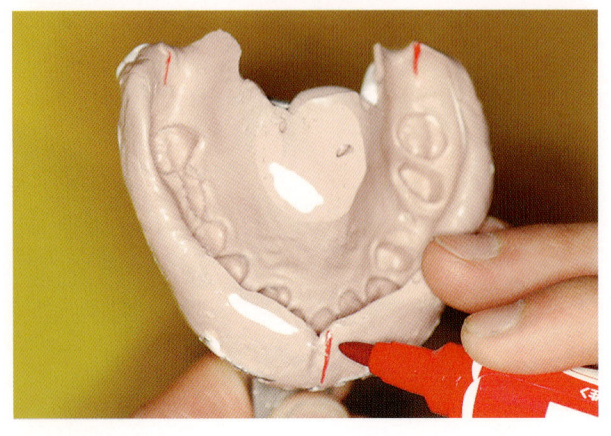

図2-2-2a　歯科医院より送られてきたシリコン印象の余剰分をカッターでトリミングする。その後、油性のマジックペンを用いて正中および上顎鉤切痕部（ハミュラーノッチ）に基準となるマークを付ける。

# Chapter 2　模型製作と模型材料

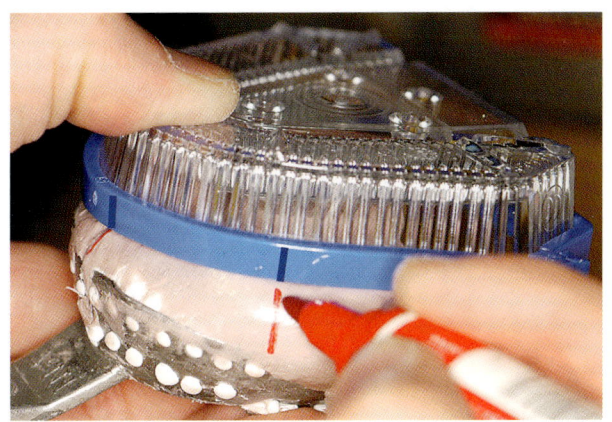

図2-2-2b　トレーにリムロック（青色の枠）をセットして、シリコン印象に合わせて位置を設定する。リムロックに印記されている3ヵ所のマーク（正中と左右犬歯部）に合わせて印象にも油性のマジックペンで基準のマークを付ける。

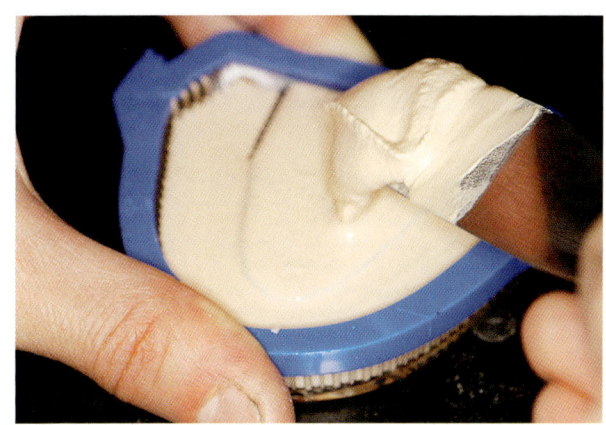

図2-2-2c　印象面とトレー内に石膏を注入する。

## マーク一致の確認

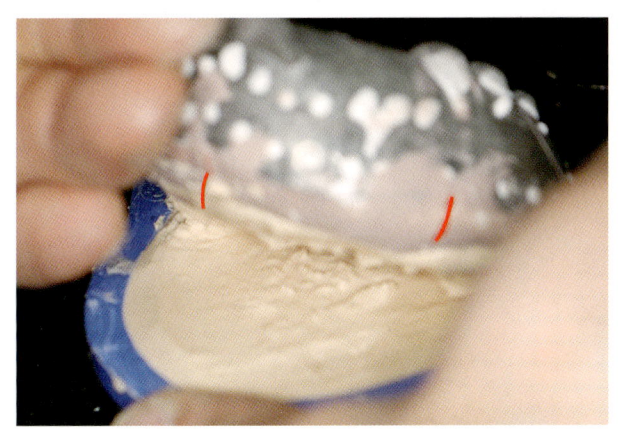

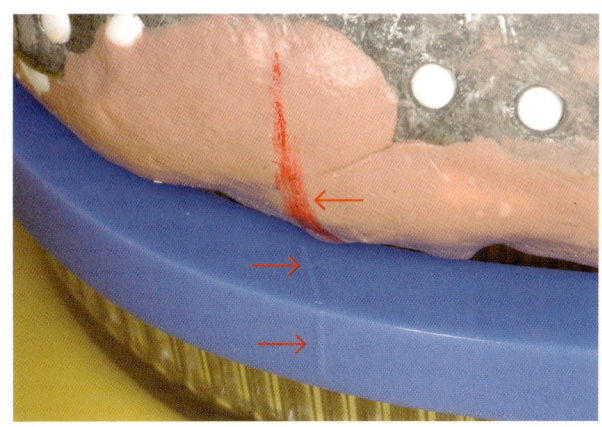

図2-2-3a、b　a：リムロックに付与された基準のマークと印象に付けたマークが一致するようにトレーの上に印象をかぶせる。b：aの拡大図。リムロックのマークと印象のマーク（矢印）に注意。　　　　　　　　　　　　　　　　　　　　　　　　a｜b

## 石膏模型からの場合

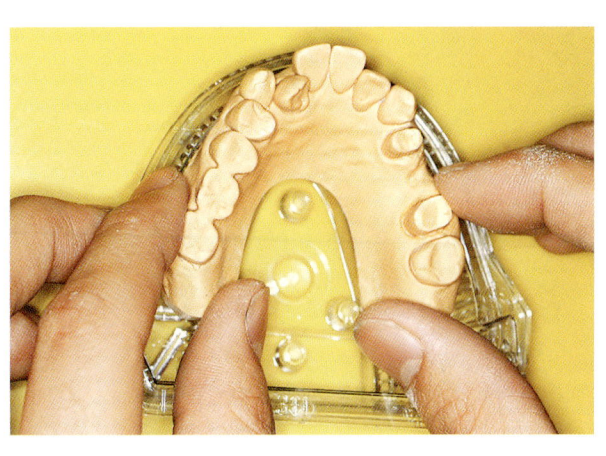

図2-2-4　すでに石膏模型となっている場合は、周りをトリミングし、トレーに石膏を注入してダイ模型を製作する。この際の石膏には、ボンディング・ストーン（チョーワ製）を使用すると良い。ボンディング・ストーンは、石膏との接着を重視した石膏であり、母模型に維持を付与しなくても剥離が起きにくい。

# Section 2　既製トレー・システムを使用した作業用模型の製作

## モデルトレーからの分離

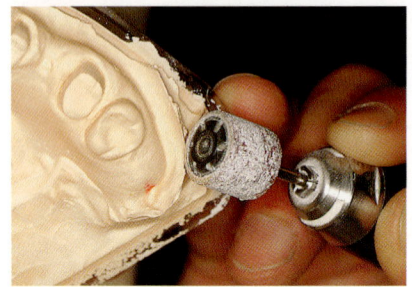

図2-2-5a　石膏硬化後、印象を取り除き余剰石膏のトリミングを行う。

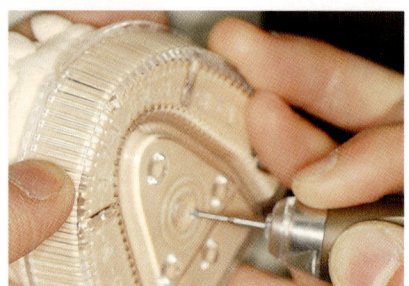

図2-2-5b　モデルトレー基底面の中央にバーを用いて穴を開ける。

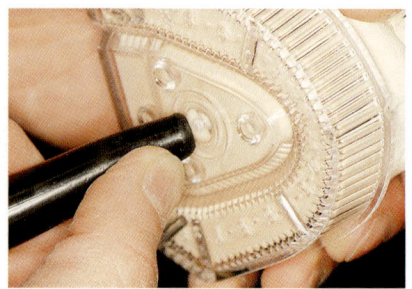

図2-2-5c　リムロックを外し、基底面の穴からエアーを注入する。これにより石膏模型をトレーより分離することができる。

## 模型分割

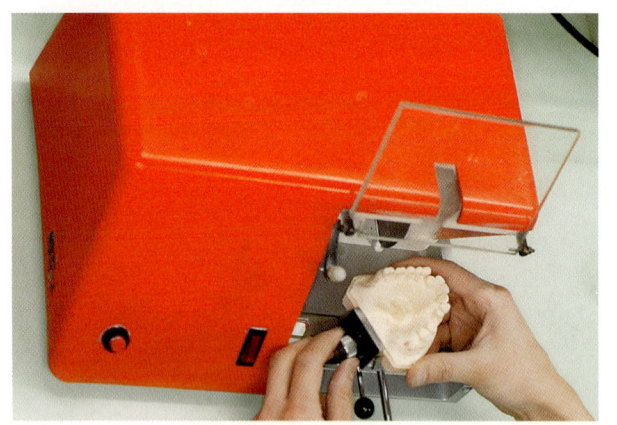

図2-2-6a　模型を専用カッターであるモデル・カット（Model-cut）にセットする。最近の超硬石膏は非常に硬くハンドソーで連続して数個の模型分割を行う場合、腱鞘炎を起こしそうになり疲労感を覚えることがあるが、この専用カッターを使用することで、作業時間の短縮とともに労力の面でも軽減が図られている。

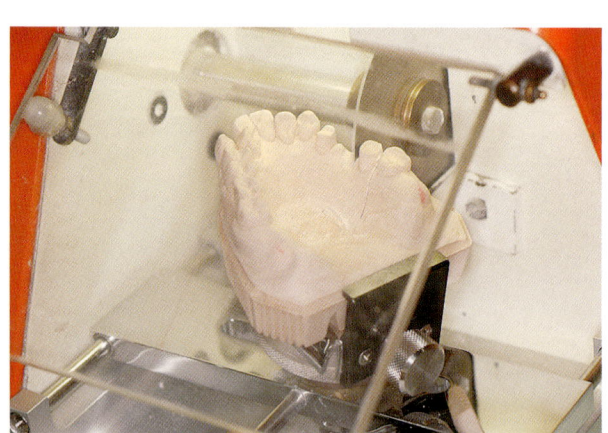

図2-2-6b　模型を固定した雲台を平行移動させ、分割したい部位間を切る。

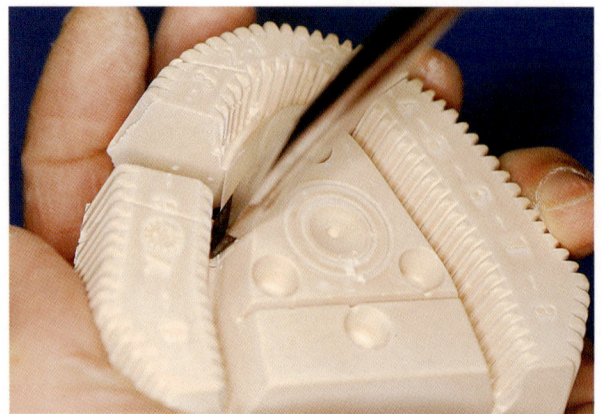

図2-2-6c　着脱したい部位にスカルヘル（マイナスドライバーなど）を差し込んで模型を割る。

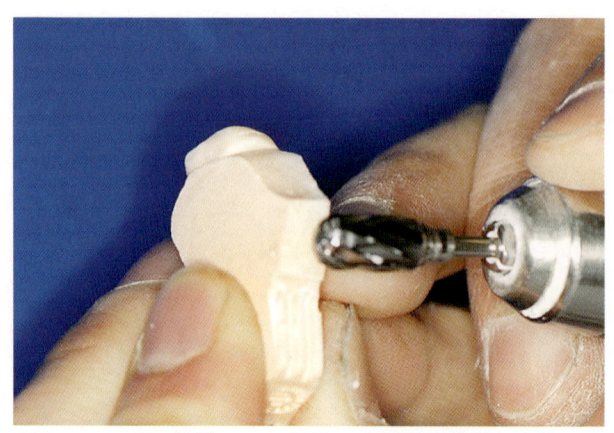

図2-2-6d　着脱したい部位の破断面を着脱に支障がないように削る。

Chapter 2 模型製作と模型材料

### 模型の完成と咬合器装着

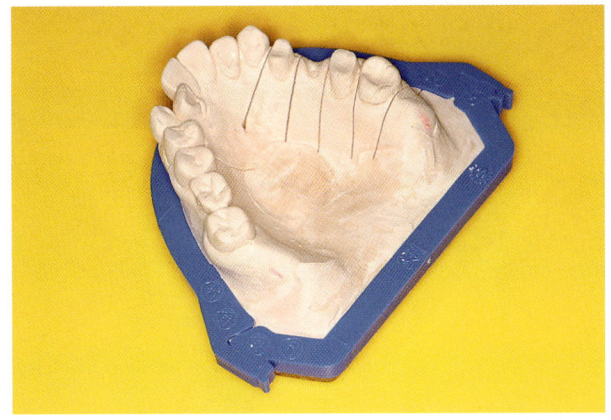

図2-2-7a 完成したモデルトレー・システムの模型。

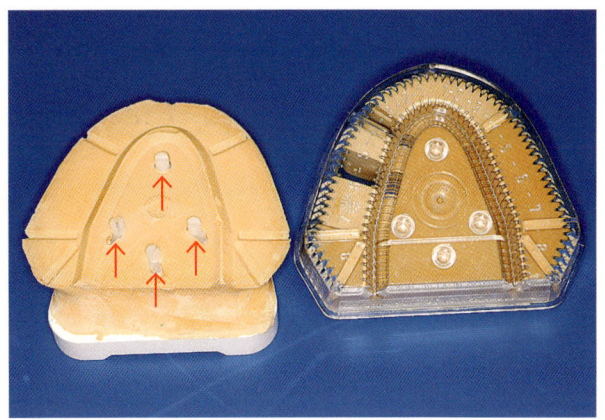

図2-2-7b モデルトレーの咬合器装着にはモデルリテンションピン(矢印)をモデルトレーの基底面のピンホールに差し込み、石膏を使用して咬合器に装着する。硬化後はワンタッチで着脱できるスプリットキャストとなり、以後の作業効率を高める。

### ダウエルピンを使用した既製トレー

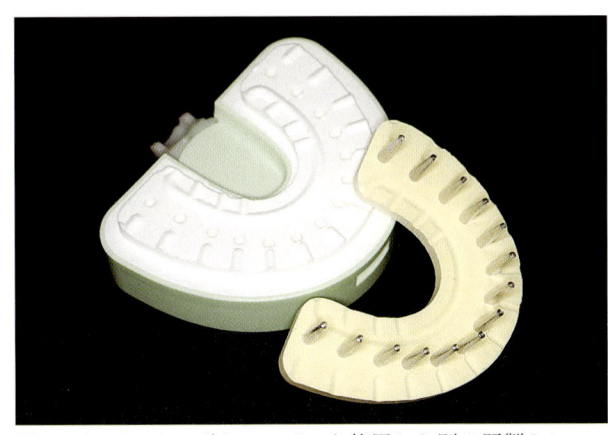

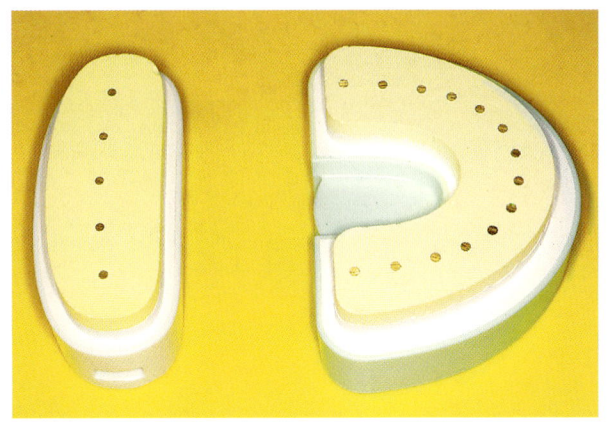

図2-2-8a、b ダウエルピンを使用した別の既製トレー・システム。このような既製トレー・システムを使用することで模型の精度を向上させることは重要視されつつある。

a│b

### まとめ

　既製トレー・システムの価格自体は、国産や海外製品を問わず、一般的にはダウエルピンでの模型製作に比較して高価である。

　ところが、作業時間が大幅に短縮されることにより、生産性のアップとともに諸経費の削減につながるという大きな利点がある。

　さらに石膏模型の分割に専用カッターを使用するので、作業時間(労力も)の短縮が図られる。

　このような既製トレー・システムでの製作方法、製作工程、製作時間は、支台歯の数に左右されないので多数歯の場合はとくにこの傾向が強くなる。

　なお、最近では本項でも示したようにダウエルピンを使用する既製トレー・システムも登場していることも付け加えておく。

参考文献
1. 久野富雄：今さら聞けないシリーズ 歯科技工士によるリレー連載 How to 技工製作 その1作業用模型の製作およびトリミング．顎咬合誌．2008；28(1・2)：107-113．

## Chapter2 / Section3

中村亮太／滝沢琢也／陸　誠

# ダウエルピンを用いた石膏模型の製作

**Key Words**：除湿機、真空撹拌機、トリマー作業、ダウエルピン、二次石膏

## はじめに

われわれ歯科技工士は日々の臨床の場で、多種にわたる材料を使い、様々な「歯科補綴物」を製作している。そして本項で取り上げる「作業用模型製作」は、歯科補綴物を製作するための「仕事の入口の基本」となる大切な作業工程である。また「作業用模型」は、作業が簡便に行え、なおかつ高い精度の補綴物を生み出すものでなくてはならない。

しかし、印象から作業用模型を製作する間に、気づかずに口腔内の大切な情報を失っていることもある。精密な歯科補綴物を製作するためには、口腔内の情報をいかに上手く術者(作製者)に伝えられ補綴物に反映させられるかが、この作業用模型製作にかかっていると言っても過言ではない。

毎日、作業用模型を相手に歯科技工を行うなかで、それら作業用模型の元をたどれば、血の通った軟組織を含めた口腔内があることを忘れないで仕事をしたいものである。

### 実体顕微鏡を使った印象細部の確認

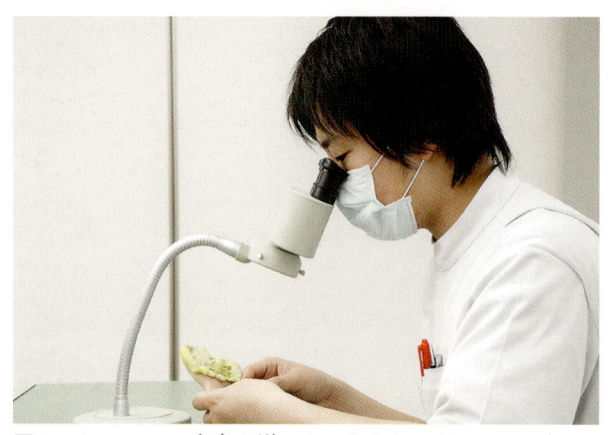 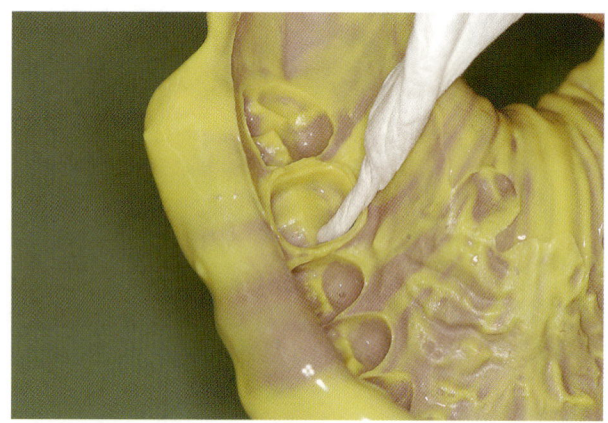

図2-3-1a、b　印象が送られてきたら、Chapter1／Section2で述べた前準備の後、実体顕微鏡にて細部を確認する。水滴があれば、こより状にしたティッシュペーパーなどできれいに取り除き、石膏注入に移る。　　　　　　　　　　　　　　a｜b

### 石膏の選択と除湿機での保管・管理

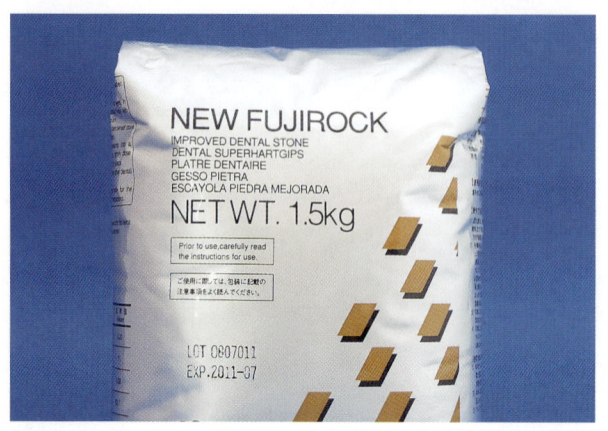 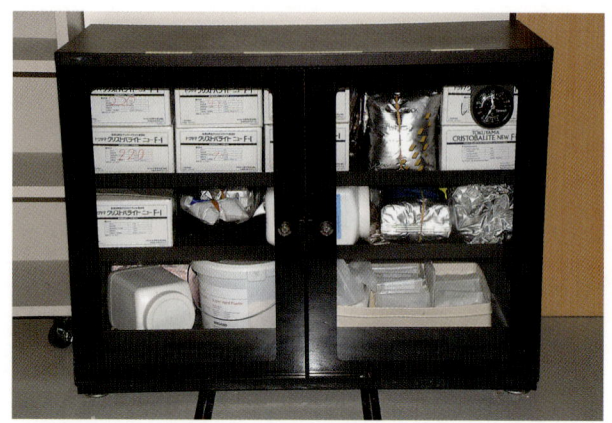

図2-3-2a、b　a：石膏はつねに安定した寸法精度と強度の確保ができるものを選択する。b：また石膏の材質劣化を防ぐため、必ず除湿機で保管・管理をし、使用する水もつねに室温の状態で使う(Chapter6／Section3参照)。　　　　　　　　　　　　　　a｜b

Chapter 2 模型製作と模型材料

### 石膏の撹拌

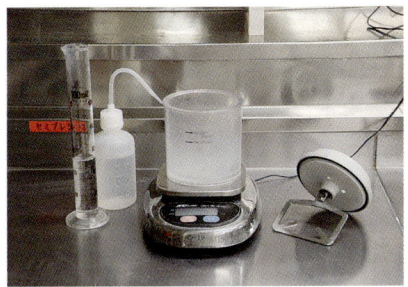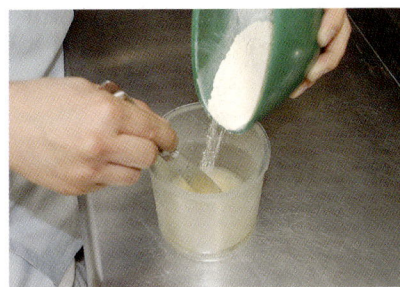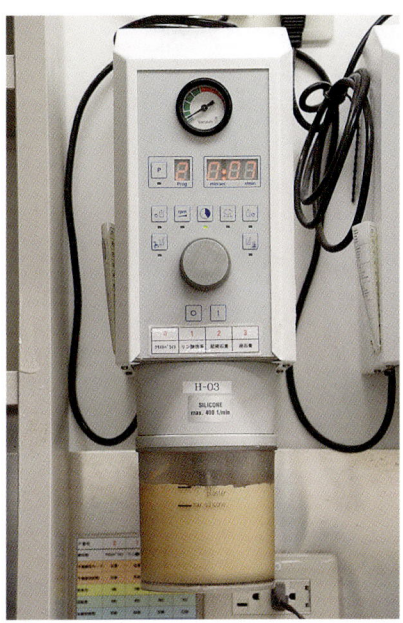

図2-3-3a〜c　a：注入する石膏の気泡混入を防ぎ、安定した精度を十分に引き出すため、粉と液の量はメーカーの指示に従って計量し、真空撹拌機で正確な撹拌を行う。b：水を入れた撹拌用カップのなかに石膏を少量ずつスパチュラでなじませながら入れ、真空撹拌機にセットする。c：真空撹拌機（レンフェルト社製：日本歯科商社）　　a|b|c

### マージンへの石膏注入

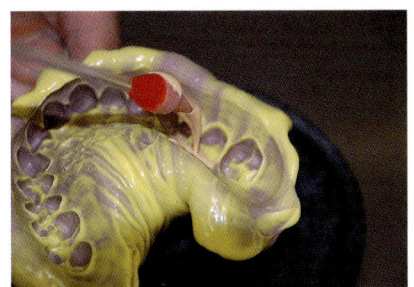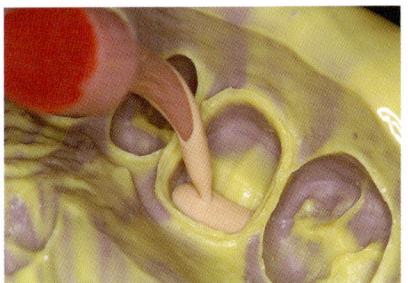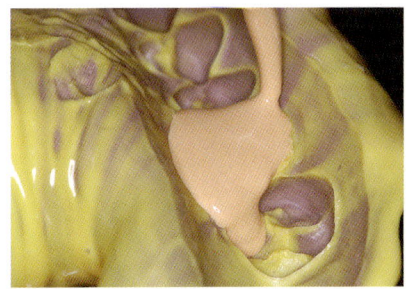

図2-3-4a〜c　石膏注入はバイブレーターを使用しながら行う。支台歯部分は気泡混入を防ぐため、支台歯のマージン部外周(a)および支台歯の深部(b)から順に、マージンが隠れるまで(c)単針など先の細いインスツルメントを使い、細心の注意を払って作業する。筆者らはガム模型製作時にシリンジ先端に残ったガム材を利用して石膏注入している。　　a|b|c

### 石膏泥の盛り上げと印象変形の防止

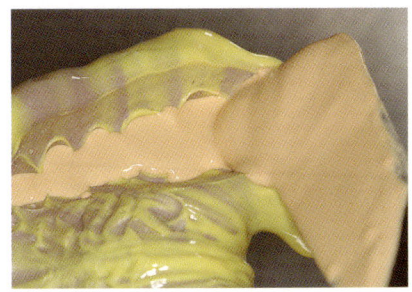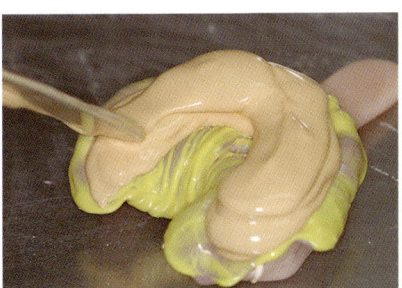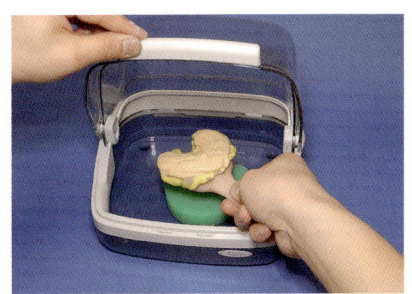

図2-3-5a〜c　マージン付近の石膏注入作業が終了した後は、トレー後方から一方向に気泡を巻き込まないように石膏泥を注入後に盛り上げる。この際、石膏硬化後に印象から撤去するときの強度などを考慮に入れて、厚みは15mm程度とする。石膏注入後は、印象材に外部からの力がかからないようトレーを保持しながら、必ず湿気箱内に水平かつ安定するように置き、石膏の硬化を待つ。　　a|b|c

## Section 3　ダウエルピンを用いた石膏模型の製作

### 石膏模型の撤去

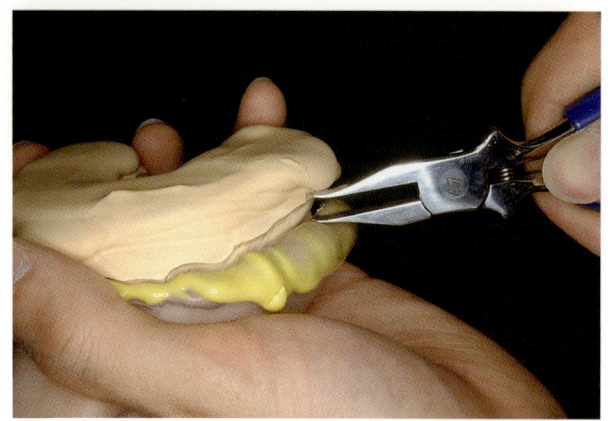
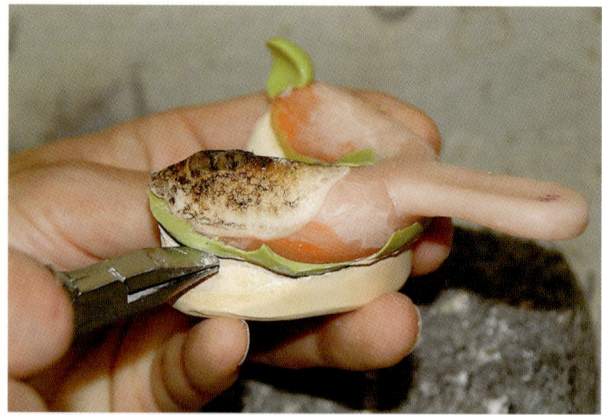

**図2-3-6 a、b**　石膏注入後1時間以上置いた後、モデルリムーバー（DENTSPLY-Sankin）などを利用し、支台の軸方向に沿って印象より石膏模型を撤去する。トレー後縁から一方的にモデルリムーバーを入れると、前歯部が破折しやすいので注意が必要である。また、前歯部と臼歯部の支台歯が平行でない場合や前歯部が大きく前突していたり、あるいは支台歯が細い場合は、トーチなどで軽くトレーをあぶり、軟化させて模型を取り出したり、あるいはエンジンなどでトレーを壊して取り出すほうが安全な場合もある。　　　a｜b

### 石膏模型の再現性のチェック

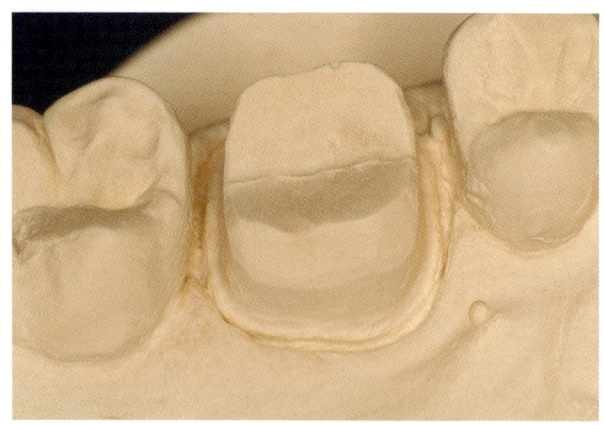
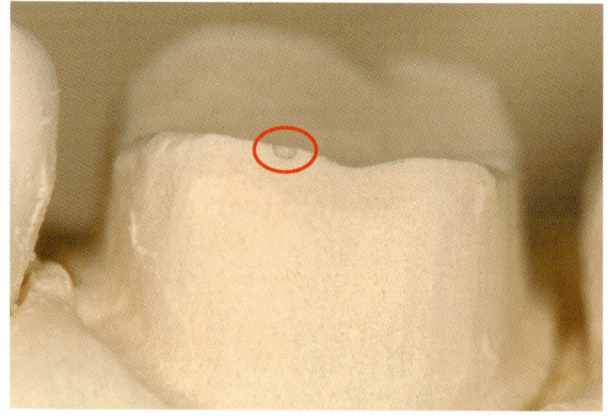

**図2-3-7 a、b**　印象より撤去した石膏模型は、マージン部のチェックはもとより、石膏注入時の気泡、面荒れなど印象の再現性をチェックする。この時点で問題や異常が見つかったならば、上司や歯科医師に報告して適切な指示を受ける。　　　a｜b

### 石膏模型の保護処置

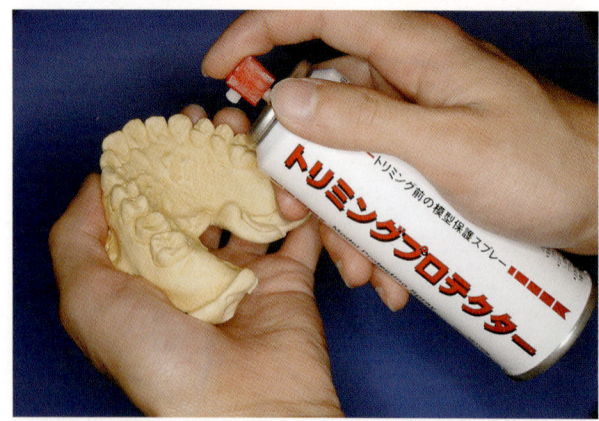
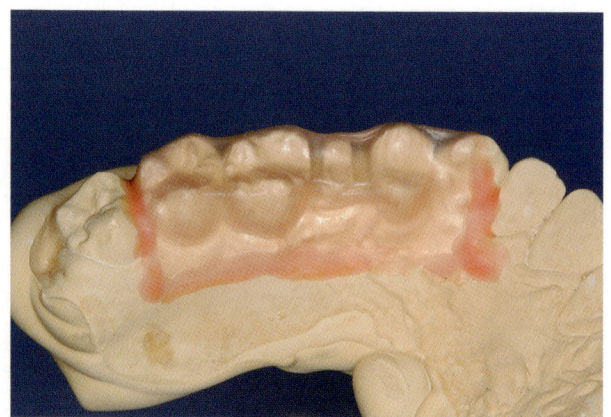

**図2-3-8 a、b**　モデルトリマーの水による石膏模型の溶解や面荒れ、作業中のこすれによる磨耗などから模型表面を保護するため、表面硬化剤や模型保護スプレー（トリミングプロテクター：林歯科商店）を塗布する。ただし、これらの処理をした後も、極力支台歯に手指が触れたり、水が付かないように作業を行う。また、鋭利な部分が多い模型や石膏強度が弱いと思われる模型などは、あらかじめシートワックスでカバーしてから作業を行う。　　　a｜b

Chapter 2　模型製作と模型材料

### ▌トリマー作業

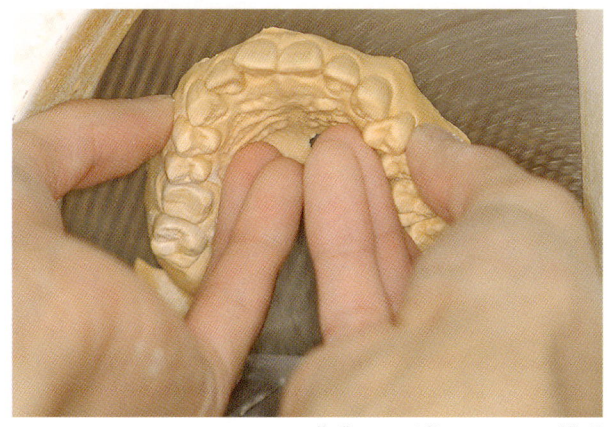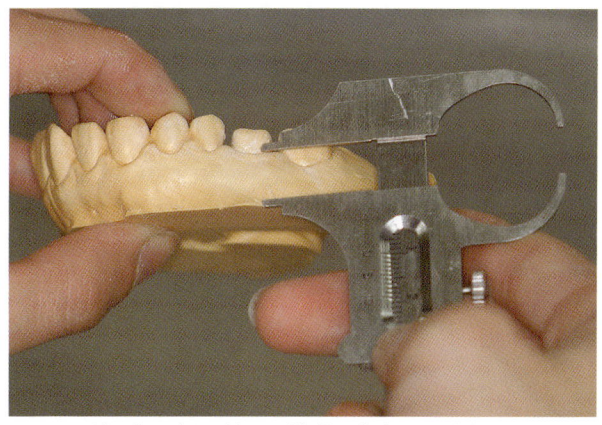

図2-3-9a、b　a：トリマー作業は、手指でしっかり模型を固定しながら硝石板に押し付け、模型の基底面を咬合平面と平行に削り、歯列外形を整える。b：石膏模型の厚みはノギスで確認しながら、支台歯の歯頸部から10mm程度とする。　a|b

### ▌分割予定線とダウエルピン穴の設定

a|b
c|d

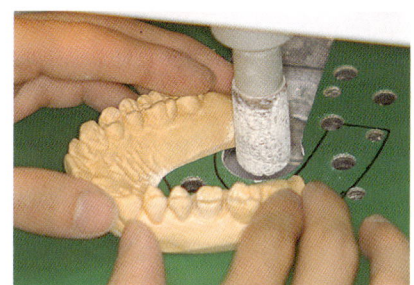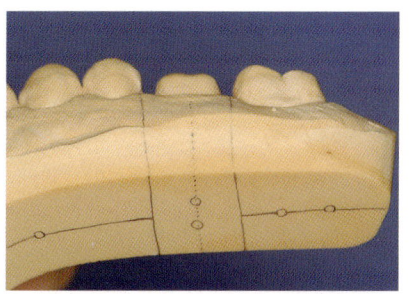
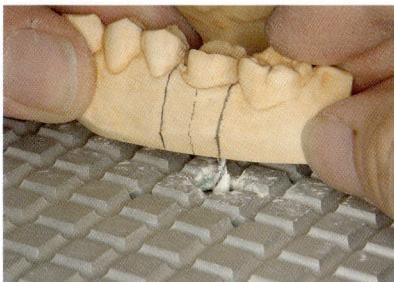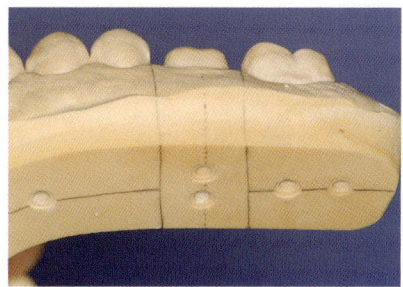

図2-3-10a〜d　a：センタートリマーで模型口蓋部を削る。基準として、歯列模型の大きさに合うゴム枠を選択し、それらに合わせた形や大きさに調整する。この際、基底面の幅が一定になるように削ると、ピンボーラーでの穴開けや二次石膏の埋没作業がしやすくなる。b〜d：支台歯と隣在歯の側面、基底面に鉛筆で分割予定線を引き、模型がピンボーラーの台座上でずれないように、手指でしっかりと固定しながら、穴を開ける。

### ▌ダウエルピン穴へのスリットの付加

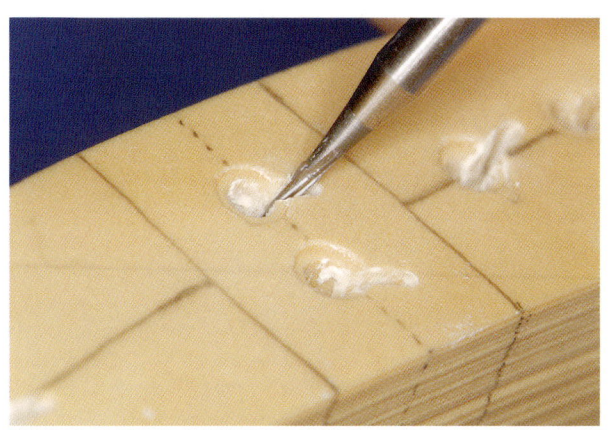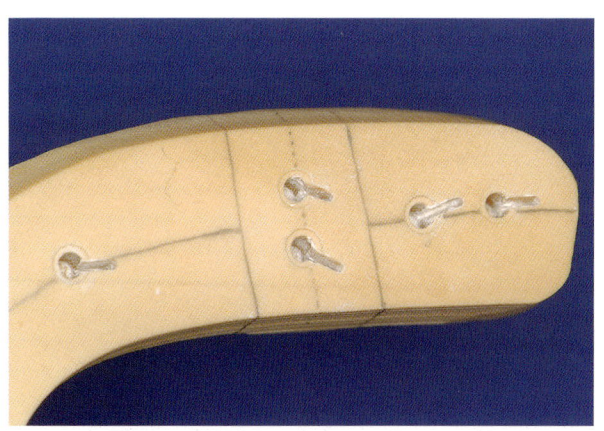

図2-3-11a、b　ピンボーラーで開けたダウエルピン穴にフィッシャーバー♯699などで斜めにスリット（溝）を入れる。このスリットから接着剤を注入すると、ダウエルピンを模型に挿入した状態のままで固定・接着することができる。　a|b

31

## Section 3　ダウエルピンを用いた石膏模型の製作

### 模型基底面の滑沢化とダウエルピンの植立

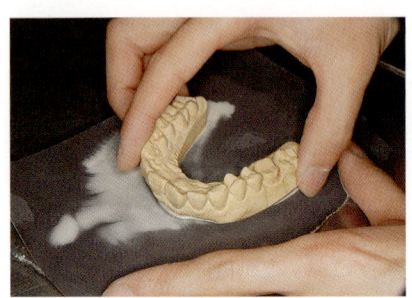

図2-3-12a　模型基底面のモデルトリマー削合面は意外と荒く、二次石膏との高い密着度が得られないので、耐水ペーパー（#800〜#1000）を使い、ガラス板のような平らな場所を利用して滑沢に仕上げる。流水下で洗った後、最小限のスチームとエアーで模型に開けたダウエルピン穴を清掃する。

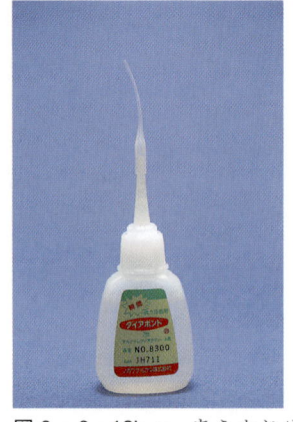
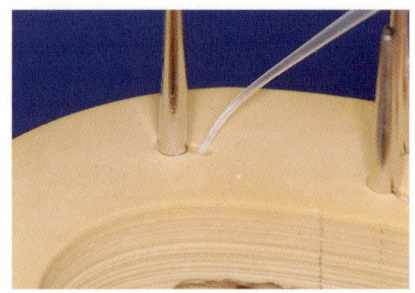

図2-3-12b、c　あらかじめダウエルピン・維持ピンをピンボーラーで開けた穴に植立し、横のスリットから低粘度の接着剤（ダイアボンド8300：ノガワケミカル）を適量流し込んだ後、接着剤用の硬化促進スプレー（いぶきスーパープライマー：デンタルアルファ）を使用して、硬化させる。余剰な接着剤は浮き上がりの原因やバリとなりやすく、分割境界部分の不適合を招く。また、余剰な接着剤を除去する際、ダウエルピンに思わぬ傷を付けてしまうことや、後の処理が粗雑になることもあり、できるかぎりダウエルピンを模型に接着するときは、余剰な接着剤を出さない工夫をする。

b｜c

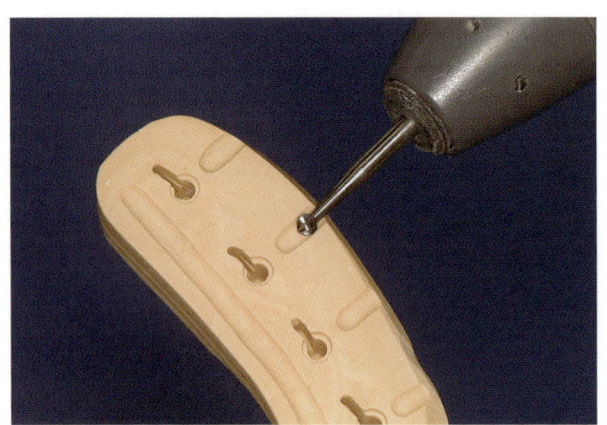
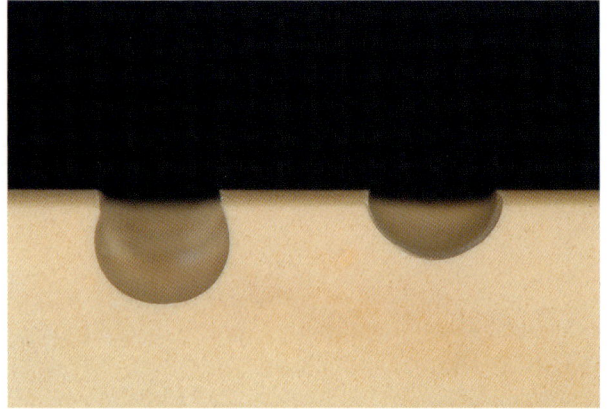

図2-3-12d、e　d：ダウエルピンをシングルで植立する場合、回転防止の維持を付与しながら使うケースもあるが、模型の頬舌幅を考慮し、ダウエルピンをダブルで立てることによって、より正確な模型となる。e：ダウエルピンをシングルで植立し、維持を付与する場合、ラウンドバー#8にて付与するが、あまり深くすると、図中左のように着脱のアンダーカットになるので注意する。

d｜e

### 二次石膏への埋入

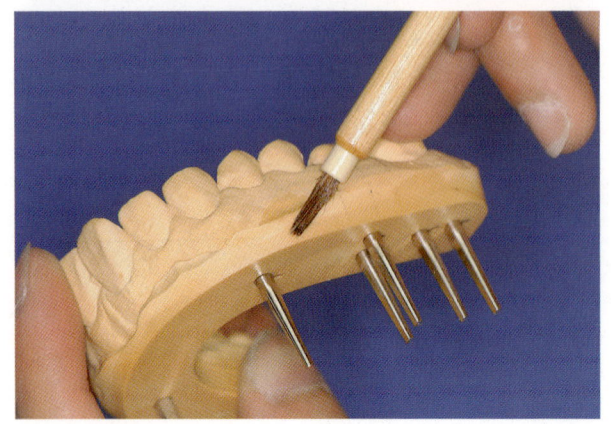

図2-3-13a　接着剤硬化後、ダウエルピンの接着状況を確認し、模型の基底面と二次石膏埋入時のバリをきれいに除去しやすくするため、側面にも石膏分離剤（スーパーセップ：Kerr・サイブロンデンタル）を薄く塗布する。このときダウエルピンに分離剤が付着するとダウエルピンのガタつきの原因となるので注意する。

32

Chapter 2 模型製作と模型材料

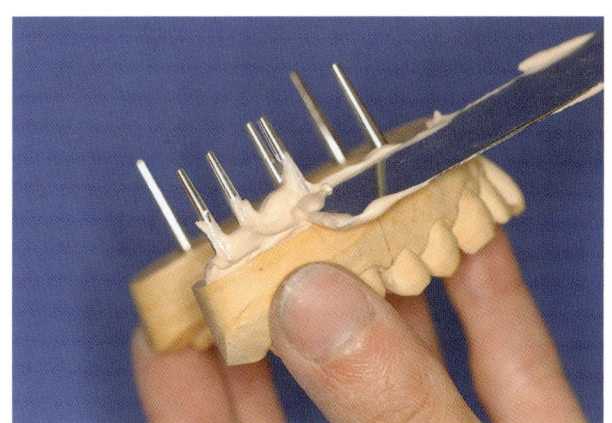
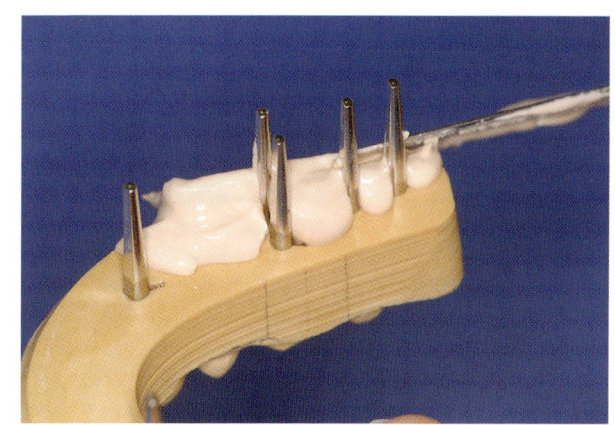
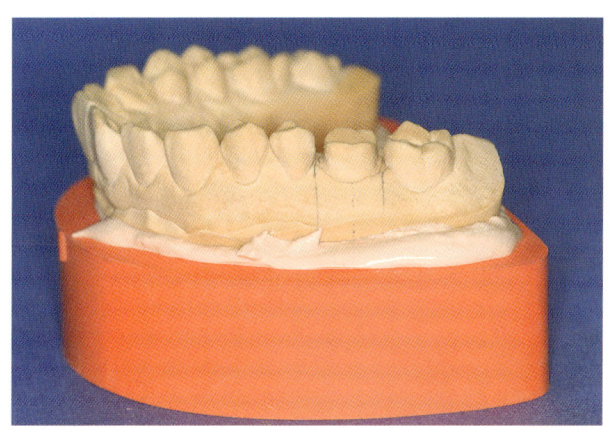
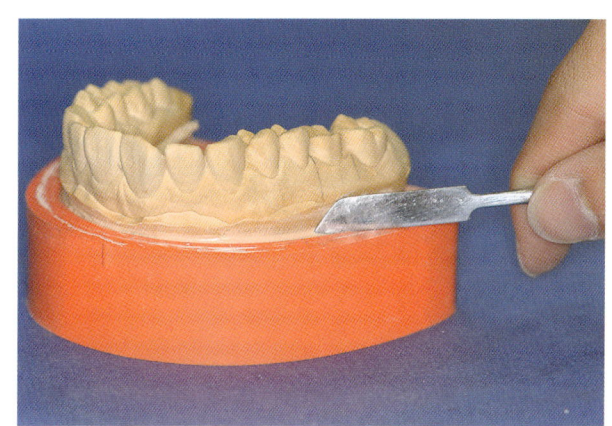
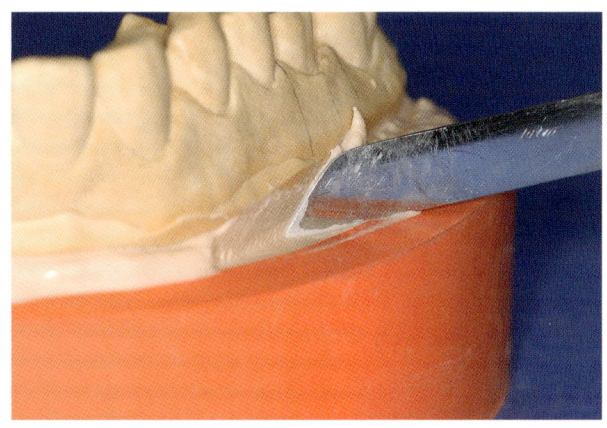
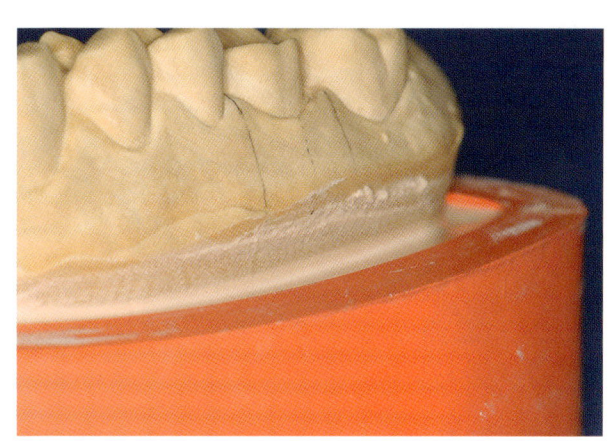
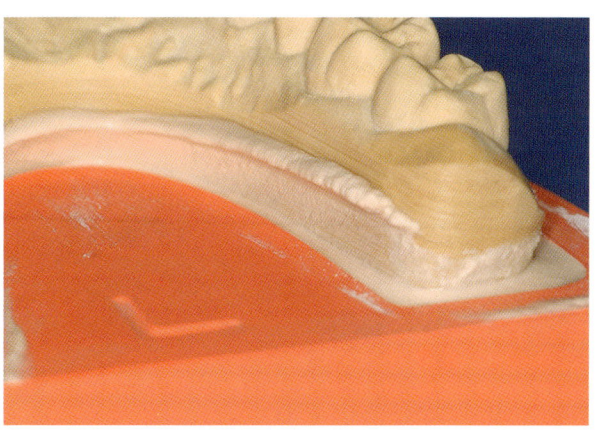

| b | c |
|---|---|
| d | e |
| f | g |
| h | |

図2-3-13b～h　二次埋没用石膏の選択は、硬度があり低膨張で一次石膏界面との判別が色覚的にしやすいものを選びたい。二次石膏の混水比を守り、適量を真空練和器にて練和する。歯列模型の基底面に気泡が入らないように少量ずつ石膏を盛り付けた後、ゴム枠内に少し盛り上がる程度に満たした石膏泥のなかに歯型をそっと埋入する。歯冠部などに石膏泥が付かないように注意しながら、一次石膏との境界線をていねいに仕上げる。

# Section 3　ダウエルピンを用いた石膏模型の製作

## 作業用模型の成形

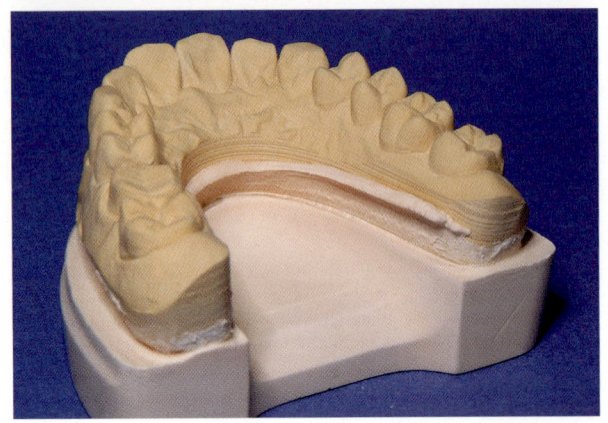 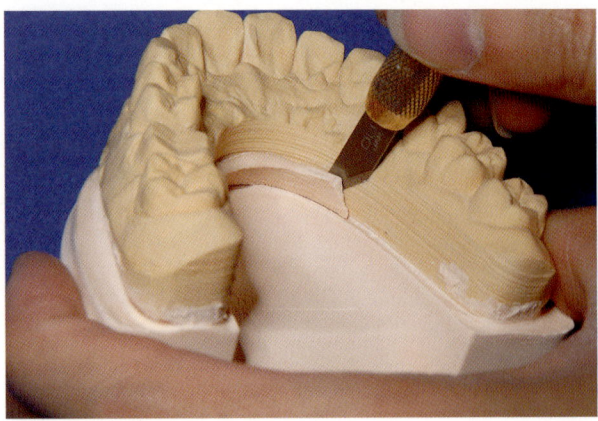

図2-3-14a、b　二次石膏へ埋没後1時間以上経過後、はみ出した石膏のバリを取る。　a|b

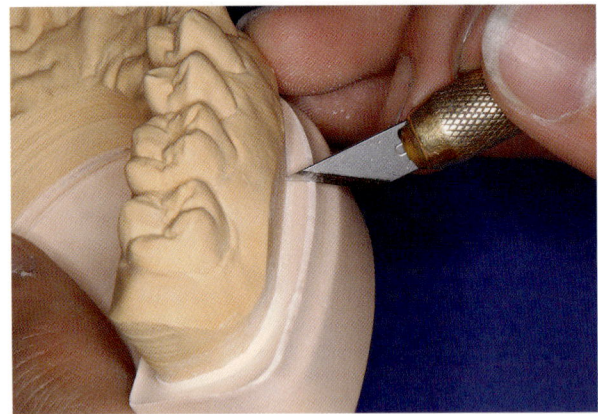 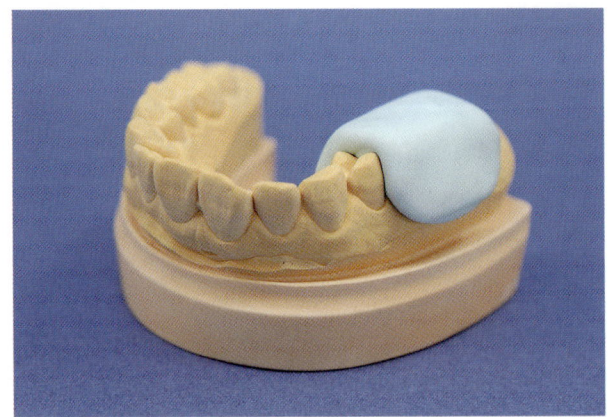

図2-3-14c、d　c：作業中にシャープな部分が欠け、各種技工材料などに石膏のかけらが誤って混入するような事故を防ぐため、分割する部位以外の模型の周りに出たバリも取っておく。d：ガム模型製作をする際は、この時点でガム模型用シリコンコアを製作しておく。　c|d

## 模型分割

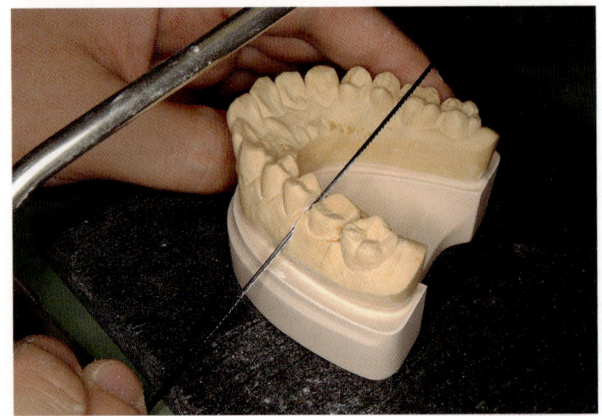 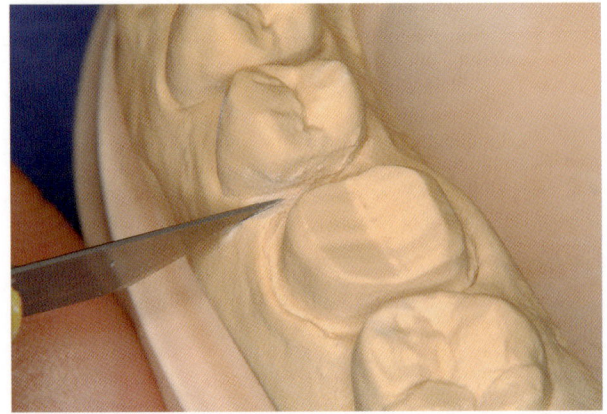

図2-3-15a、b　分割予定線上にノコを当て、少しずつ切れ込みを入れ、予定線に沿って真っ直ぐに模型を分割する。この際、歯間歯肉が盛り上がっている場合は、隣接するマージンがチップしてしまうことがあるので、あらかじめメスなどでシャープな乳頭部などを調整しておくと良い。　a|b

## Chapter 2　模型製作と模型材料

### 隣在歯間との距離がない模型の分割

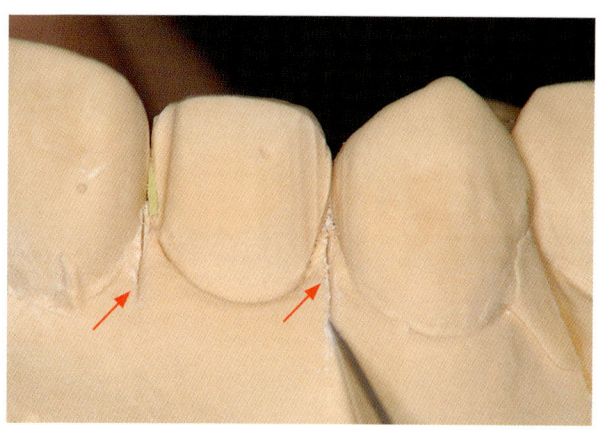

図2-3-16a　模型分割時に隣接歯間との距離がなく、ノコの厚みも入らなければ、歯列模型の基底面から分割することもある。一番隣接している部分にデザインナイフで少し切り込みを入れる(矢印)。

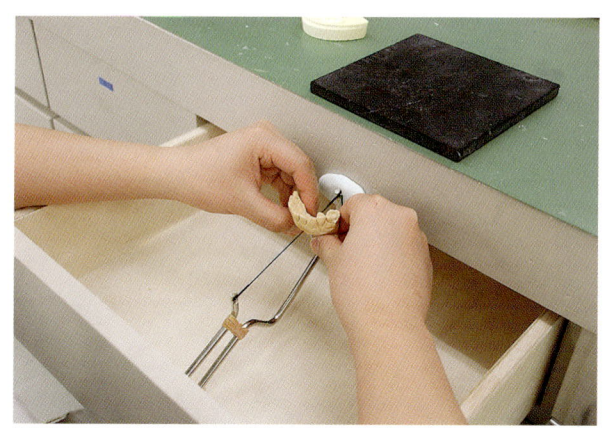 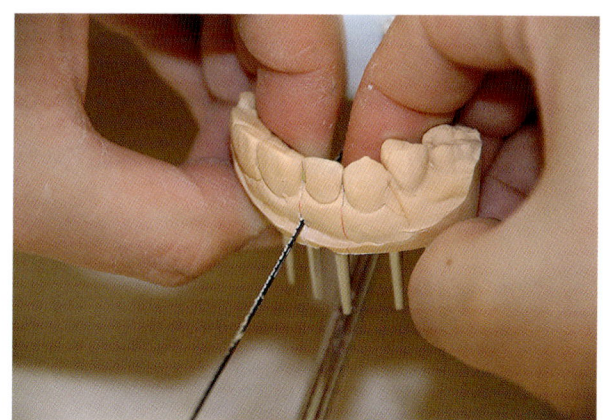

図2-3-16b、c　模型を二次石膏より一塊として外してから、模型の分割予定線とノコ刃を合わせ、ノコ刃は固定したうえで模型をゆっくりと動かしながら、マージンをチップさせないように慎重に分割する。

b | c

### 模型基底面の削合調整

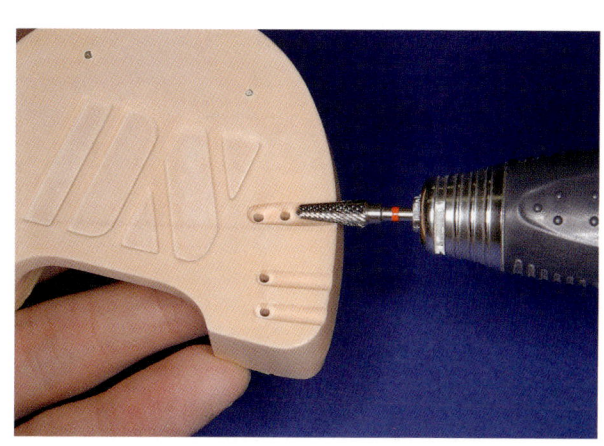

図2-3-17　マウント後に模型基底面からダウエルピンの先端が見えると、分割した支台歯部分が簡単に取り外せ作業しやすいので、カーバイドバーなどで外側に向かって模型基底面を削合調整しておく。

## Section 3　ダウエルピンを用いた石膏模型の製作

### 樹脂系模型材を用いた模型製作の注意点

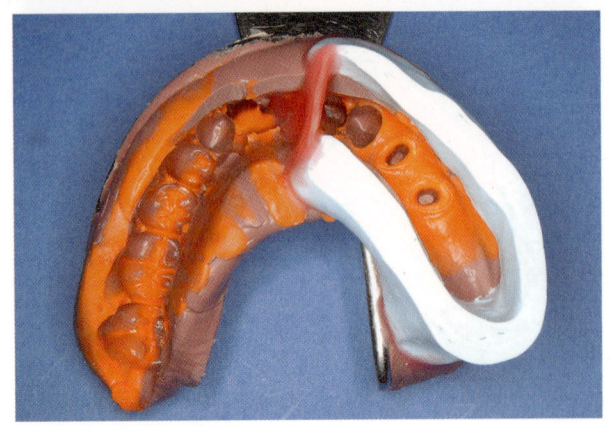

図2-3-18a　樹脂系模型材を印象に流す際にボクシングを行うが、収縮を考慮し、模型精度を上げるため、流す範囲を最小限に抑えるように工夫する。ボクシング材は模型材によっては遠心脱泡器(遠心力を使って模型材の脱泡をする機械)を使用するため、ワックスなどよりシリコンパテのほうが適している。ボクシング作業においては、印象の変形につながる圧力がかからないよう、十分注意して作業する必要がある。

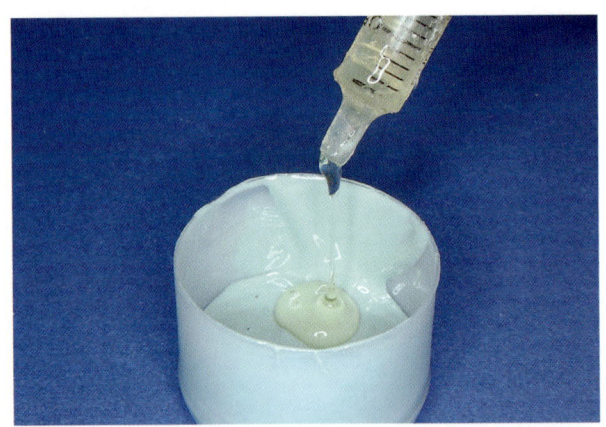
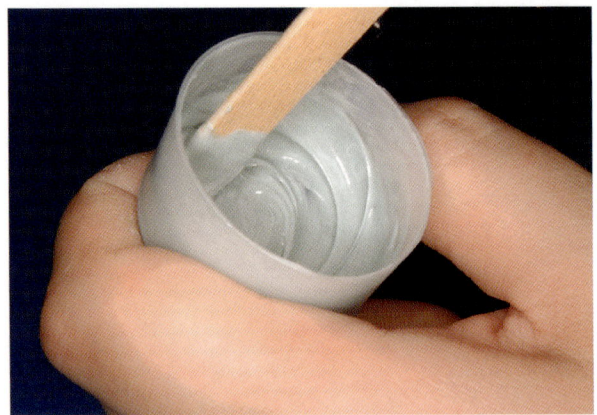

図2-3-18b、c　ベースとキャタリストは正確に計量する。樹脂系模型材のベース材は、使用されている材料の比重の差により分離していることがあり、キャタリストを入れる前に全体が均一な状況になるまで十分に撹拌する。

b｜c

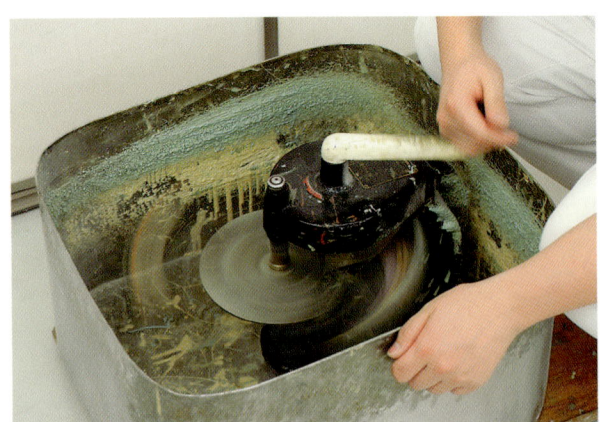

図2-3-18d　操作については各メーカーの指示に従うが、エポキシのように遠心脱泡が必要なものには、十分に撹拌した後、材料単体で30秒間ほど軽く遠心脱泡する。脱泡したエポキシ系歯型材を短針にて印象の歯頸部付近まで注ぎ、一度遠心脱泡器にかけるが、脱泡を確実に行うため2回に分けて注入する。

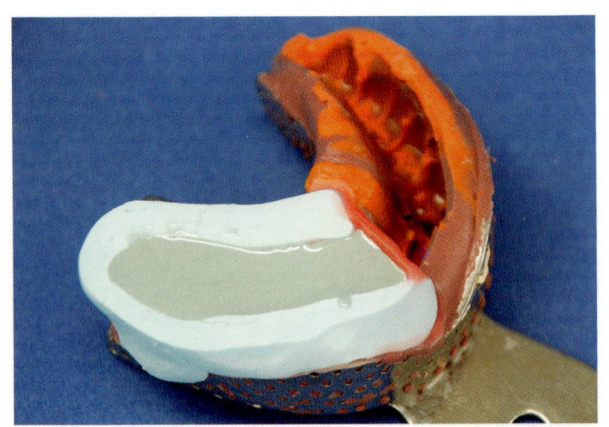

図2-3-18e　樹脂系模型材は水分を嫌うので、注入前の印象内の水分チェックは十分に行う。また、アルジネート印象材や寒天印象材などには使用することができない。なお、材料の保管・管理にも同様の注意が必要である。硬化時間(1〜5時間)はメーカーにより異なるが、水平を保つように置き、その間は水分が入らないように十分な注意を払い硬化を待つ。

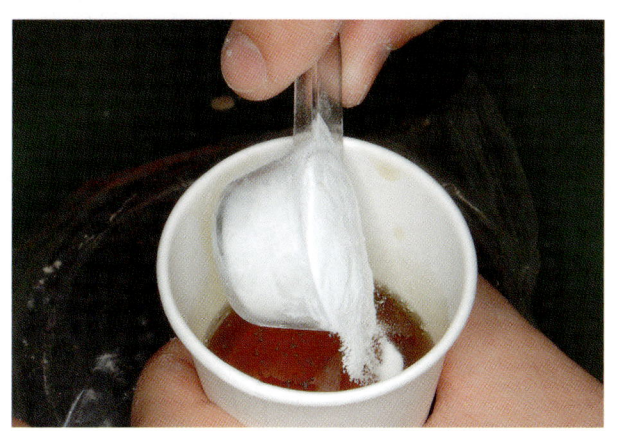

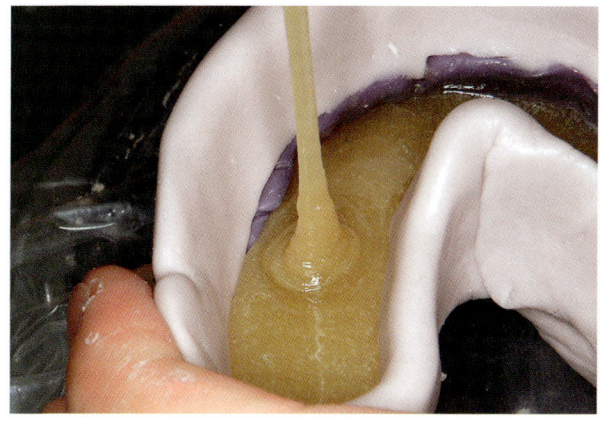

Chapter 2　模型製作と模型材料

図2-3-18f、g　Modralit 3K(3M：ドレーブ社：リンカイ)はウレタン系の樹脂系模型材で、プレッシャーポットを使用する。そのため印象材内に気泡や空洞があると圧力で変形する危険があるので、十分事前の印象でのチェックなどが必要である。　f｜g

図2-3-18h、i　Exakto-Form(ブレーデント社：日本歯科商社)は遠心脱泡器もプレッシャーポットも不要であるが、注入時に気泡が混入しないよう十分な注意が必要である。　h｜i

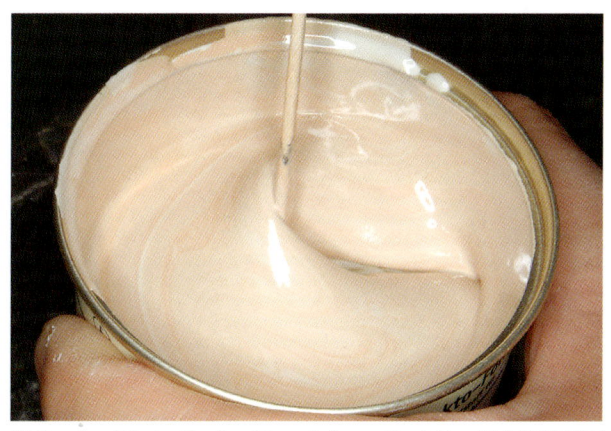

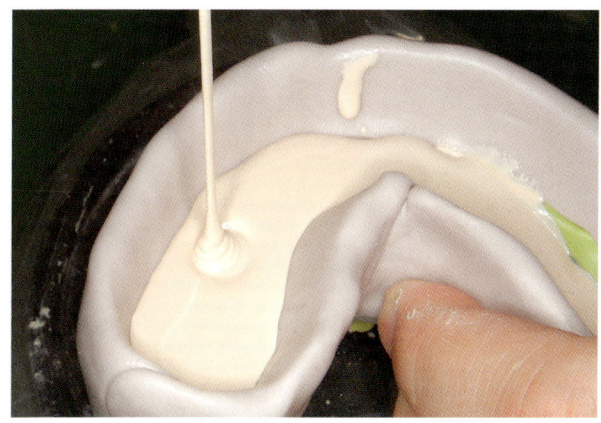

## まとめ

　われわれ歯科技工士は模型の精度以上の補綴物はつくることができない。そのためにこの作業用模型は歯科技工士が補綴物を製作する原点である。したがって、最終補綴物の精度までも左右することになる。

　しかし、いくら精度の良い模型ができても、適正な取り扱いを行わないと、精度を維持することはできない。いわゆる、上手い歯科技工士は模型の取り扱いが良く、作業中でも極力作業用模型を汚さない工夫をしている。

　模型の汚れをスチーム洗浄するときには、なるべく二次石膏と歯列模型との界面や支台歯への使用は最低限とし、模型精度の低下を防止することが重要である。これらのことを十分認識し、トータル的に精度の高い補綴物を製作したいものである。

## コラム Thinking Time ①

### 各種樹脂系模型材の収縮度
中村亮太／滝沢琢也／陸　誠

### 樹脂系模型材の収縮度

われわれが日常臨床で使用している樹脂系模型材は、硬化時に収縮傾向を示すものが多い。しかし、その収縮度や性質も各製品によって様々である。

そこで筆者らは3種類の樹脂系模型材を用いた適合試験体を製作し、それぞれの特徴を調べてみた。適合試験体はエポキシ（図1）、Exakto-Form（図2）、Modralit 3K（図3）と超硬石膏（フジロック：ジーシー）を用いて製作した。

まずニッシンのNo.2試験体（図4）のMODプラスティック試験体を基準模型とし、試験体の複製（試験体の印象を採り各模型材を注入）に試験体で製作した金型を適合させ、浮き上がり具合により収縮度を観察した（図5～9）。

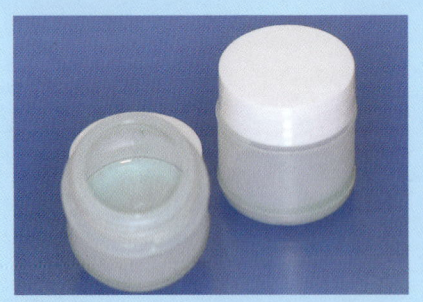

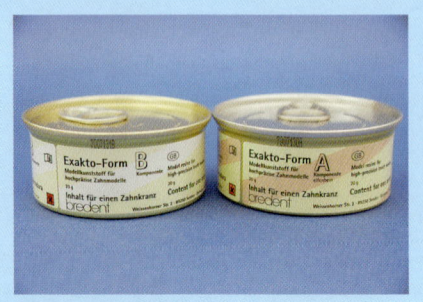

図1　エポキシ。

図2　Exakto-Form。

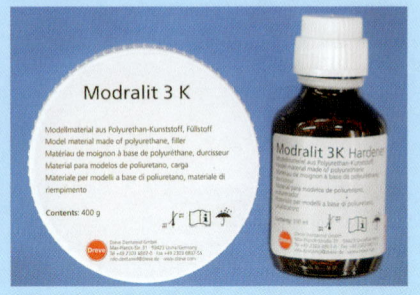

図3　Modralit 3K。

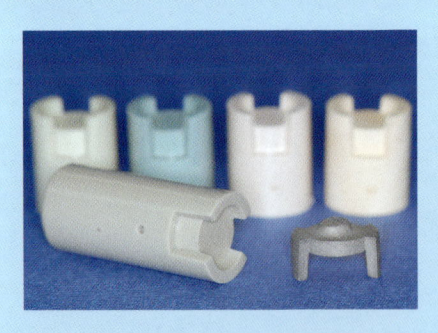

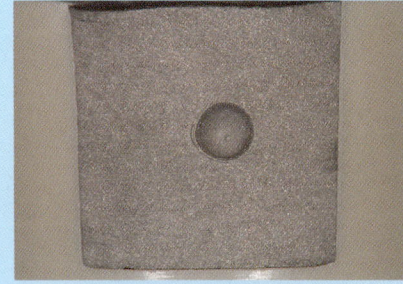

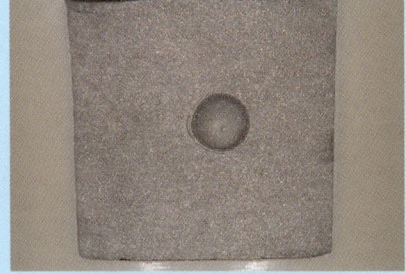

図4　ニッシンのNo.2試験体。
図5　試験体との基準の適合。

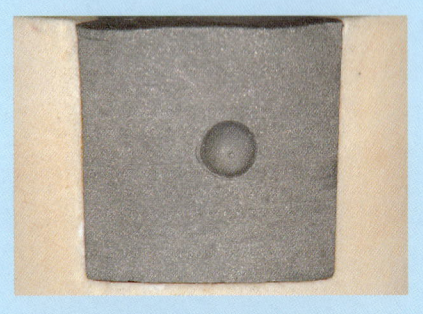

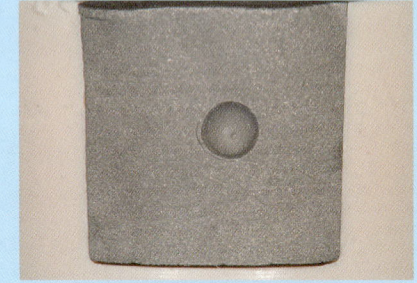

図6　超硬石膏は試験体との基準に近い適合が認められる。
図7　Exakto-Formは収縮により若干の金属試験片の浮き上がりが認められる。

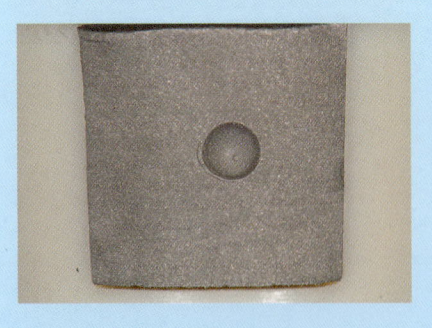

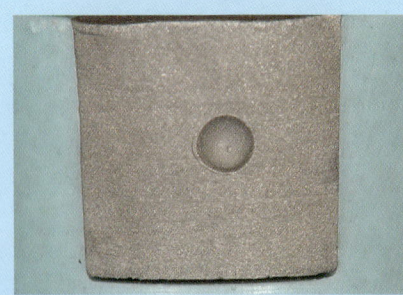

図8　Modralit 3KはExakto-Formと同程度の浮き上がりが認められる。
図9　エポキシはほかの模型材より多少収縮が大きいようである。

### 注意点

樹脂系模型材には、それぞれに特徴があり、そのなかには印象との相性の関係で、硬化が不安定になるものもあるので、印象材との相性の確認も必要である。

# Chapter 3
# 模型のトリミング

**Section 1**
giro FORM システム模型のトリミング

**Section 2**
間接法を用いた補綴物のためのトリミング

**Section 3**
ダウエルピンを用いた分割復位式模型のトリミング

# 3-1 giro FORM システム模型のトリミング

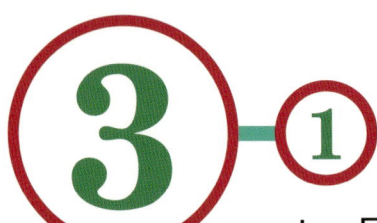

Chapter3 / Section1

久野富雄

**Key Words**：実体顕微鏡、ポリソフト、シリコンホイール、ガム模型

## はじめに

模型を基準に作業を行わなければならない歯科技工士にとって、言うまでもなくトリミングは重要な作業である。トリミングを誤れば、その後のワックス・アップ、鋳造といった作業をいくら一生懸命行っても口腔内にて適合の良い補綴物にはならない。

ただ技工作業としてのトリミングは製作物に適した支台歯形成がなされ、明確な印象に基づき正確に再現された模型があれば、さほど難しい作業ではない。しかし現実には、臨床ではわずかな形成ミス、印象ミスが以外に多く、しかも歯科医師に再形成および再印象を行ってもらうことは事実上困難である。

このことは正確でかつ精密な印象採得がないと、高い適合精度の補綴物は製作できないことを意味するが、この部分をいかに処理するかが、一番のトリミングのポイントとも言えるのである。

### トリミングの準備とインスツルメント

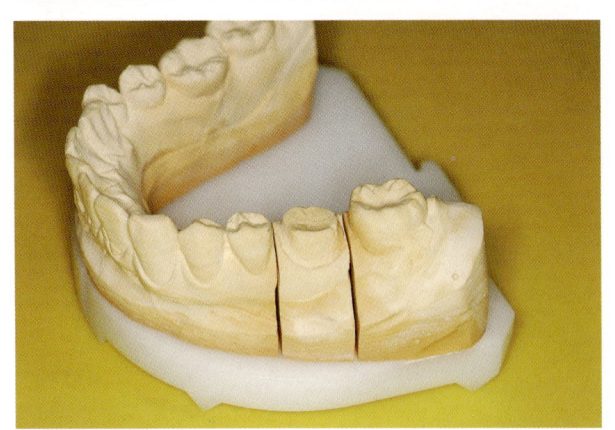

図3-1-1a giro FORMシステムで製作された歯列模型を分割した状態。歯頸部側からはハンドソーにて1mm程度カットし、基底側からはスプリットカット（BEGO社製）を用いて分割した。

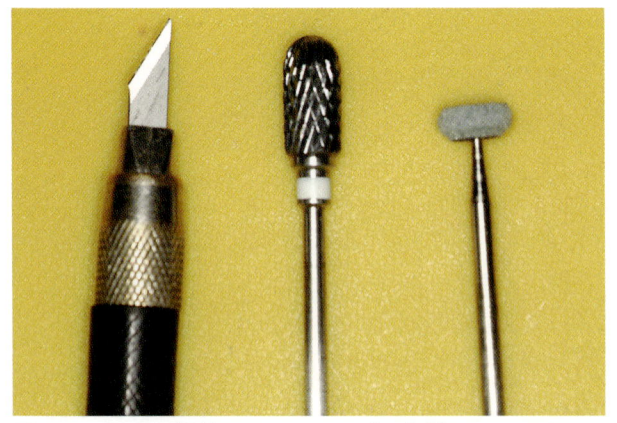

図3-1-1b 筆者らがトリミングに使用しているインスツルメント。図中左よりデザインナイフ、スタンプバー、セラモホイール中荒れ（井上アタッチメント社製）。

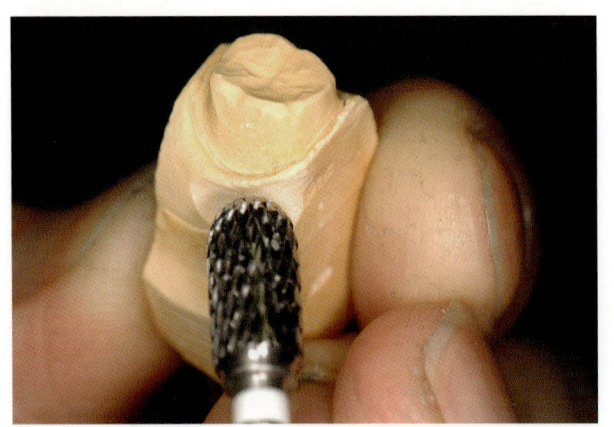

図3-1-1c トリミングに際して、歯型のマージン部から0.5～1.0mmの層を残し、スタンプバーなどを用いて削除する。エンジンは低速回転で行う。また乾燥しすぎた模型はチップしやすいので少し湿気を与えたうえで行う。

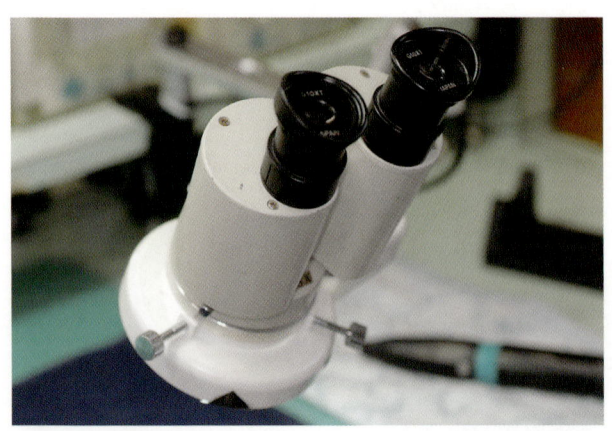

図3-1-1d トリミングなどに使用する実体顕微鏡（井上アタッチメント社製）。トリミングは肉眼のみによる観察だけでは細部の見落とし、破折などを起こしやすいため、実体顕微鏡などを用いて作業をする。

Chapter 3 模型のトリミング

## 実際のトリミング作業

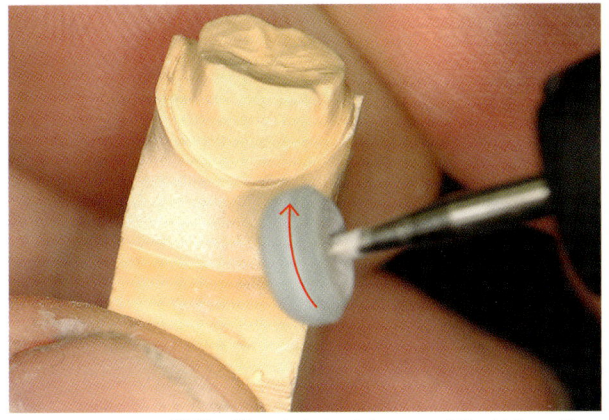

図3-1-2a 歯型に残した0.5〜1.0mmの層に対しセラモホイール（またはポリソフト）を歯頸部から歯肉方向へ回転するように当てて削除する。セラモホイール、ポリソフトなどは荒い目でソフトなタイプのシリコンホイールであるため、模型のチップも少なく、良好に削れる。

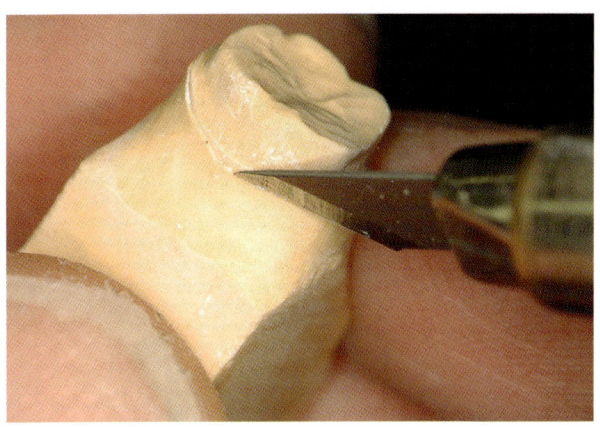

図3-1-2b 印象がフィニッシング・ラインまで明確に採取されているものは、ホイールによる調整で終わるが、形成マージンと歯肉が密接している場合は、デザインナイフを用いて、細部を慎重にトリミングする必要がある。

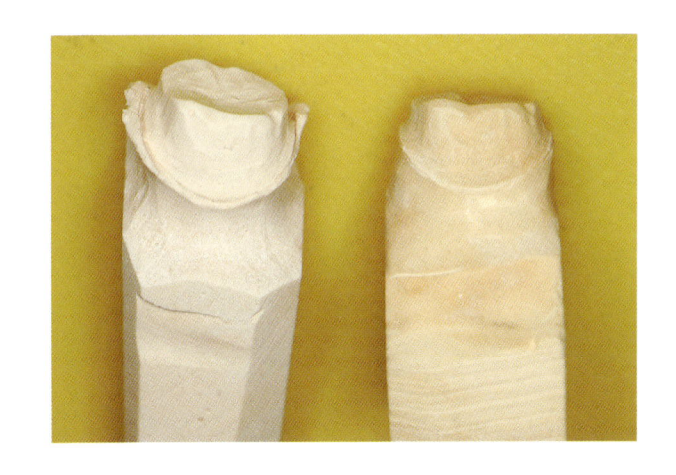

図3-1-2c 図中左は深く削りすぎたトリミング。右はできるかぎり歯根形態に沿った形にしたトリミング。左はマージン部が鋭角なためにワックス・アップ時のマージン調整、鋳造体の適合調整などの確認はしやすいが、歯型が破折しやすい。マージン部が深くならないように注意する。

## 形成ミスと模型の修正

図3-1-3a ヘビーシャンファーの形成。歯頸部に削り残しとみられる歯質が存在している（矢印）。このような形成ミスは再度形成からやり直すのが基本である。

図3-1-3b 削り残しの鋭角な部分や、それによってできる小さなアンダーカット部をモデルリペアー（DENTSPLY-Sankin）などにて修正する。

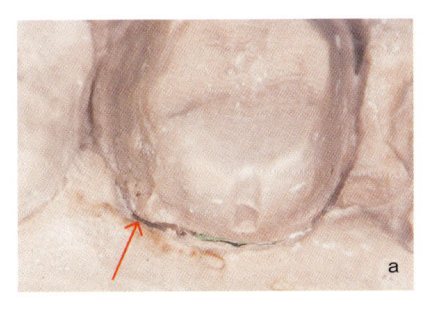

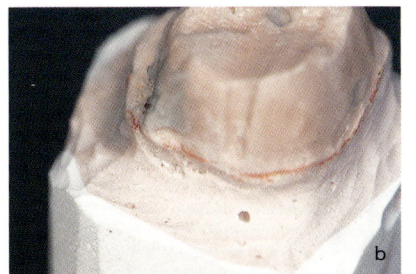

図3-1-3c 過剰なヘビーシャンファーなどによりできた鋭角なマージン部（矢印）。

図3-1-3d 鋭角なマージン部は作業工程中に破折させてしまうおそれがあるので、モデルリペアーなどを用いて補強しておく（注：図3-1-3a〜dはgiroFORMシステム模型ではない）。

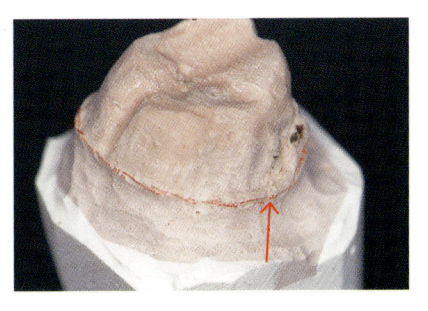

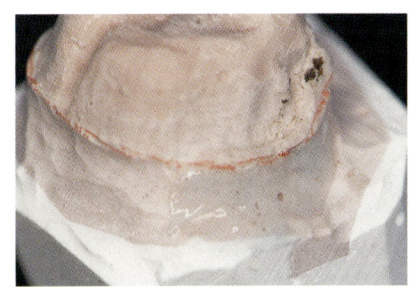

41

# Section 1　giro FORM システム模型のトリミング

### ガム模型の製作

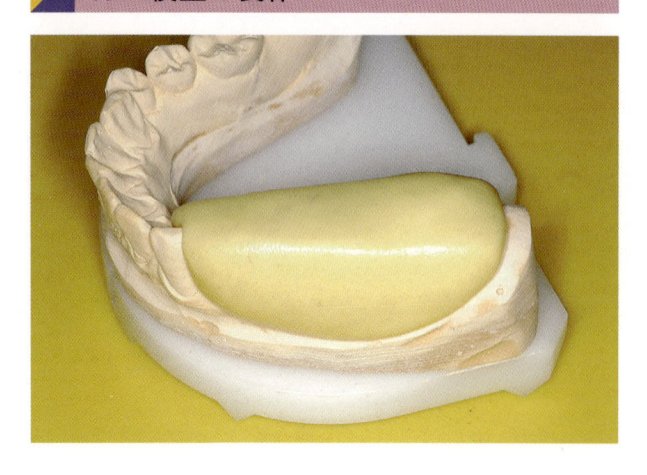

図3-1-4a　ガム模型を製作する場合は、トリミングを始める前にZtaplus Softシリコン（Zhermack社製）を用いて支台歯とその周囲の歯牙および歯肉を印象採得しておく。

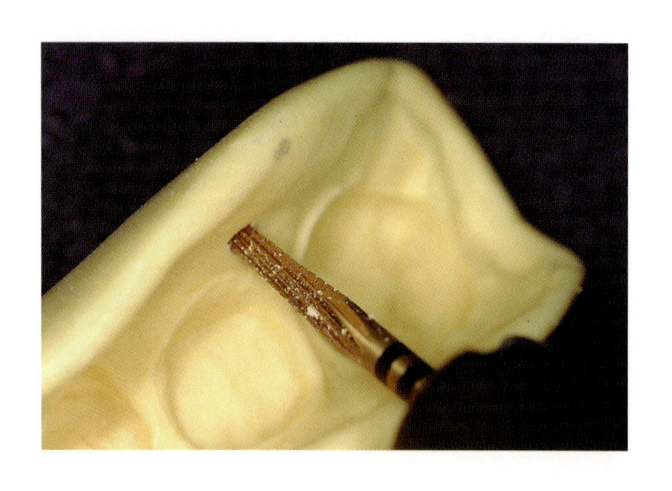

図3-1-4b　歯型のトリミングをした部分にラウンドバーなどを用いて、ガム用シリコンの注入口とベントを形成する。ベント部分は注入口から一番離れた位置に付与したほうが気泡を入れることなく注入できる。

### Gingifastの圧入とガム模型の完成

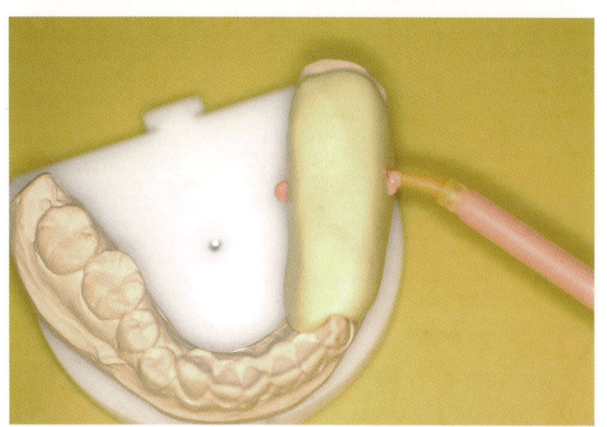

図3-1-5a　トリミングを終了した模型に再度ヘビーシリコンを戻す、この際、内面にシリコン用分離剤を塗布しておく。模型との接合部をパラフィンワックスなどにて仮着する。ガム用シリコンであるGingifast（Zhermack社製）を練和カートリッジに装着し、注入口より圧入する。ベント部分より余剰シリコンが出てくれば、うまく注入できたことになる。

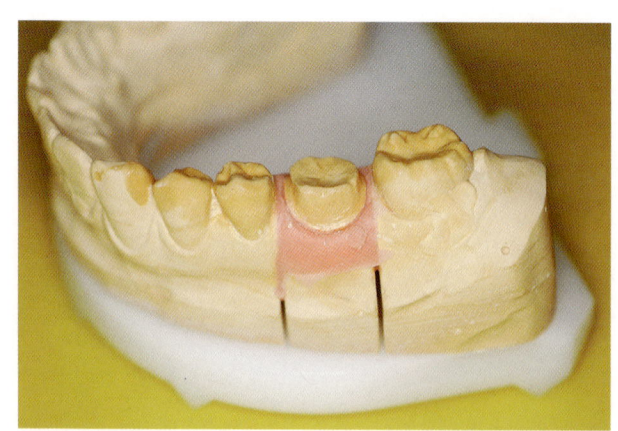

図3-1-5b　完成したガム模型。

## まとめ

　失敗を恐れるあまり先輩技工士の作業となることが多い模型のトリミングであるが、的確なインスツルメントの使用に始まり、マージン部を実体顕微鏡で拡大、直視をすることで見落とし、破折などの失敗を回避でき、作業効率をも向上させながら正確な作業を行うことができる。

　また、模型のチップを起こすことなくトリミングをするためには、スタンプバーなどでマージン近くまで削除した後に、セラモホイール、ポリソフトなどのソフトタイプのシリコンホイールを用いて削合を行えば良い。

　カウントゥア、エンブレジャーなどの判断基準として用いられるガム模型を製作する場合には、Ztaplus Soft シリコンにて支台歯周辺、歯牙、歯肉を印象採得、形成した後、削除した部分にガム用シリコンを注入するが、シリコンに代わって軟化状態のパラフィンワックスで仮着し、ガム用シリコンを注入すると思った以上に容易に製作できる。

### 参考文献

1．川崎従道：ソフトガムを有する作業用模型の製作―分割復位式模型の場合. In：竹花庄治, 尾花甚一, 西浦 恂（編）. 講座 歯科技工アトラス1. 東京：医歯薬出版, 1982；21-34.

2．白石静男：ステレオ・マイクロスコープの世界と技工操作（Ⅰ）―適合精度を上げるために―. QDT. 1985；10(9)：33-43.

# 3-2

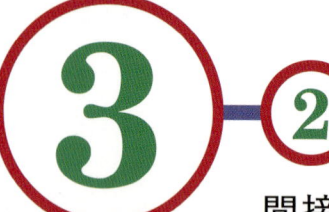

Chapter3 / Section2

佐々木雅史

## 間接法を用いた補綴物のためのトリミング

Key Words：模型分割、マージンラインの設定、エアータービン、マイクロモーター、マージン下部の形態

### はじめに

　間接法にて補綴物を製作するうえでのトリミング作業は、作業用模型を削るため、削りすぎるとやり直しができない作業である。さらに技工エラーを誘発しやすい作業でもあるが、エラーに気づかず作業を進めると完成後の補綴物がいくら審美的、機能的にすばらしく回復されたものであっても、アンダーマージン、オーバーマージンとなり、歯周との調和がとれていないために再製作が必要となるリスクを負っている。そのようなリスクがあるということを念頭におき、慎重かつていねいな作業が要求される。

### 模型分割

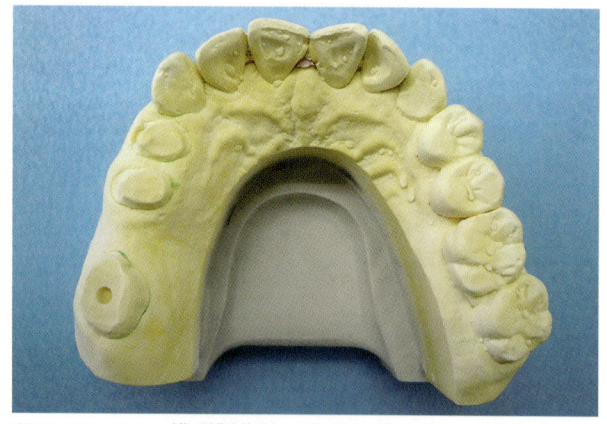

図3-2-1a　模型製作後、分割に移る前に、製作中に支台歯の破折やマージン部に二次石膏が付着していないかなどエラーが発生していないか、全体を十分に観察する。

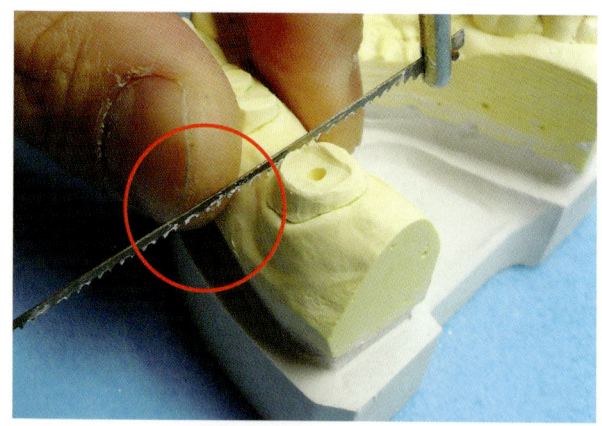

図3-2-1b　隣接歯との間隔が1mm以上ある場合には親指の腹部でしっかりとノコを固定してから慎重に刃部を入れ、マージン部を通過するまではゆっくりと分割する。

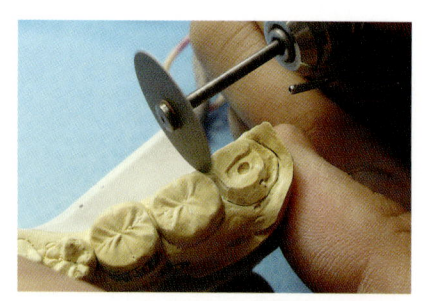

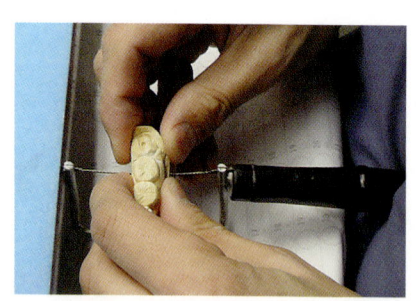

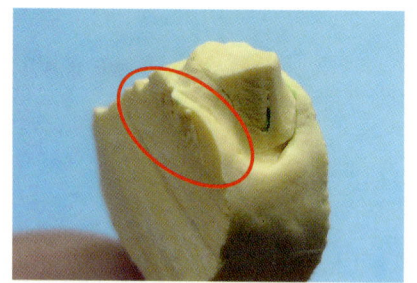

図3-2-1c〜e　c：隣接歯との間が1mm以下の場合には薄いカットディスクで模型に目印として割れ目を入れる。d：つぎに腹部でノコを固定して、模型下部より分割を開始し、マージン部近くまでノコを入れたら、この部分付近で模型を分割する。e：分割した模型。

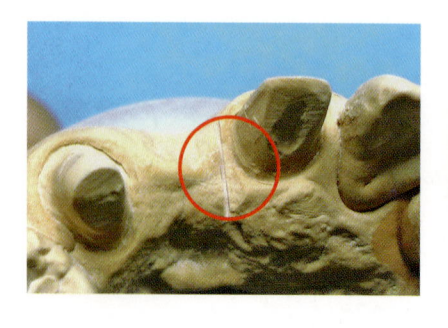

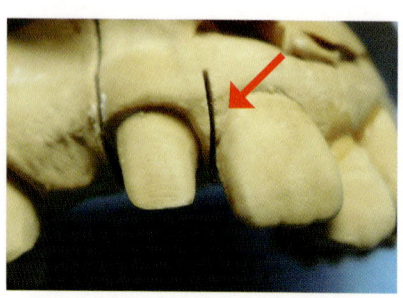

c | d | e

f | g

図3-2-1f,g　超硬石膏の印象模型を分割するときには、模型に少し吸水させておくと分割中にマージン部のはがれが起きにくくなる。f：吸水なしで、はがれる。g：吸水ありで、はがれにくい。

Chapter 3　模型のトリミング

## マージンラインの設定

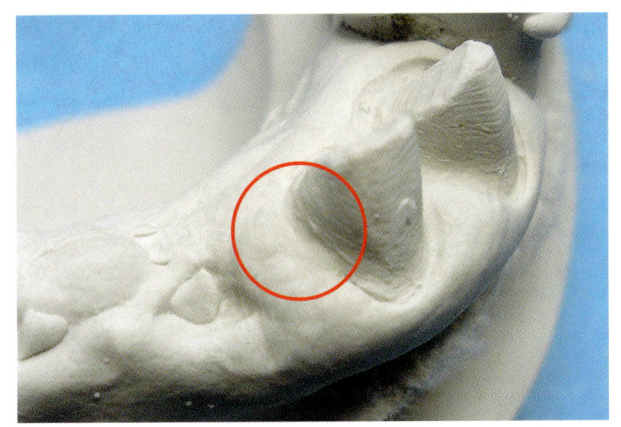

図3-2-2a　実際の臨床模型では必ずしもマージンラインがはっきりと現れているとはかぎらない。

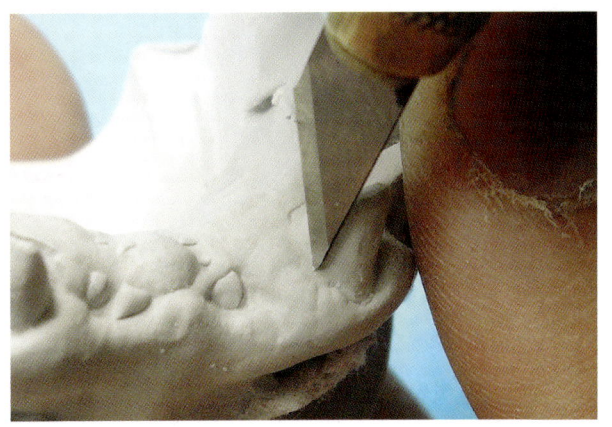

図3-2-2b　不明確なマージンをトリミングする場合、分割前にデザインナイフを用いて仮想マージンを設定する。ただし、ナイフを深く入れすぎないように注意する。あくまでも仮想のマージンなので、深く入れすぎると口腔内で適合せずに再製作となってしまう。

## エアータービンを用いたトリミング

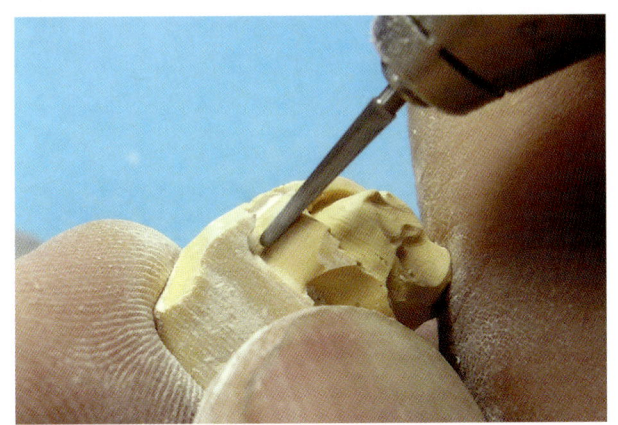

図3-2-3a　エアータービンを用いてトリミングを行う場合、高速で回転するため、マージンのチップが起きにくい、切削面がきれいなどの長所もあるが、回転速度をコントロールできないなどの短所もある（表3-2-1参照）。

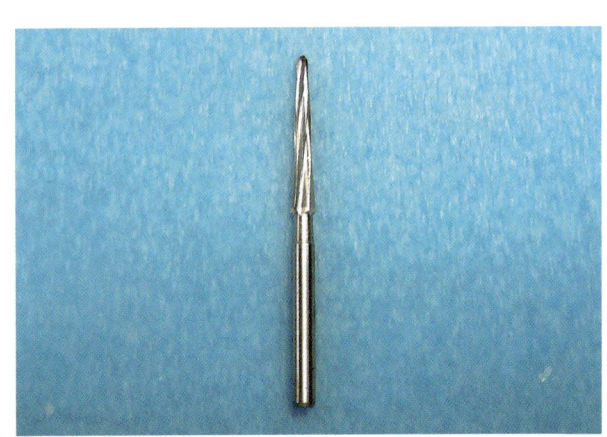

図3-2-3b　エアータービン用の切削バー（根管治療用のバーである）。このバーだけですべてのトリミングが行える。

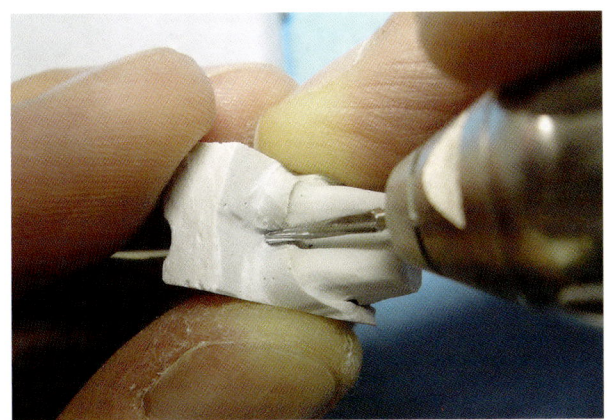

図3-2-3c　エアータービンを用いると歯根分岐部の細かいところまでトリミングが可能である。

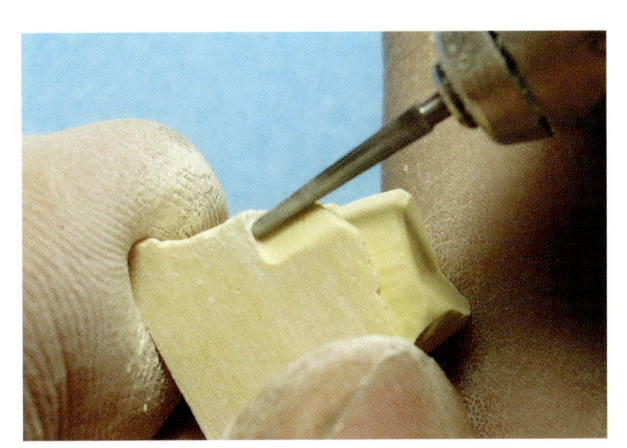

図3-2-3d　エアータービンは模型に影ができにくいが、切削力が強く鋭いためアンダートリミングにならないように注意する。模型を削るというよりも、フェザータッチで模型をこする感覚で作業をすると良い。

# Section 2　間接法を用いた補綴物のためのトリミング

表3-2-1　エアータービンによるトリミングの長所と短所

| 長所 | 短所 |
|---|---|
| ①ハンドピースが軽量であるため腕が疲れにくい<br>②トルクはないが高速で回転するためマージン部のチップが起きにくい<br>③切削バーが細いためマージン部を確認しながら作業ができる<br>④歯根分岐部などの細かいところまで作業ができる<br>⑤回転にぶれが少ない<br>⑥切削面がきれいである | ①マイクロモーター以外の機材が必要となる<br>②回転速度をコントロールできない |

## マイクロモーターによるトリミング

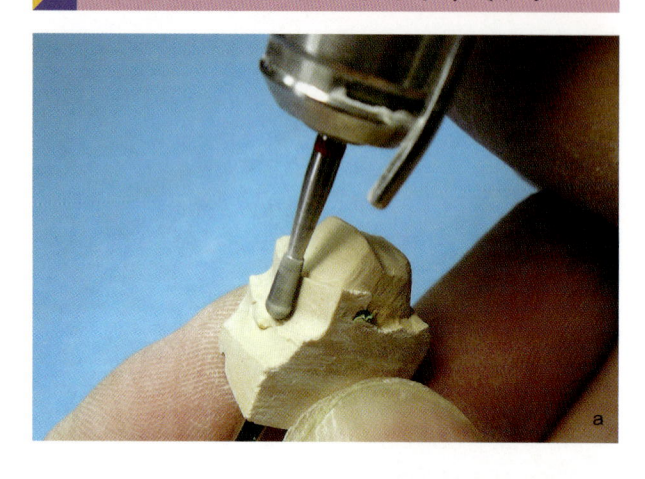

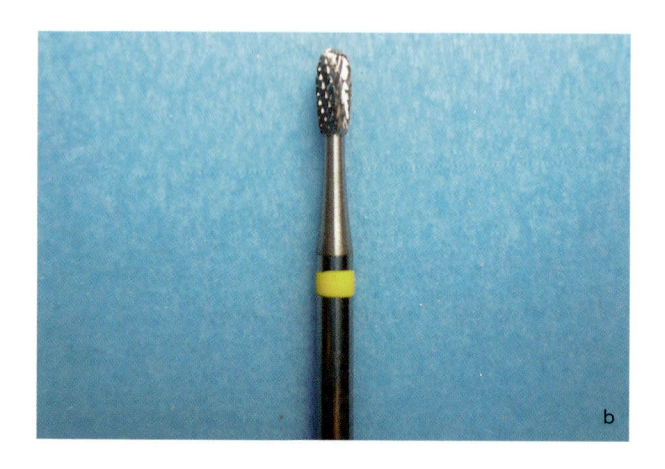

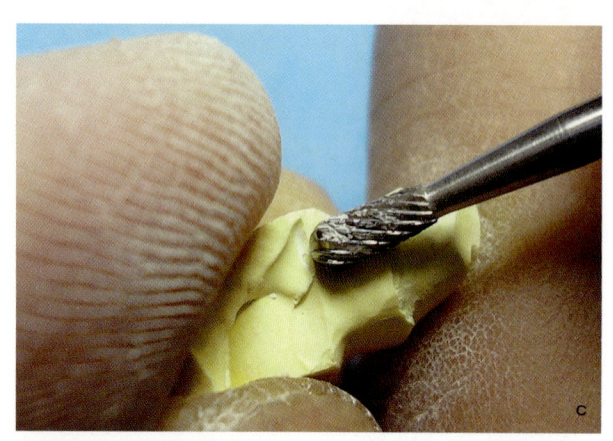

図3-2-4a　マイクロモーターはゴムホイール、カーバイドバーなど利用できる切削バーの種類が多く、回転の方向やスピードをコントロールできるが、回転のぶれが大きく、またナイフによる最終マージン出しが必要である（表3-2-2参照）。

図3-2-4b　上顎前歯部や上下顎臼歯部のトリミングには、たいていの場合、図中に示した切削バーを用いる。また下顎前歯部のトリミングにはゴムホイールを用いると良い。

図3-2-4c　マイクロモーターのバーは直径が太く、模型上に影を落としやすいためマージンを見失い、チップを起こすことがあるので、回転スピードを落として慎重に作業を行う。また支台歯隅角部にショルダーがある場合にはゴムホイールに交換すると失敗が少ない。

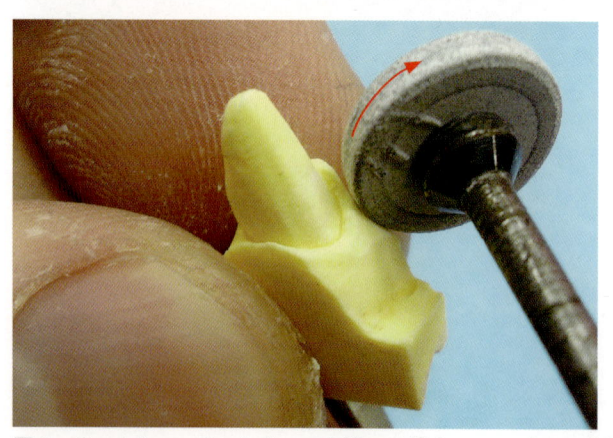

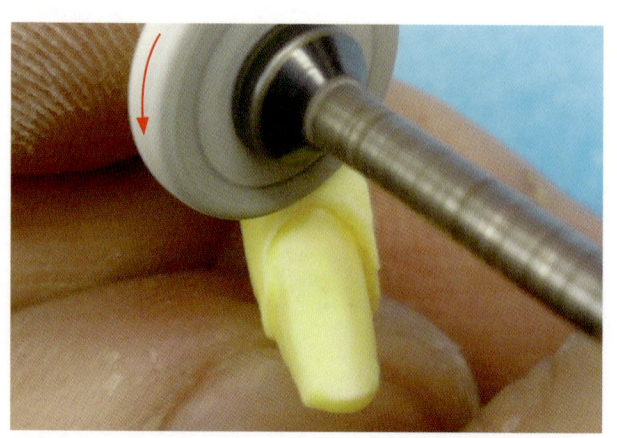

図3-2-4d、e　ゴムホイールを用いる場合、マージンを確認する角度を変えたり、モーターを逆回転させることもひとつの方法である。このとき力のかかり方が普段と逆方向になるため、手をとられて支台歯を破損させてしまうことがあるので、十分な注意が必要である。

表3-2-2　マイクロモーターによるトリミングの長所と短所

| 長所 | 短所 |
| --- | --- |
| ①特別な機材を必要としない<br>②ゴムホイール、カーバイドバーなど利用できる切削バーの種類が多い<br>③回転方向、速度のコントロールができる | ①支台歯の形状によって多種の切削バーを必要とする<br>②バーが太いためマージン部に影をつくりやすい<br>③回転ぶれがタービンより大きい<br>④ナイフによる最終マージン出しが必要になる |

## マージン下部の形態

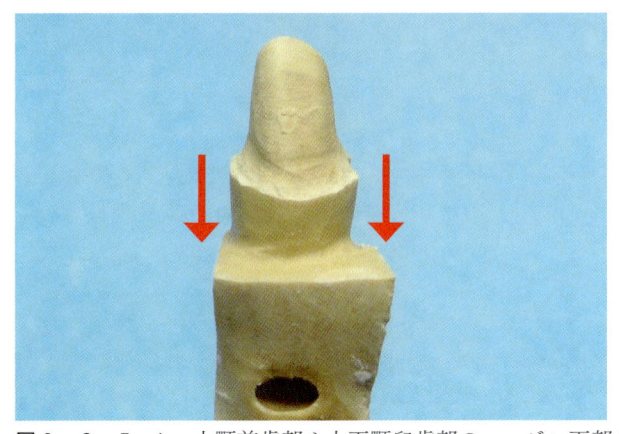

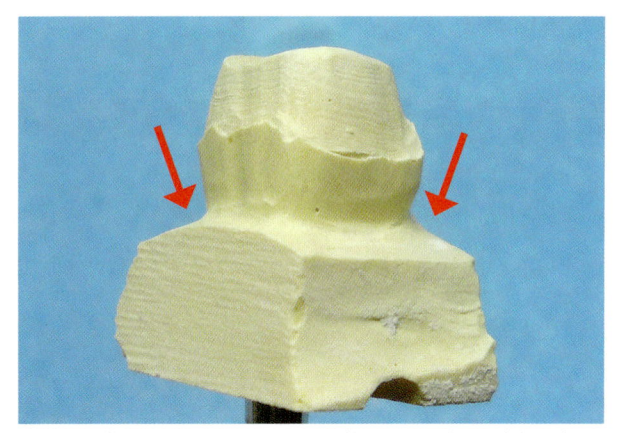

図3-2-5a、b　上顎前歯部や上下顎臼歯部のマージン下部の形態はやや鋭角またはストレートの形態に仕上げる。歯根形態と同様に考えれば、やや鋭角に仕上げたほうが理にかなっているが、ストレートでも大きな問題はない。なお鈍角に仕上げるとワックス・アップの際に問題が生じることがあるのでなるべく避ける。

a | b

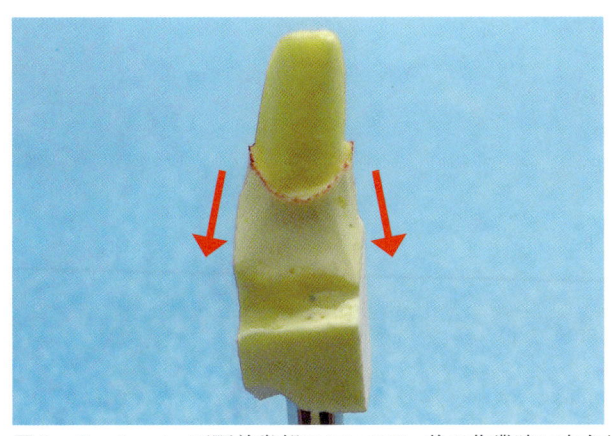

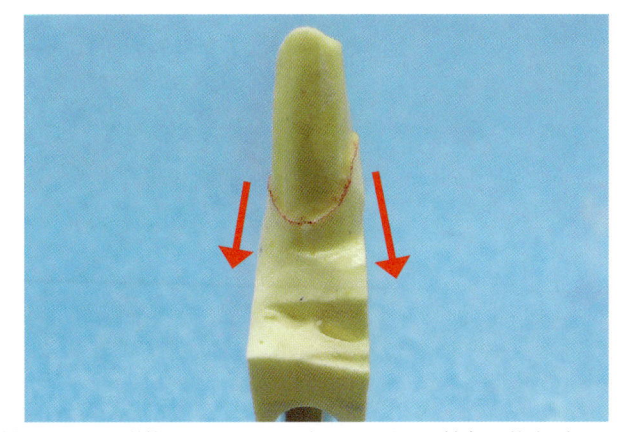

図3-2-5c、d　下顎前歯部においては、後の作業時に支台歯が破損しやすい形態となることを避けるために、鈍角に仕上げる。

c | d

## Section 2　間接法を用いた補綴物のためのトリミング

### コーティング剤の選択

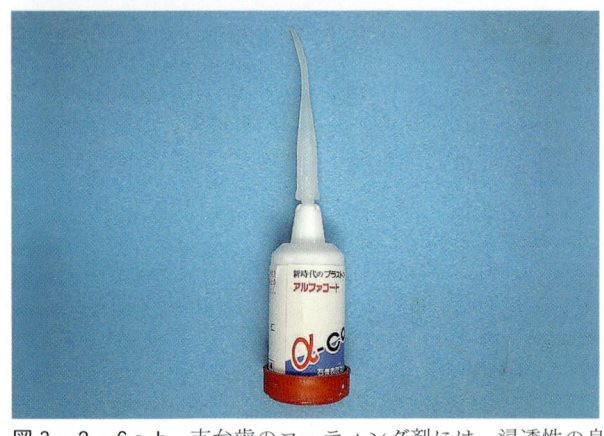

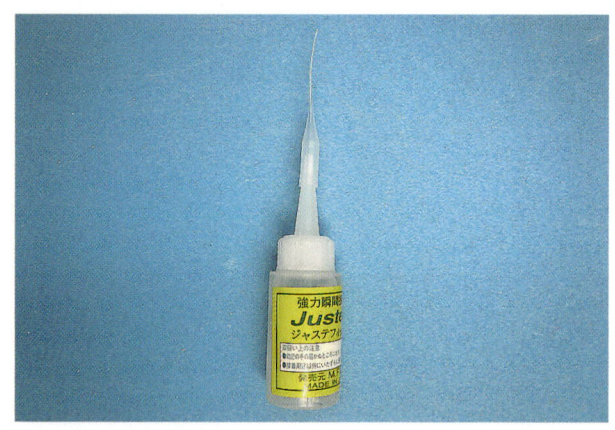

図3-2-6a、b　支台歯のコーティング剤には、浸透性の良いものを用いる。a：アルファコート（創仁）。b：ジャステフィット（MFD）。
a | b

### コーティング剤の塗布

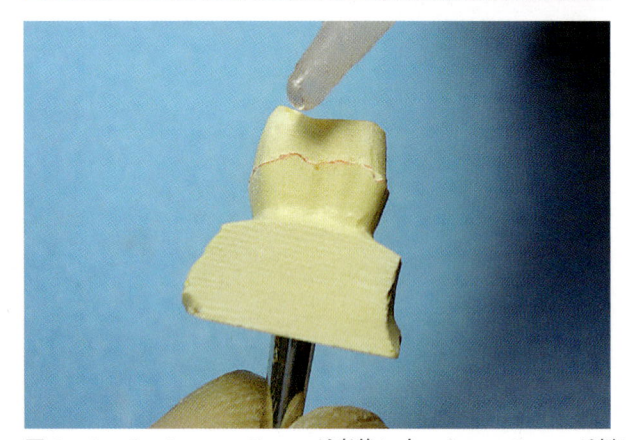

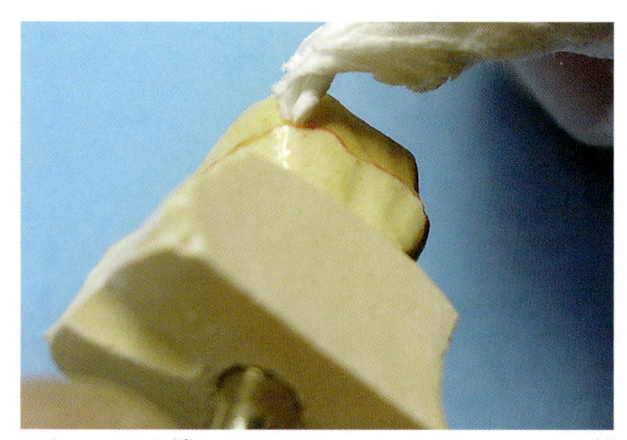

図3-2-7a、b　コーティング直後に余ったコーティング剤は、マージンラインを消さないようにティッシュペーパーなどで拭き取る。
a | b

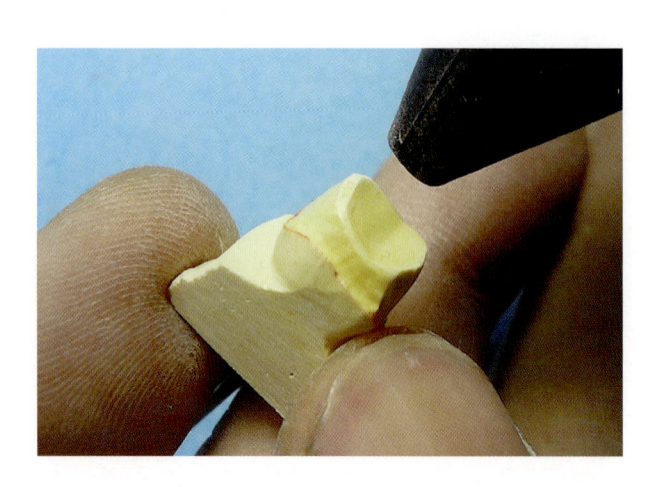

図3-2-7c　つぎにエアーで吹き飛ばす。このときエアーを強く当てすぎるとコーティング剤が模型の裏面に回り込んでしまうので注意する。

## 分割模型の完成

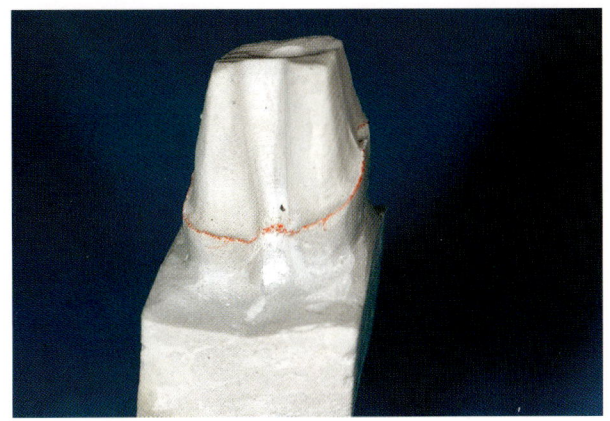

図3-2-8a、b　トリミングが終了した分割模型。

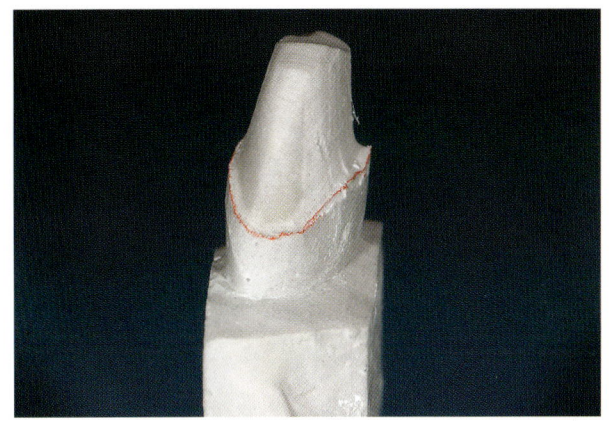

a | b

### まとめ

　作業用模型の分割と切削は失敗が許されない技工操作である。そのため技工操作のなかでも、もっとも慎重さとていねいさが要求される工程と言っても過言ではない。

　とくに自信の持てないトリミングは、その後の技工操作全般にわたり不安をもたらすことになる。自信が持てるまで技術を磨くことが必要である。

　ほんのわずかな油断と判断ミスによる失敗が、その後の技工操作のすべてを無に帰してしまうということをつねに意識しておくべきである。

## 3-3 ダウエルピンを用いた分割復位式模型のトリミング

Chapter3 / Section3

滝沢琢也／陸　誠

**Key Words**：実体顕微鏡、回転方向、ダイヤモンドバー、マージンライン、石膏硬化剤、ガム模型

### はじめに

現在の補綴物製作は、その多くが間接法で行われており、各器具・器材などの進歩と相まって、分割復位式模型の精度も向上し、複雑かつ精密な補綴物の製作が可能となってきた。

とくに歯型のトリミングは作業用模型の最終段階にあたるが、それはワックス・アップ時のマージンの処理や、適合時の補綴物のマージンに大きく関与し、最終形態のカントゥアにまでも影響を与えるものである。

そこで本項ではダウエルピンを利用した分割復位式模型製作を前提としたトリミングを取り上げ、その必須チェックポイントを解説する。

### マージン部のトリミング

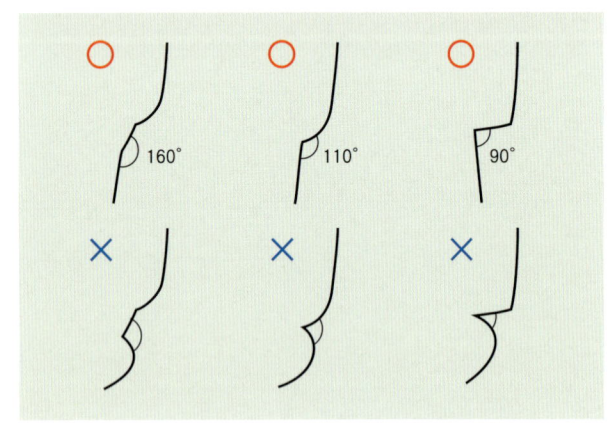

図3-3-1a　歯型をトリミングする目的は、マージンラインを明確に把握し、ワックス・アップなどの作業をしやすくし、適合精度の高い補綴物が製作できる環境を整えることである。それには破損しにくい形態やマージン縁下の根面からの立ち上がりの部分での角度も考慮する必要がある[1]。

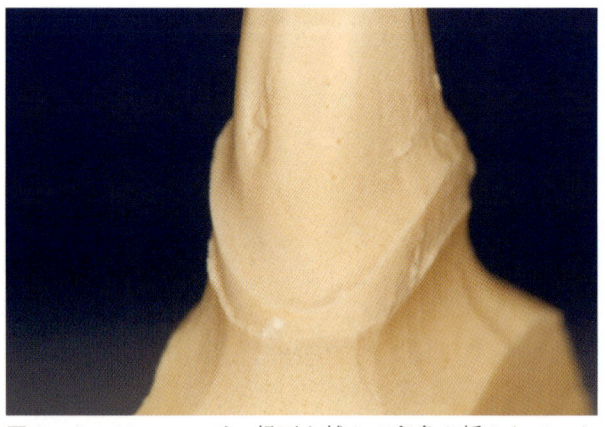

図3-3-1b　マージン縁下を越えて印象が採られていた場合には、根面からの立ち上がりの部分で自然に角度が決まってしまう。

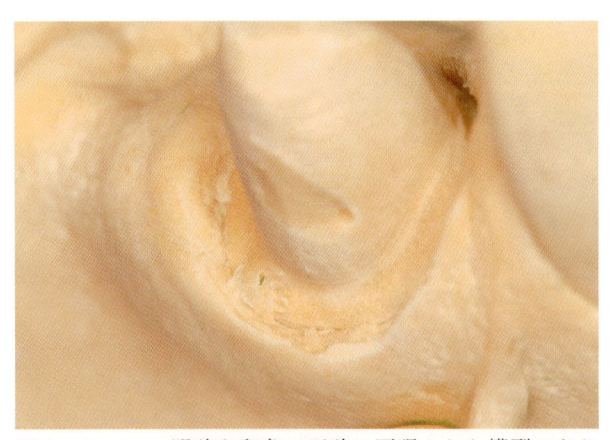

図3-3-1c　明確な印象で正確に再現された模型であれば、トリミング作業はそれほど難しいものではない。しかし現場の臨床においては、わずかな印象のミスや口腔内の環境、患者の持つ諸問題などから再印象が困難なこともあり、これらの処理、調整には経験と熟練がもっとも必要とされるところである。

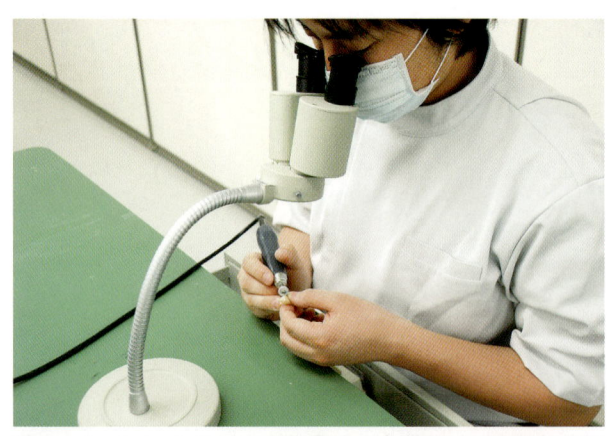

図3-3-1d　トリミング作業は、肉眼だけでは細部の観察ができないので、作業中の破折などを起こしやすい。したがって作業は倍率8～10倍の実体顕微鏡下で行うことが望ましい。

Chapter 3　模型のトリミング

### マージン部の削除時の注意

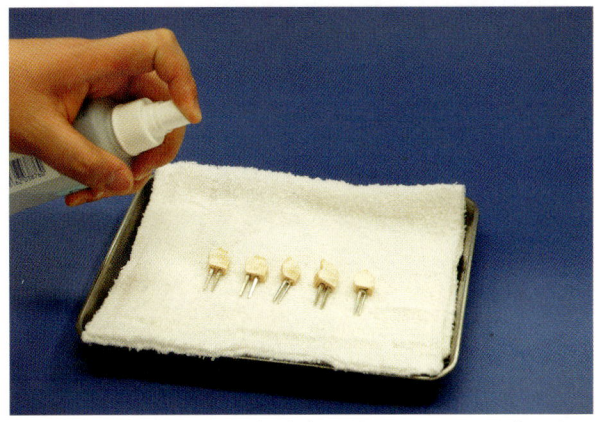

図3-3-2a　バーの回転方向以外にトリミング時の大きな注意点として、マージン部のチッピングが挙げられるが、乾燥しすぎている石膏模型はチッピングしやすいため、霧吹きなどで少し湿気を与えて作業すると良い。

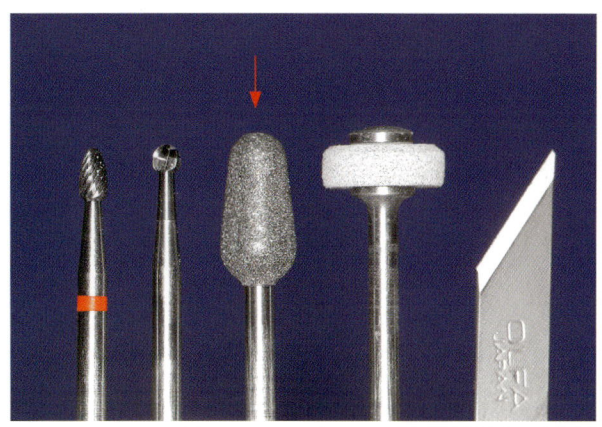

図3-3-2b　近年トリミングバーとして数種類の耐久性を持つダイヤモンドバー発売されている。耐久性に加えて、形状の豊富なことから使用することが多い。図中の真ん中のバーは JICO‐MAX HP用ダイヤモンドバー(矢田化学工業：日本精機宝石工業)で(矢印)、先端のラウンド形状と太さから、筆者らは先の太い＃HP48を使用している。マージンの形状に合わせてラウンドバーやシリコンホイール、デザインナイフを使い分けて使用している。

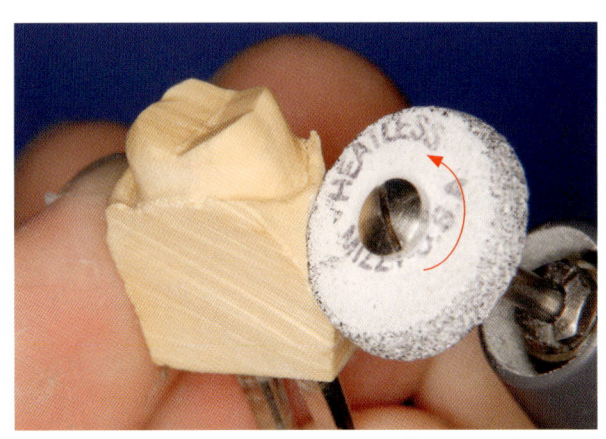

図3-3-2c　ヒートレスホイール、ダイヤモンドのツボミ型のバーやカーバイドバーなどを利用し、歯型のマージン部から0.5〜1.0mmを残し削除する。ホイールやバーの回転方向やエンジンの回転速度などに注意する。マージン部付近の削除時にはマージン部を巻き込まないようにバーは赤い矢印方向へ正回転させる。

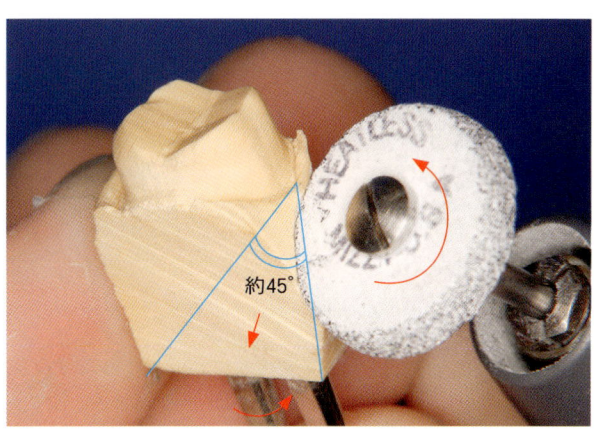

図3-3-2d　トリミングを行うときは、支台をわずかに手前から向こう側に押し出すように回転させながら、バーを手前に引くように移動させる。このとき支台歯マージンとバーのなす角度は45°前後がマージンも確認しやすく作業がスムーズに行える。

### マージンの微調整

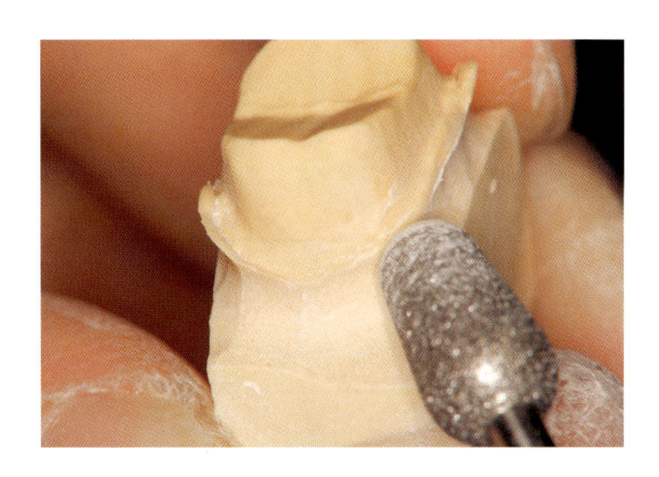

図3-3-3a　ダイヤモンドバーでの調整は、ホイールでの調整と同様である。

51

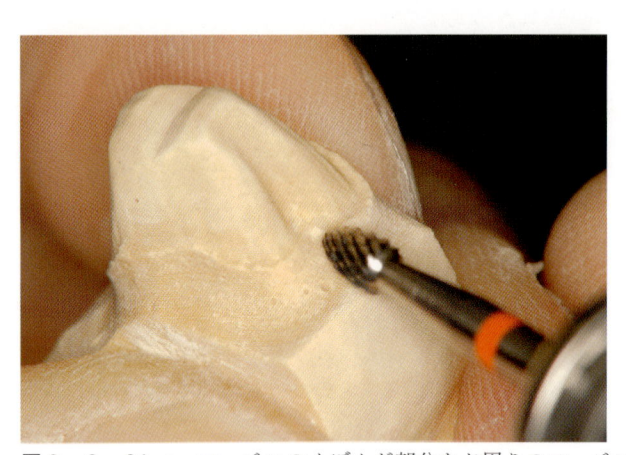

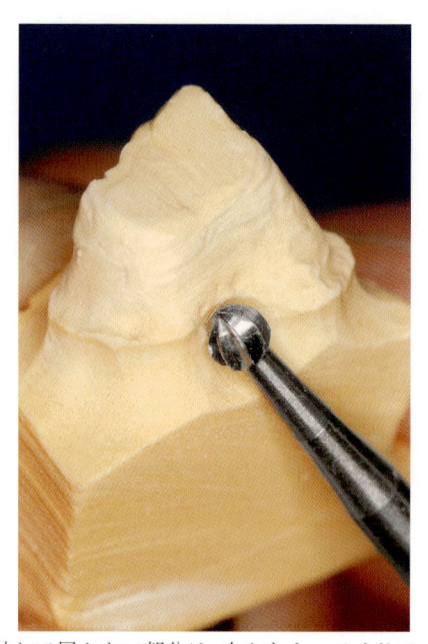

# Section 3　ダウエルピンを用いた分割復位式模型のトリミング

図3-3-3b、c　マージンのくぼんだ部分など周りのマージンに触れて届かない部分は、小さなカーバイドバーなどを利用する。

b | c

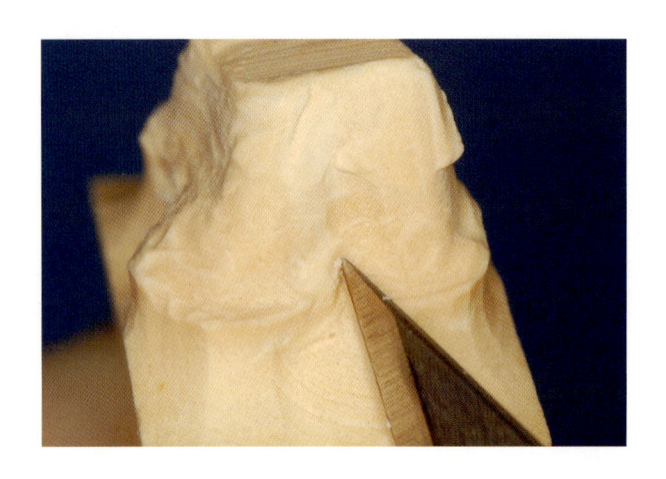

図3-3-3d　細部の調整には、デザインナイフなども利用する。

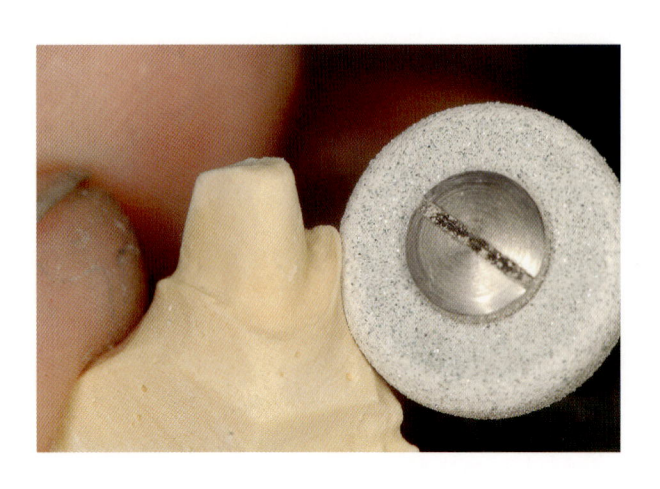

図3-3-3e　遊離エナメルのような鋭利なマージンの場合、シリコンホイールの径を少し小さくして使用する。前工程でのヒートレスホイールの径と同じような径のシリコンを選択することが、きれいにトリミングをするポイントである。ホイール直径が大きいと石膏削除量も多くなり、トリミング部の下部がえぐれて細くなり、支台歯の強度が低下してしまう。

Chapter 3　模型のトリミング

### フレアーやバリの削除

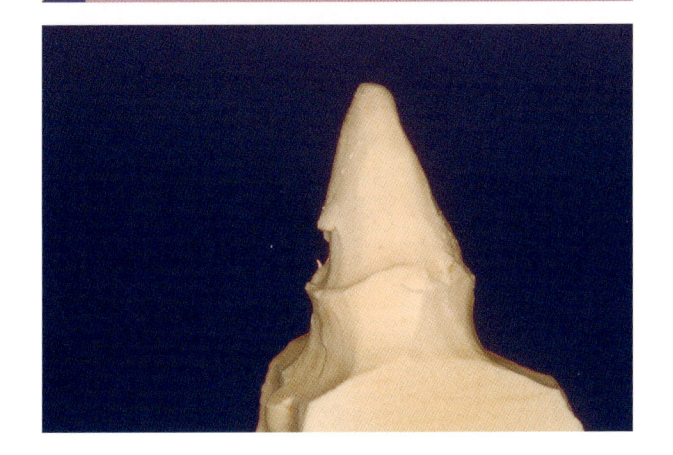

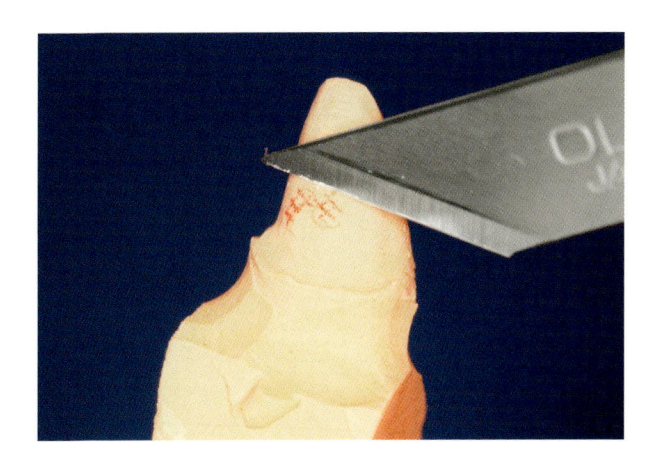

|a|b|
|---|
|c|

図3-3-4a～c　歯軸面などにフレアーやバリがあるが、マージン部に及んでいない場合、その部分の修正が可能か否かを実体顕微鏡などで判断しなくてはならない。削除する場合はナイフなど鋭利なものを用いて、本来の歯面よりアンダーにならないように調整する。

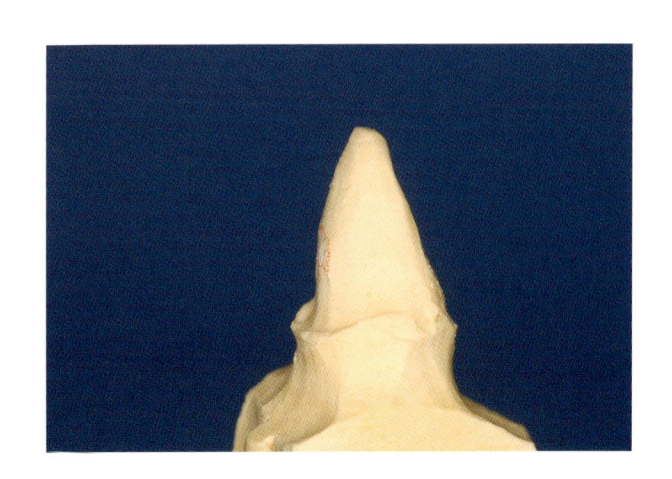

### マージンラインの記入

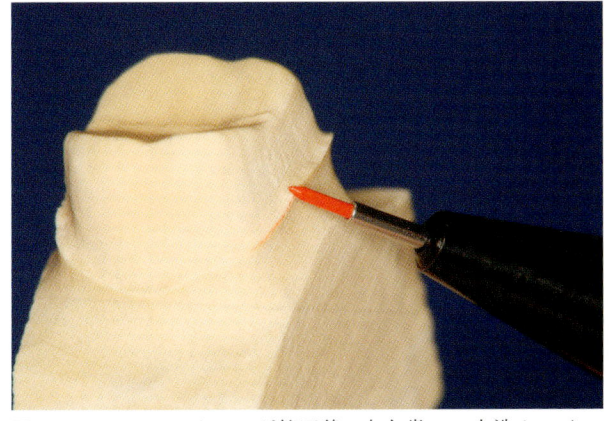

図3-3-5a　トリミング終了後、支台歯への水洗やスチームでの洗浄は最小限を心がけ、マージンへのダメージを減らす工夫をする。洗浄が終った支台歯はエアーで軽く乾燥させ、マージンラインの記入の際には、シャープなマージンを壊さないよう慎重に行う。

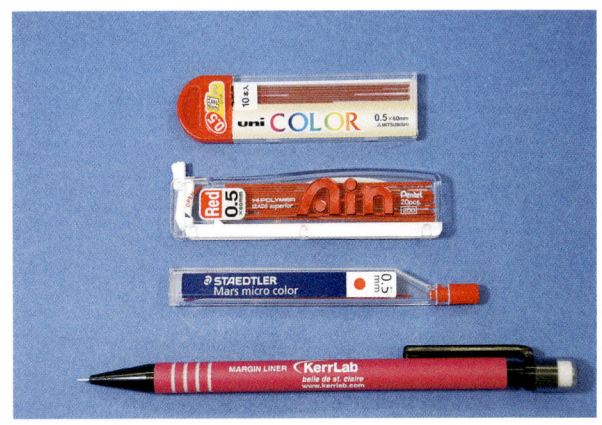

図3-3-5b　マージンラインを記入する際のシャープペンシルの芯を選ぶ基準は、使用するワックスの色に対して確認しやすい色で、鋳造欠陥の原因となるカーボンの少ない物を選ぶ。また石膏硬化剤塗布時ににじまないものを使用する(コラム Thinking Time ②参照)。

53

# Section 3　ダウエルピンを用いた分割復位式模型のトリミング

### 石膏硬化剤の塗布

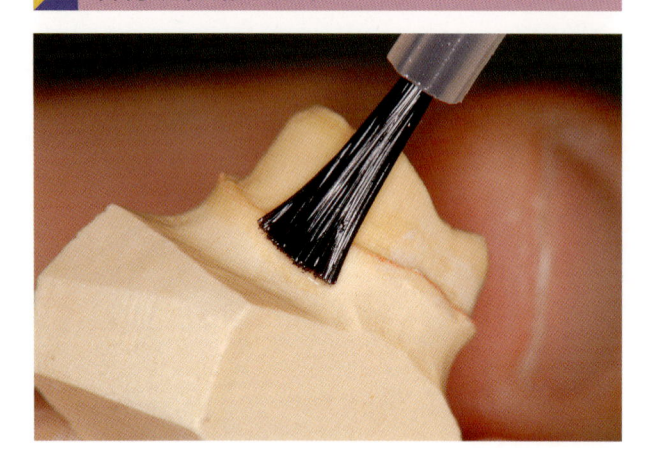

図3-3-6　支台歯の補強とマージンラインの固定を兼ねて石膏硬化剤を塗布するが、湿っていると硬化剤が染み込まず、厚い皮膜となってしまうので、とくに注意が必要である。

### ガム模型の製作

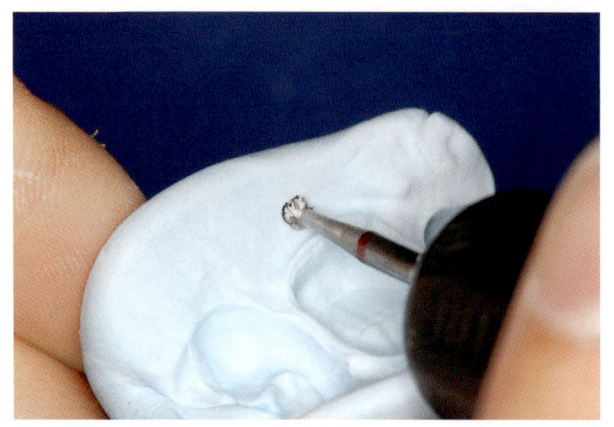

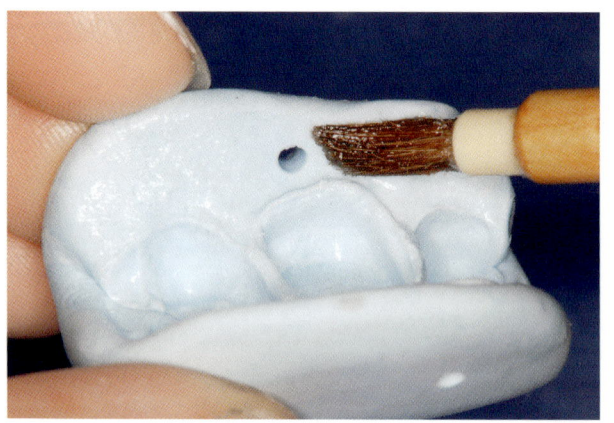

図3-3-7a、b　a：ガム模型製作は、あらかじめ採得しておいたシリコンコアに、注入口と流出口の2つの穴をラウンドバーで開ける。注入口の大きさは、ガム材を注入する際、注入時使用するシリンジの口の大きさと揃えておくと、圧がかかりやすく上手に注入することができる。b：分離材として模型とシリコンコアにワセリンを塗布する。　　a|b

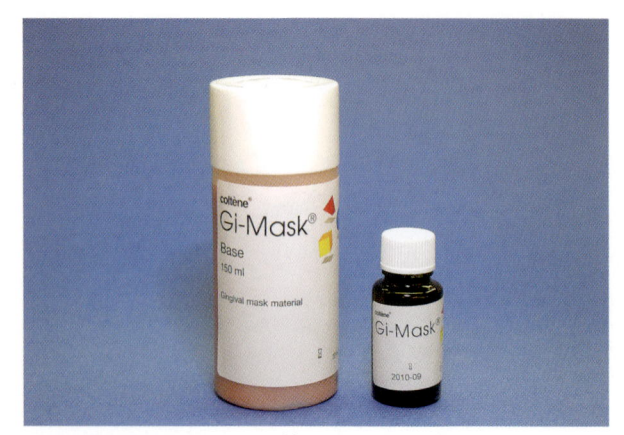

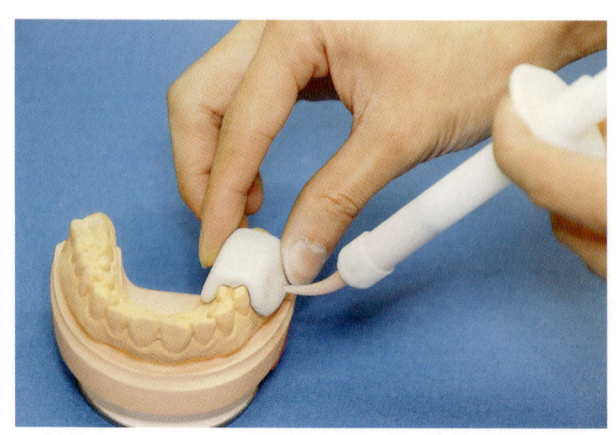

図3-3-7c、d　c：ガム材のGIマスク（輸入元：ヨシダ）。d：ベース材とキャタリストを混和し、シリンジで注入する。流出口から余剰なガム用シリコンが流れ出るまで注入した後、硬化を待ち、着脱を確認する。　　c|d

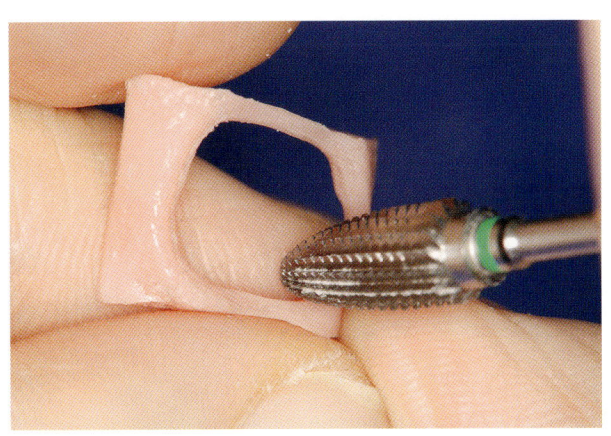

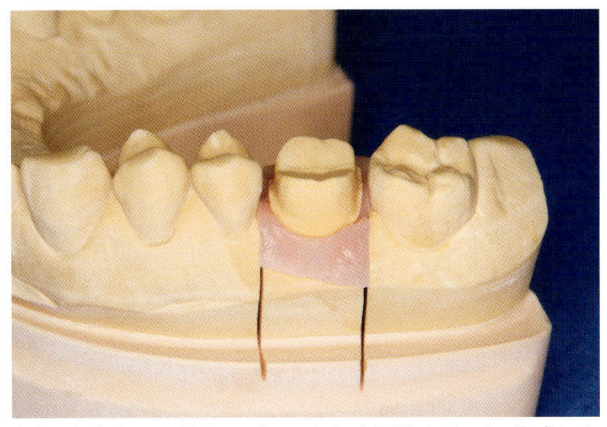

Chapter 3　模型のトリミング

図3-3-7 e、f　e：カーバイドバー(軟性樹脂用)やカーボランダムポイントなどでバリやスプルーなどを調整する。f：完成したガム模型。

e | f

### まとめ

　トリミングは失敗の許されない、たいへんな作業である。しかし、いくらトリミング作業自体を慎重に行っても、作業用模型が乱暴に取り扱われてしまえば、その意味をなさない。インスツルメントや器具あるいは手指による保持の仕方にも十分注意が必要なのである。

　つまり、基本的には、模型を極力汚さないで作業する工夫が必要で、とくに、モデルトリマー使用時やセパレート時に生じた石膏屑を除去するために行う流水洗いやスチームクリーナーなどでの洗浄はこれらにともなう危険性を予測し最小限にとどめなければならない。また洗浄後の模型の保管に対しても、少し柔らかいシートの上に置くなどの配慮が必要である。

**参考文献**
1. 桑田正博：セラモメタルテクノロジー(1)―カラーアトラス―. 東京：医歯薬出版, 1982.

## コラム Thinking Time②

### シャープペンシルの芯のにじみ試験
滝沢琢也／陸　誠

### 石膏硬化剤

石膏硬化剤は多くのメーカーから発売されているが、できるかぎり被膜が薄く、石膏硬度が高くなり、さらに塗布したとき、記入したマージンラインがにじまないものを選びたい。そのため筆者らは、超硬石膏（フジロック：ジーシー）上に4種類のシャープペンシルの芯でラインを引き、その上に4種類の硬化剤（図1）を塗布して、石膏硬化剤の被膜の観察と芯がどの程度までにじみ出るかを調べる試験を行った（図2～5）。

なお図2～5のなかのシャープペンシルの芯の番号は、①は uni COLOR（市販品：三菱鉛筆）、②は Pentel Ain（市販品：ぺんてる株式会社）、③はマルス カラー芯（市販品：STAEDTLER Japan）、④はマージンライナー（マージンライン専用。素材はワックスでカーボンフリー製品：サイブロンデンタル）である。

### 石膏硬化剤の被膜の厚み

図2～5の石膏表面の光沢性から推測すると、被膜の厚みはストーンダイプラスターハードナーがもっとも薄く、いぶきコート タイプCとダイアボンド8300も十分使用できるレベルで薄い。SSSコートは少し被膜が厚いようである。

### シャープペンシルの芯のにじみ具合

シャープペンシルの芯のにじみ具合は、①の uni COLOR はすべての硬化剤でにじみが出ている。②の Pentel Ain はストーンダイプラスターハードナーと SSS コートでにじみが出ている。③のマルス カラー芯はすべての硬化剤においてにじみ出ていない。④のマージンライナーはダイアボンド8300を除いてにじみが出ている。

### 考察

硬化剤はストーンダイプラスターハードナーを使用し、芯は③のマルス カラー芯を使用するのが妥当なのではないかと思われる。また、ダイアボンド8300も①の uni COLOR 以外の芯3種類では、にじみが出なかったことで、幅広い対応ができるとも考えられる。

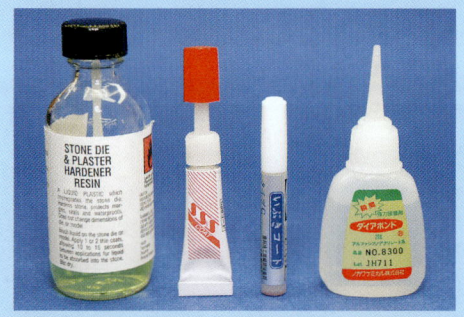

図1　試験に使用した各硬化剤。図中左よりストーンダイプラスターハードナー、SSSコート、いぶきコート タイプC、ダイアボンド8300である。

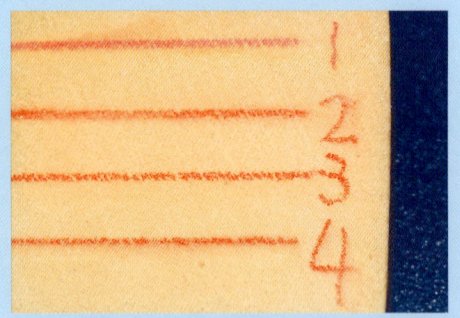

図2　ストーンダイプラスターハードナー（スマートプラクティスジャパン）を塗布。

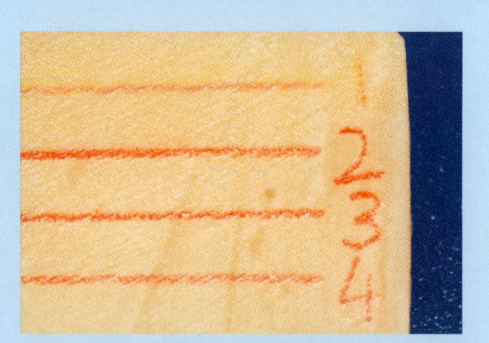

図3　SSSコート（サンエス石膏）を塗布。

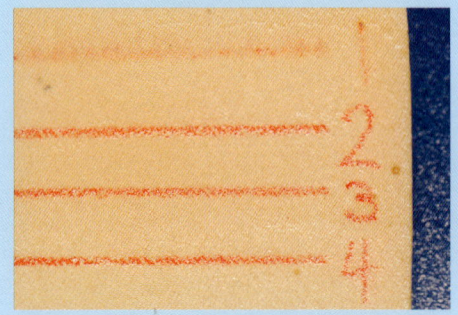

図4　いぶきコート タイプC（デンタルアルファ）を塗布。

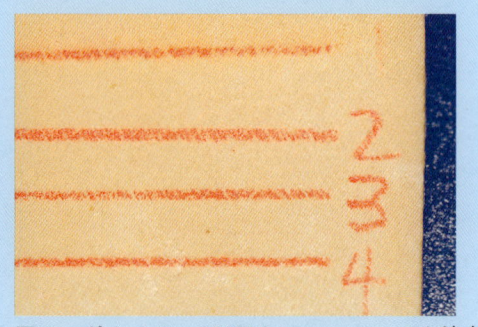

図5　ダイアボンド8300（ノガワケミカル）を塗布。

# Chapter 4
# 咬合器装着

**Section 1**
ギルバッハ・システムを用いたフェイスボウ・トランスファー

**Section 2**
Artex-AR 咬合器への装着

**Section 3**
口腔顎運動を意識した咬合器装着

**Section 4**
平均値咬合器(デンタルホビー)を用いての咬合器装着

# 4-① ギルバッハ・システムを用いたフェイスボウ・トランスファー

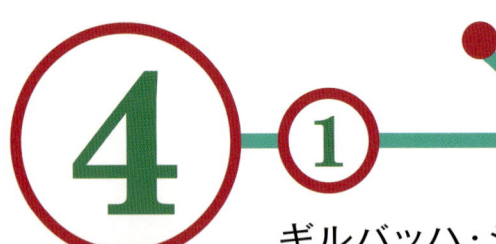

*Chapter4 / Section1*

久野富雄

Key Words：ギルバッハ・システム、顆頭点、上顎三角、前方基準点

## はじめに

　歯列模型を咬合器に装着する際に、生体と咬合器間の位置関係を再現するものがなければ、咬合器に装着された歯列模型は、生体の動きとは異なってしまうことになる。そこで、フェイスボウを用いて、生体と上顎歯列模型の位置関係を咬合器に再現するのである。

　一般的には、その生体の動きを平均的に表現しようとするので、咬合平面を平均値に近似した位置に歯列模型を装着しようとする。

　フェイスボウを使用することにより顆頭点を基準とした上顎歯列弓までの距離、いわゆる上顎三角の測定をすることができる[1]。生体の距離関係が咬合器上の顆頭と歯列模型の位置関係に近似したならば、顆頭を中心とした歯列模型の側方および前方運動はより生体運動に近いといえるだろう[2]。

　本項においてはギルバッハ・システムを用いたフェイスボウ・トランスファーを解説し、生体の動きを反映した咬合器装着へのステップを示したい。

### バイト・フォークによる基準点の採得

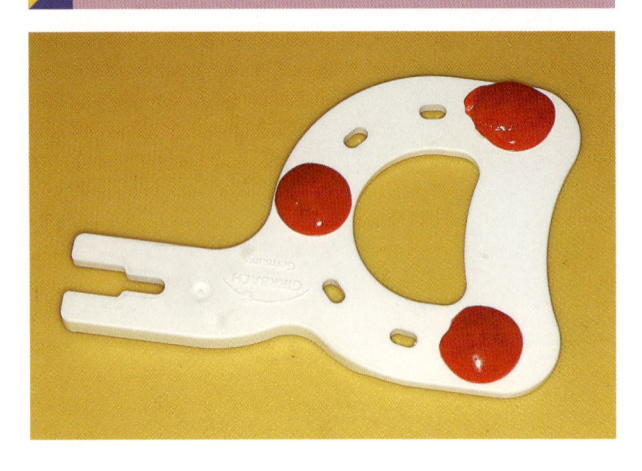

図4-1-1a　ギルバッハ・システムにおいては、バイト・フォークを上顎歯列弓に固定するために、その3ヵ所にモデリングコンパウンド（バイトタブ）を固定し軟化する。バイト・フォークは、ディスポタイプのプラスチック製のものと反復使用が可能な金属製のものが用意されている。

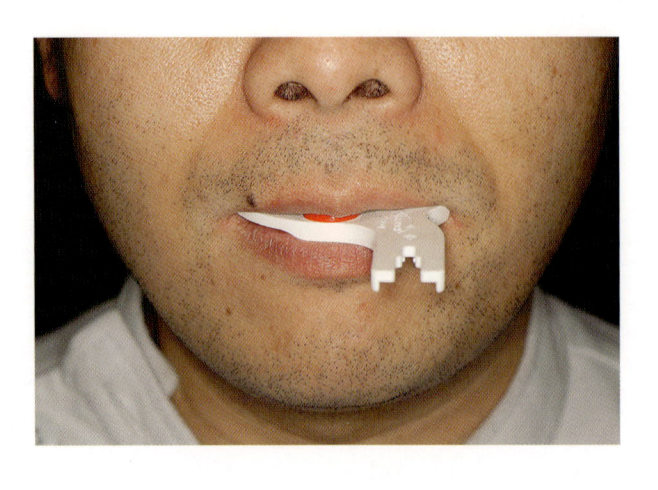

図4-1-1b　バイトタブは、トーチなどを使用して表面のみを軟化状態にし、上顎歯列咬合面の圧痕を採得する。この際バイト・フォークの柄は、患者の左側に位置するようにするが、あくまで中心線と正中線を一致させて咬合させる。

Chapter 4 咬合器装着

## 上顎三角の測定

図4-1-2a　ユニバーサル・ジョイントをロストフィックス・フェイスボウ中央の溝に挿入・固定する。

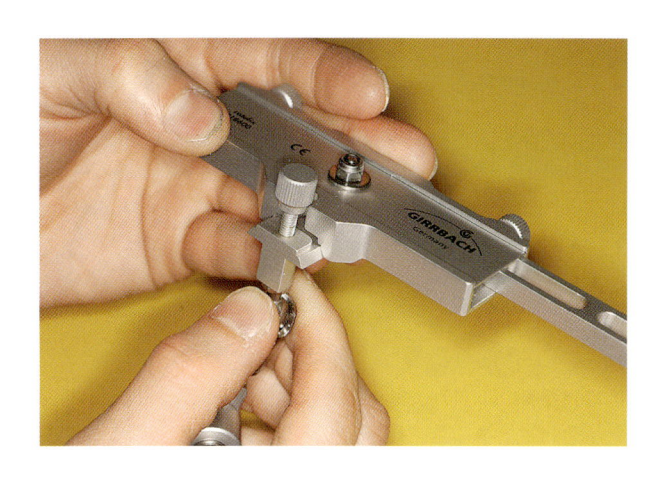

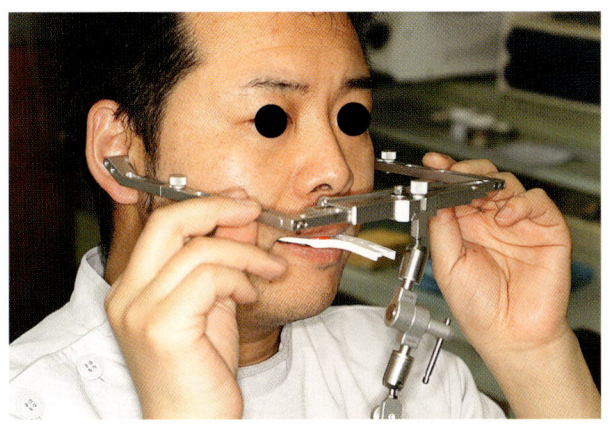

図4-1-2b　後方基準点は、平均的顆頭点として設定されている外耳を用いて測定される。フェイシャルタイプのフェイスボウの場合、その平均的顆頭点をマークしなければならない。一般的に外耳孔上縁と外眼角線上で外耳孔より前方12mm、下方5mmの点または耳珠最後方点と目尻の線上で前方13mmとする点を平均的な後方基準点として使用する。

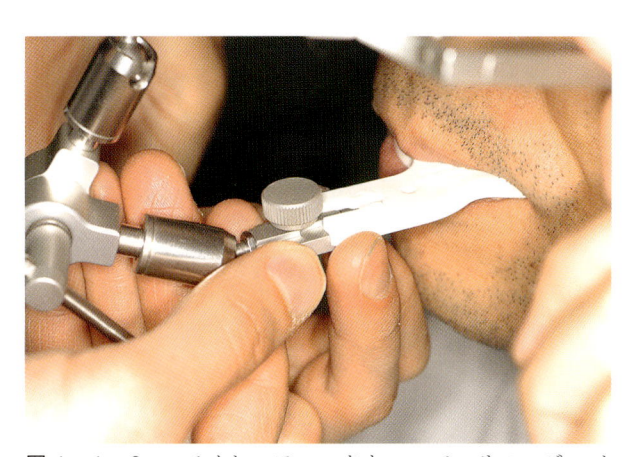

図4-1-2c　バイト・フォークとユニバーサル・ジョイントを連結固定する。

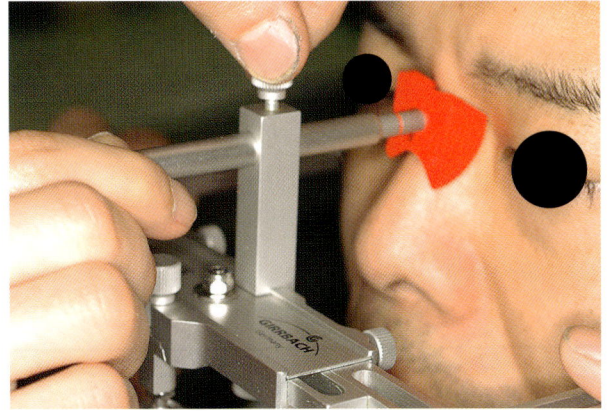

図4-1-2d　ロトフィックス・フェイスボウの前方基準点は、ナジオンを基準点とする。スプリングが内蔵されているため、ほど良い圧でバイト・フォークを固定することができる。

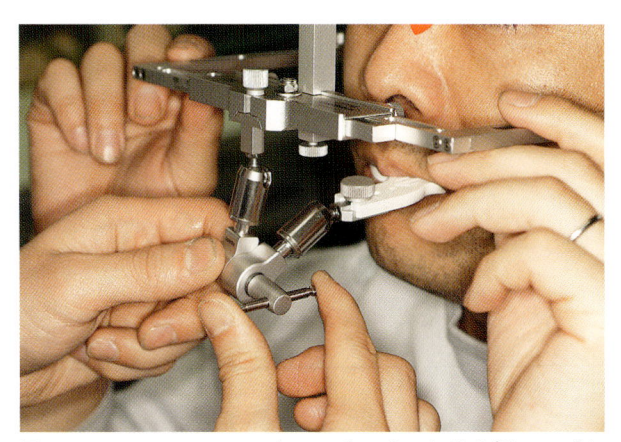

図4-1-2e　ユニバーサル・ジョイントは1個のノブを回転するだけですべてのジョイントを締めることができるので、簡単にジョイントを固定することができる。

**Section 1　ギルバッハ・システムを用いたフェイスボウ・トランスファー**

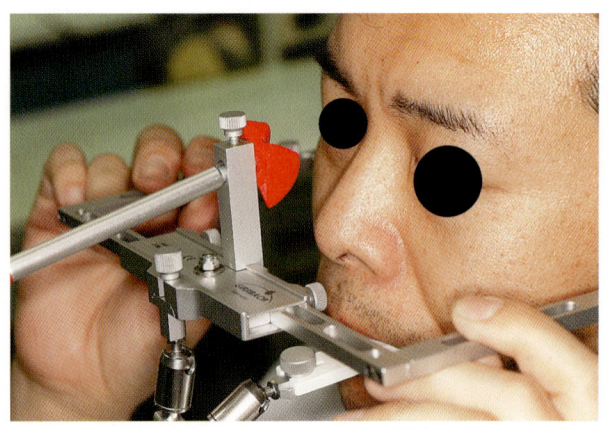

図4-1-2f　すべてのジョイントの固定が終了したならば、ナジオン・ジョイントのリファレンス・プレーンおよびフェイスボウスライド部のネジを緩めて取り外す。

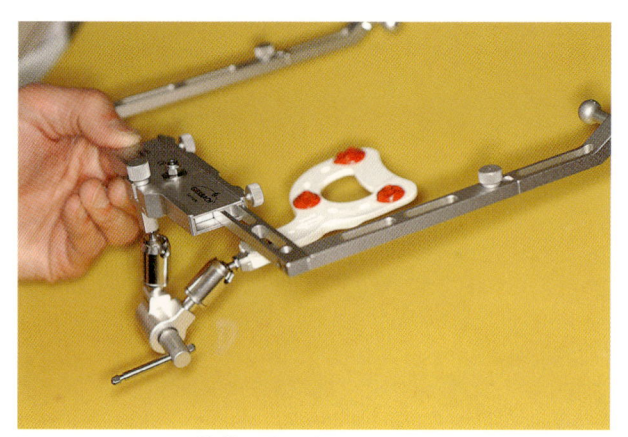

図4-1-2g　口腔外に取り出したフェイスボウ。

### フェイスボウの咬合器装着

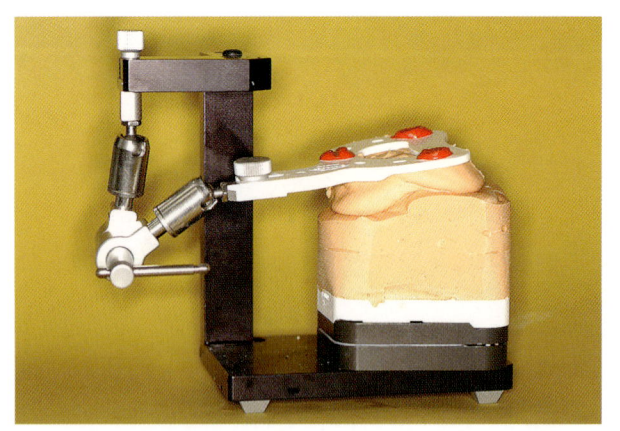

図4-1-3a　ユニバーサル・ジョイントを軟らかく練った石膏でトランスファー・スタンドに固定する。この作業により技工所への運搬はマウンティングされたバイト・フォークで情報を伝達することができる。

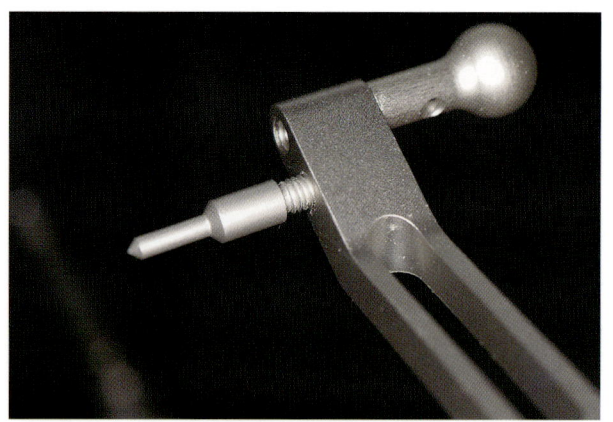

図4-1-3b　トラスファー・スタンドがない場合は、フェイスボウを使用して咬合器装着を行う。アキシス・ピンを顆頭点にセットし、スポート・ブラケットを左右入れ替える。

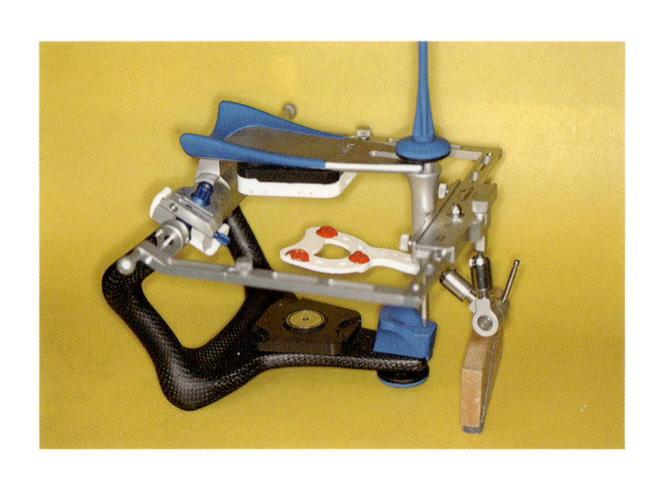

図4-1-3c　アキシス・ピンを咬合器の顆頭点(軸)にセットし、インサイザル・ピンをフェイスボウのステップ部分に載せることでセットできる。上顎模型をマウントするときは、たわみが生じやすいので、マウンティング・サポートなどを使用し、フェイスボウのたわみを防止することが重要である。

### まとめ

　フェイスボウを使用して咬合器装着をすることは、上顎三角の測定を行い患者の上顎歯列弓を咬合器上に類似した位置関係に再現することである。基準となる顆頭点は、外耳を使用するものと顔面上の平均的顆頭点（耳珠最後方点と目尻の線上で前方13mmなど）を使用するものとがある。

　平均的顆頭点を使用するタイプものは、顆頭桿の安定・固定が比較的面倒なことから外耳孔を使用するものが主流を占めるようになっている。本項で示したように外耳孔を基準点として使用し、ホリゾンタル・アームをスライド式にしたこと、バイト・フォークとのジョイントを1個のネジでしっかり固定できるようにしたことでフェイスボウ・トランスファーが簡単かつ短時間で使用できるようになったといえる。

　また、メジャリングボウとバイト・フォークを分離し、トランスファー・スタンドを使用することによりコンパクトになることは、運搬が容易であると同時に、変位させることも少なくなったことは喜ばしい。こうして簡単に使用できるフェイスボウ・トランスファーを臨床のなかで習慣づけていきたいものである。

参考文献

1. 水口俊介，長尾正憲：上顎三角．In：五十嵐孝義，田村勝美（編）．歯科技工別冊／図解咬合の基礎知識．東京：医歯薬出版，1984；133．

2. 後藤明彦，松本幸士，五十嵐孝義：後方基準点．In：五十嵐孝義，田村勝美（編）．歯科技工別冊／図解咬合の基礎知識．東京：医歯薬出版，1984；125-128．

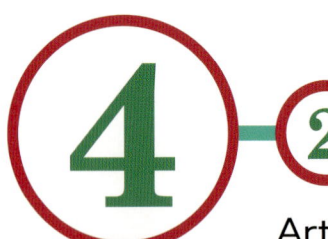

## Chapter4 / Section2

# 4-2

久野富雄

## Artex-AR 咬合器への装着

Key Words：Artex-AR 咬合器、フェイスボウ、チェックバイト

### はじめに

　生体により近い顆頭歯列関係の再現を行いたいならば、フェイスボウを使用して上顎三角を測定することで、半調節性、全調節性の咬合器はもとより、平均値咬合器でも顆頭点から歯列までの位置関係を生体のそれと近似したものとすることができる。

　これに加えて、顎関節(コンダイル)部の調節機構が多い咬合器を用いれば、さらに生体の動きに近似したものとなるが、その調節機能が多ければ、当然のことながら、ネジ止め機構部分も多くなり、その分、注意を払わないと、補綴物製作中にネジの緩みが起きて、生体の近似値を得ることに失敗してしまう。このように咬合器を使いこなすためには、その各種機構の理解に加えて、正確かつ確実なハンドリングが必要とされる。

　そこで本項では Artex-AR 咬合器を用いた装着を示し、その具体的方法を挙げていきたい。

### 咬合器装着前の準備

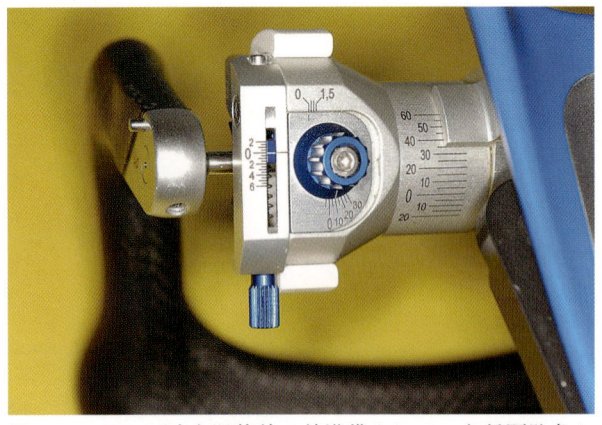

図4-2-1a　咬合器装着の前準備として、各種顆路角およびインサイザル・ピンを"0"セッティングし、セントリック・ラッチを締めておく。

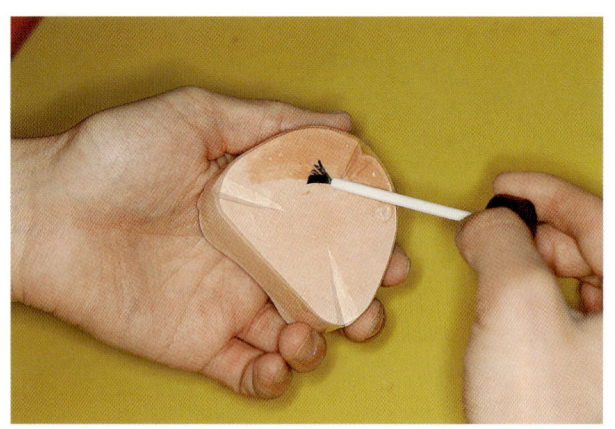

図4-2-1b　上顎模型のマウントを行う前に、模型にV字溝を最低3ヵ所は付与し、周りに石膏が垂れないようビニールテープを巻き基底面にはスーパーセップを塗布しておく。

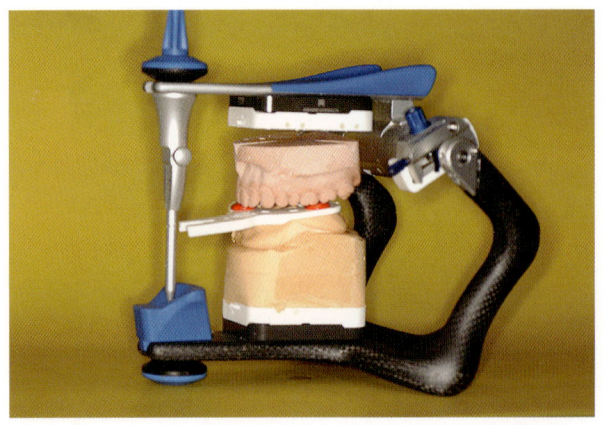

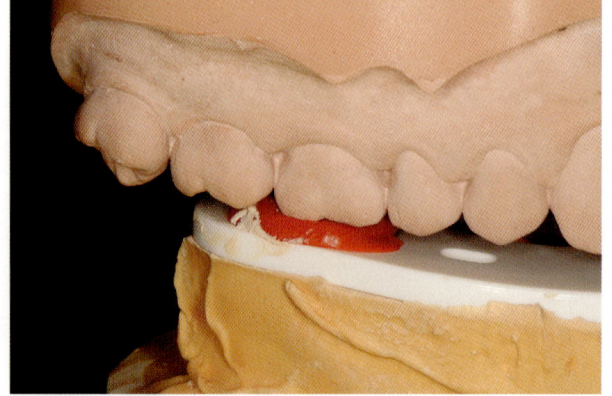

図4-2-1c,d　トランスファー・スタンドを咬合器の下顎にセットし、上顎模型のマウントを行う。　　　c│d

62

Chapter 4　咬合器装着

## 模型の咬合器装着

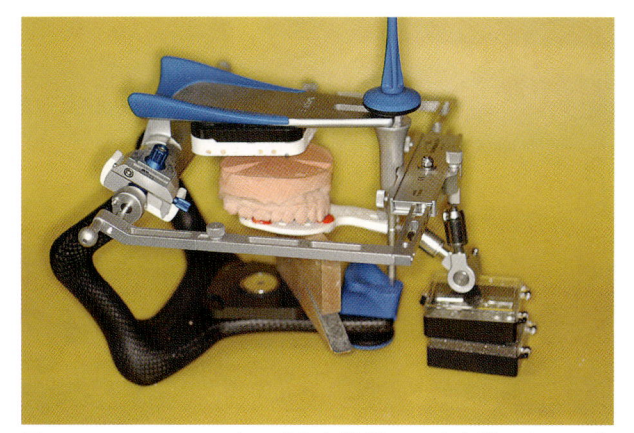

図4-2-2a　フェイスボウを使用して咬合器マウントを行う場合には、バイト・フォークにキャスト・サポートを装着して模型の重みによって、バイト・フォークがたわまないようにする。

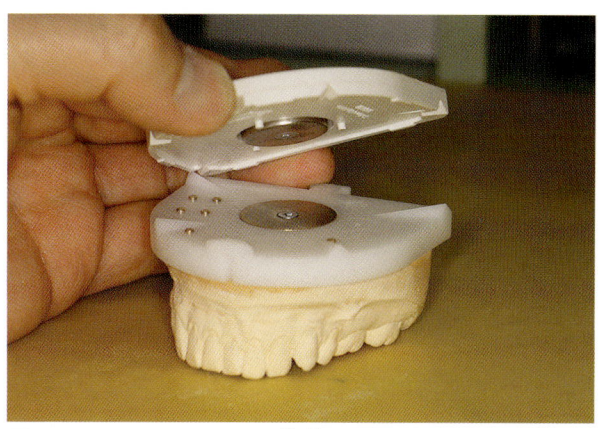

図4-2-2b　giro FORM模型(作業用模型)をマウントする際は、マグネット・プレートをセットし、装着を行う。この方法により模型をワンタッチで着脱でき、作業効率を高めることができる。

## 咬合状態の確認

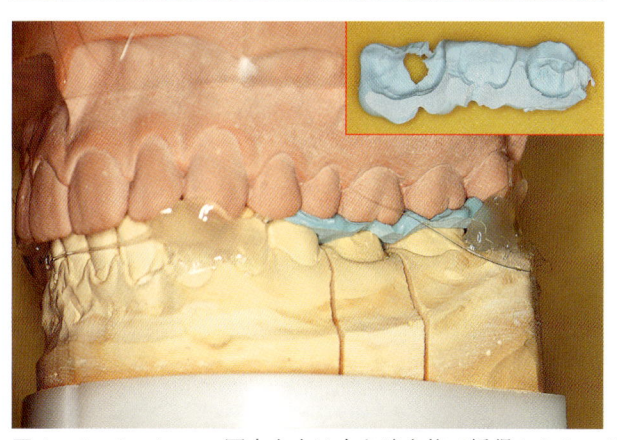

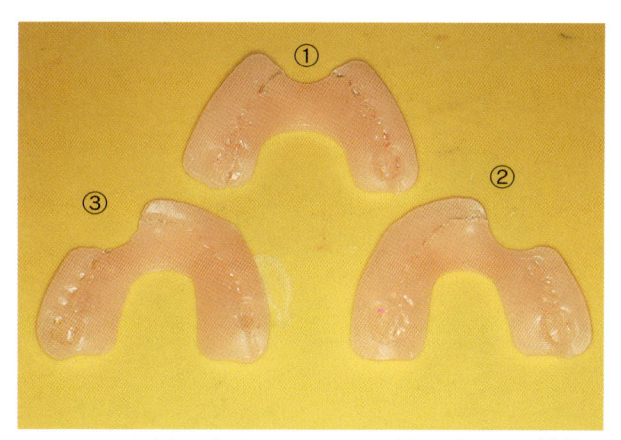

図4-2-3a、b　a：図中右上は中心咬合位で採得されたシリコンのマッシュバイトである。マッシュバイトのオーバー採得された歯冠側面、歯間乳頭部および歯間コンタクト部などを鋭利なデザインナイフなどを用いてトリミングし、支台歯部位の咬頭頂部にV字溝を切り込んで、浮き上がりがないことを直視できるように確認した後、上下模型をホットボンドにて固定する。b：咬合器の顆路調節用に採得された①前方運動時、②右作業側運動時、③左作業側運動時の3枚のチェックバイト。　a|b

## Artex-AR咬合器での顆路調節

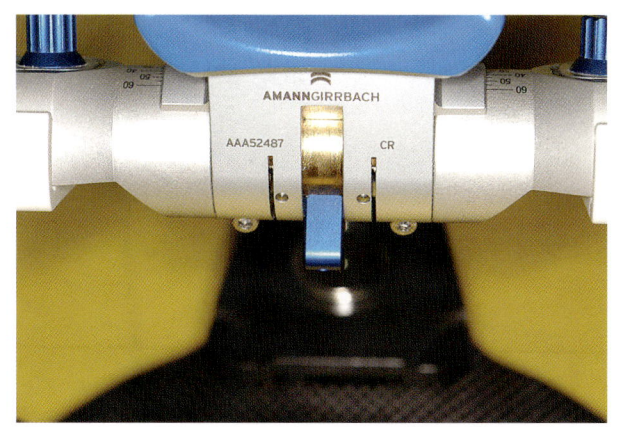

図4-2-4a　前方運動および側方運動を行うためにセントリック・ラッチを解除する。ラッチを解除する際には、ピボット・ブロックを上方に押し上げて解除を行う。

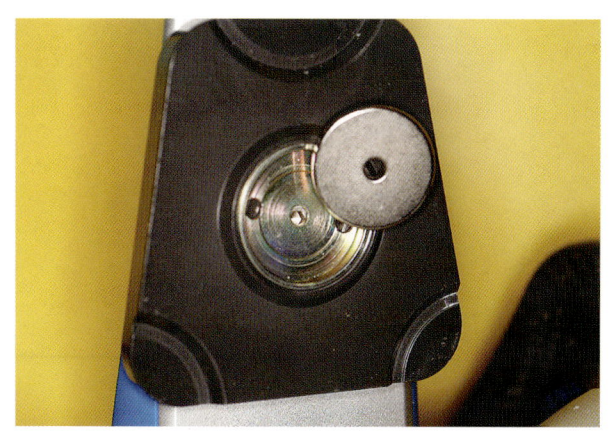

図4-2-4b　顆路調節を行う際には、チェックバイトを介在させる前に矢状顆路角のネジを緩めて"0"にセットしておく。同時にマグネットを外し、チェックバイトによる顆路調節をスムーズに行えるようにする。

63

Section 2　Artex‑AR咬合器への装着

### 前方運動

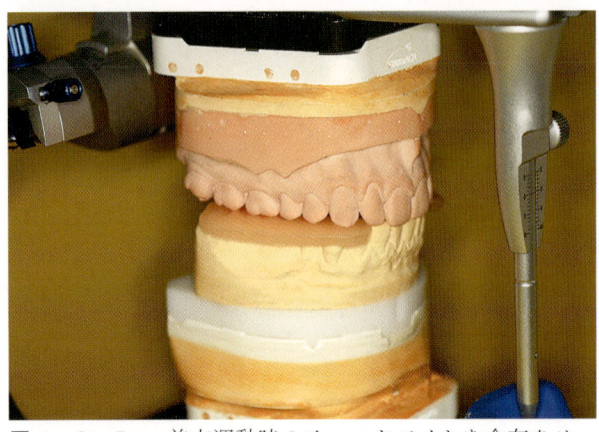

図4‑2‑5a　前方運動時のチェックバイトを介在させ、上下顎模型を安定・固定させる。

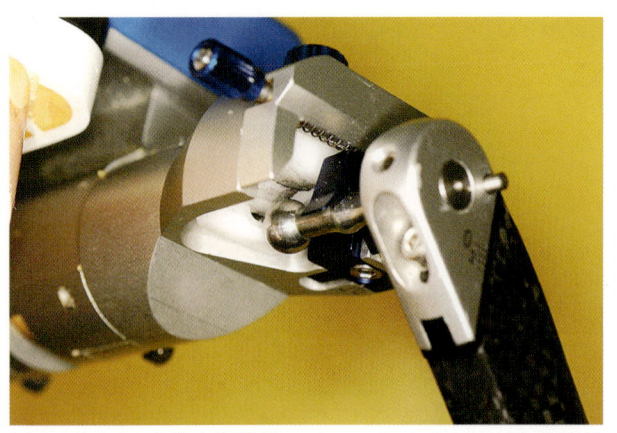

図4‑2‑5b　前方運動時のチェックバイトにより非接触状態となったコンダイラー・ボールにコンダイラー・ガイドを傾斜させて、軽く接触したところで固定し、矢状顆路角を決定する。

### 側方運動

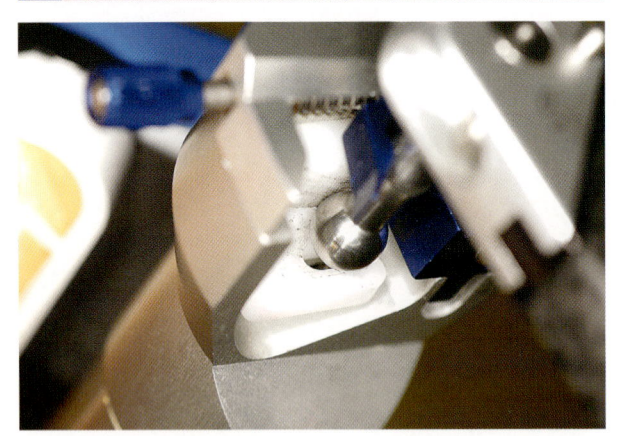

図4‑2‑6a　側方顆路の調節を行う前にイミディエート・サイド・シフトは、最大値方向（4mm）まで移動しておく。

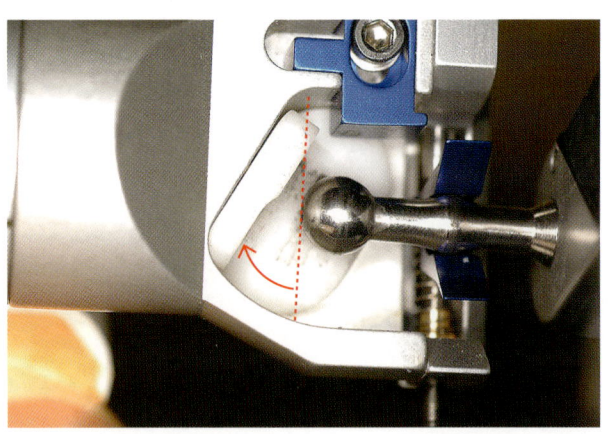

図4‑2‑6b　コンダイラー・フォッサの側壁（メディアル・ウォール）。プログレシブ・サイド・シフトは、平均値の5〜7にセットしておく。図は調節前のコンダイラー・ボールとイミディエート調節用のメディアル・ウォールとの間隙が大きく開いた状態（図中の点線と矢印に注意）。

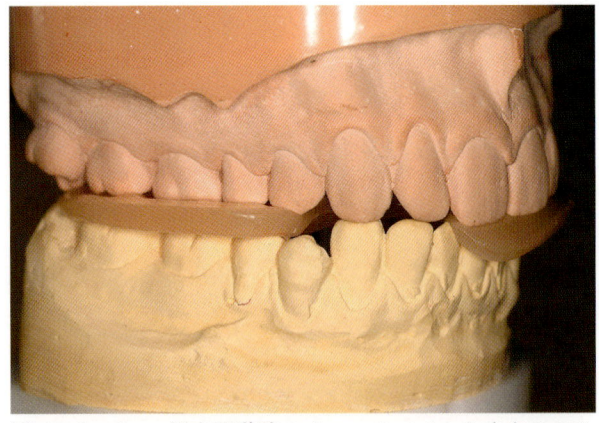

図4‑2‑6c　側方運動時のチェックバイトを介在させた状態。上下の犬歯が切端咬合となる側方運動を行い、その移動量をチェックバイトに記録する。

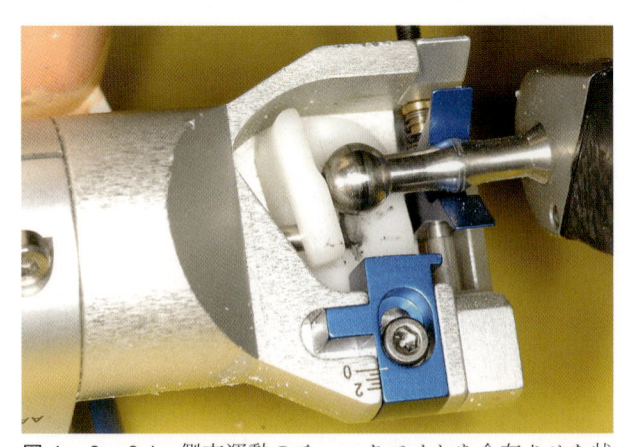

図4‑2‑6d　側方運動のチェックバイトを介在させた状態でイミディエート・サイド・シフトのメディアル・ウォールに接触するまで移動させて固定する。これによってイミディエート・サイド・シフトの調節が行える。イミディエート・サイド・シフトの動きを必要としない場合は、"0"固定しておき、プログレシブ・サイド・シフトのみにて調節する。

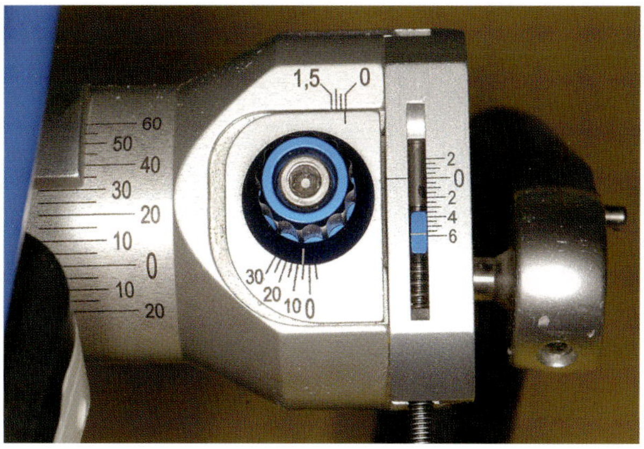

Chapter 4 咬合器装着

図4-2-6e 調節の終了したイミディエート・サイド・シフト。左右の調整を行い、スクリューをしっかりと締めて固定する。各イミディエート・サイド・シフト量を記録しておけば、万一動いても元に戻すことができる。

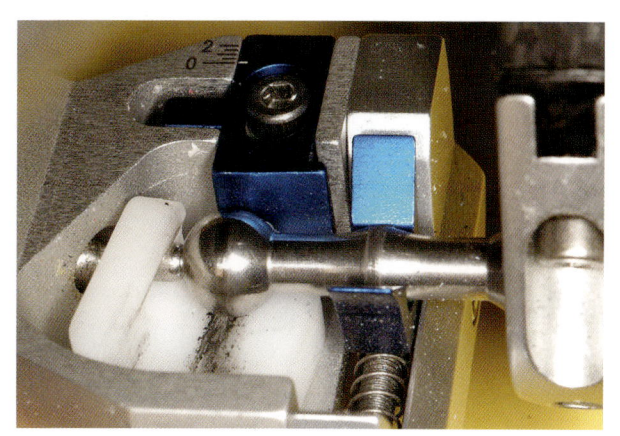

図4-2-6f セントリック・ラッチをかけることで中心咬合位が固定され、左右のイミディエート・サイド・シフト量を確認することができる。

図4-2-6g 側方運動を行う際は、必ずイミディエート・サイド・シフトの側壁(メディアル・ウォール)に接触させるようにハンドリングを行うことが大切である。これを怠ると製作中の補綴物に限界運動が表現されず、口腔内にて側方運動の過剰接触を起こし、咬合調整をしなければならなくなる。

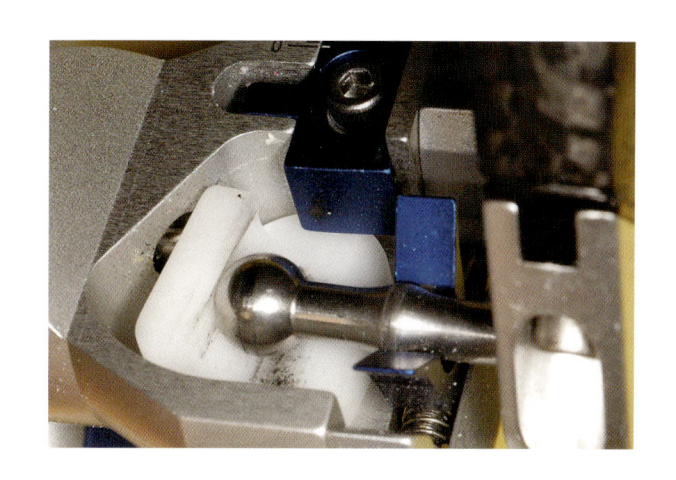

### まとめ

本項では、Artex-AR咬合器を用いて紹介したが、アルコンタイプの咬合器であれば、どの咬合器についても注意して扱う箇所にそれほどの違いはない。大きく異なる箇所は、側方顆路角でイミディエート・サイド・シフトの調節機構を付与したものと、ベネット角にて調節する機構を付与したものの違いであろう[1,2]。

側方運動において、イミディエート・サイド・シフト機構を持った咬合器は曲線に近い運動を再現できるのに対して、ベネット角による運動経路は、直線的な運動となる。この違いを認識しワックス・アップの際、運動路の方向に注意して形成しておくことが重要である。

また、半調節性咬合器の場合、平均値咬合器と比較して調節機構が多い分だけネジも多くなり、そのため調節したネジ分だけ作業中に緩むことも多くなる。つねに緩みがないかを確認して作業をする習慣を身につけることが必要である。

参考文献

1. 保母須弥也：私の咬合器論. In：腰原 好, 斉木好太郎(編). 歯科技工別冊／歯科技工と調節性咬合器. 東京. 医歯薬出版, 1981；18-36.

2. 澤口和宏, 吉岡吉広, 田村勝美：咬合器. In：五十嵐孝義, 田村勝美(編). 歯科技工別冊／図解咬合の基礎知識. 東京. 医歯薬出版, 1984；89-97.

# 4-3 口腔顎運動を意識した咬合器装着

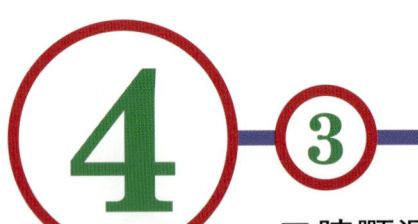

*Chapter4 / Section3*

佐々木雅史

**Key Words**：南加大咬合器、平均値咬合器、半調節性咬合器、チェックバイト、遊離端欠損、中間欠損

## はじめに

咬合器は口腔顎運動を再現するものとして理解されているが、咬合器の特徴を知ることなしに安易に模型を装着すれば、本来の口腔顎運動をまったく反映しない補綴物を製作してしまうことになる。

臨床の現場では、フェイスボウ・トランスファーされていないことも多く、このような場合には咬合器装着は、あくまで「顎運動をある程度再現できる器械への装着」と認識しておく必要がある。しかし、各咬合器の特徴を理解し、残存歯を注意深く観察することで、個々の口腔顎運動を知ることもできる。

「咬合器への装着」をすれば、自動的に「咬合調整の少ない補綴物」が製作できると思わずに咬合器装着を行うべきである。

## 南加大咬合器の特徴

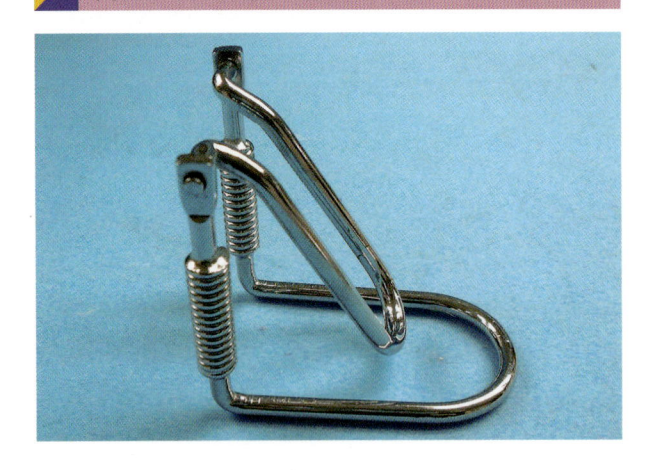

図4-3-1 南加大咬合器は、自由運動咬合器と呼ばれており、局部の補綴物製作に多く用いられている。残存歯のファセットに合わせやすく、使用を間違えなければ有効な咬合再現性がある。

## 平均値咬合器の特徴

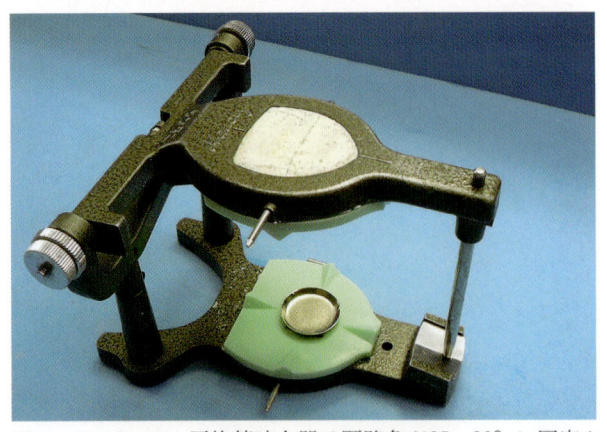

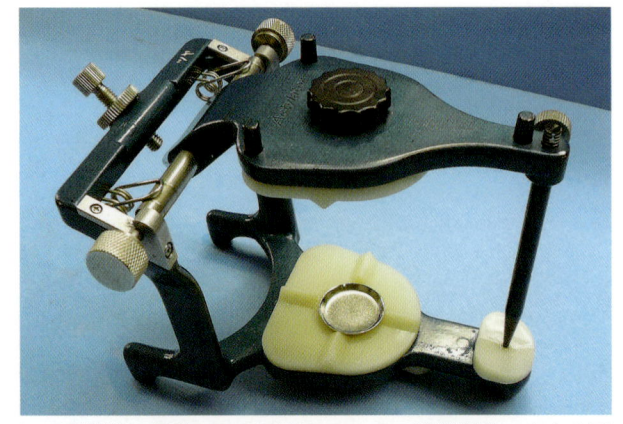

図4-3-2a,b 平均値咬合器は顆路角が25～30°に固定されており、平衡側の運動のみを再現するので口腔顎運動の完全な再現は望めない。また指導ピンにより嵌合位は安定するが、側方運動においては、運動抑制され、模型のマウント位置にも影響を受けるためエラーを起こしやすい咬合器である。

a | b

Chapter 4 咬合器装着

## 半調節性咬合器の特徴

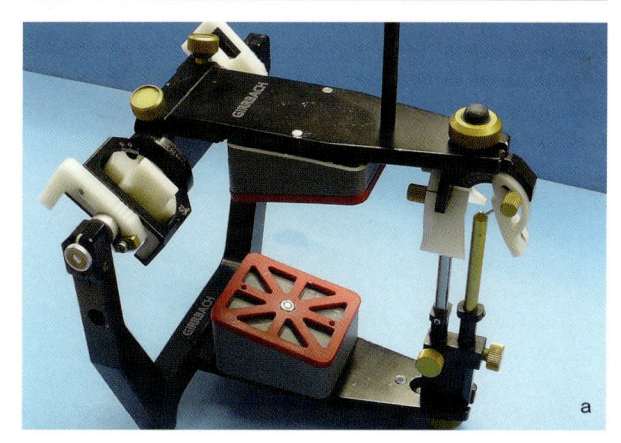

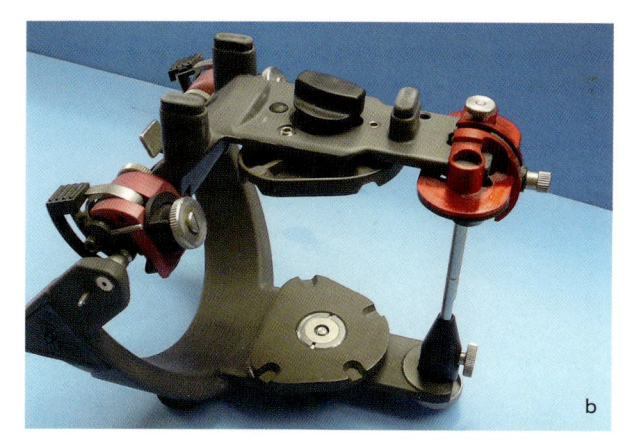

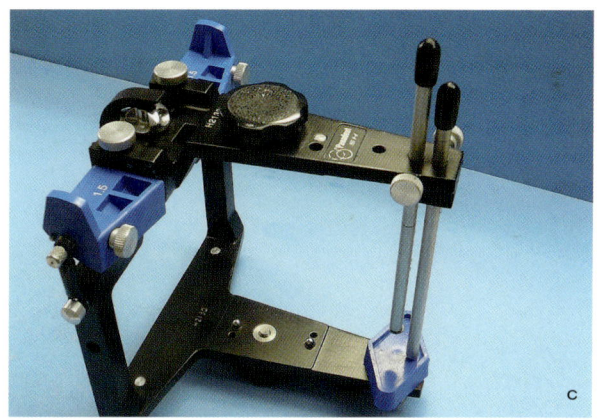

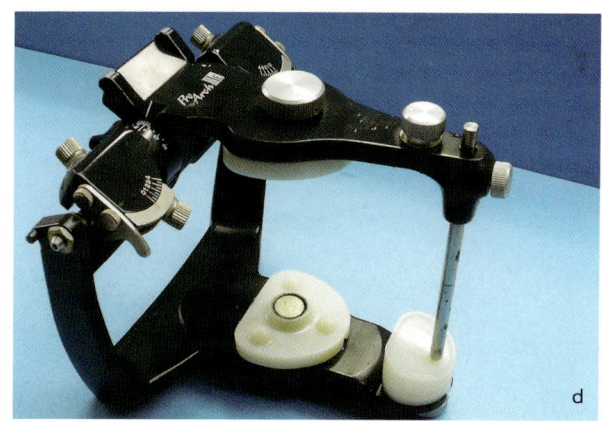

図4-3-3a〜d 半調節性咬合器は顆路、側方顆路角の調整が可能で、平衡側、作業側の運動が再現できる。この咬合器を使用する場合、多くはフェイスボウ・トランスファーされているので、咬合器の調整により再現性が高くなる。近年、作業側の後退運動も再現できるものが主流となりつつあり、より全調節性咬合器に近づいている。

## フリーハンドでの確認

図4-3-4 中間欠損、残存歯による嵌合位の安定がある、咬合様式がグループファンクションであるといった条件を満たしている場合には、咬合器に装着しない。いわゆるフリーハンドで咬合状態を確認することもある。ファセットを意識することにより、症例によっては、どんな咬合器よりも機能的である。

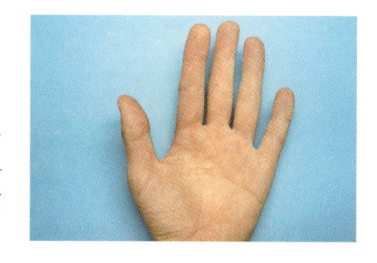

## チェックバイト

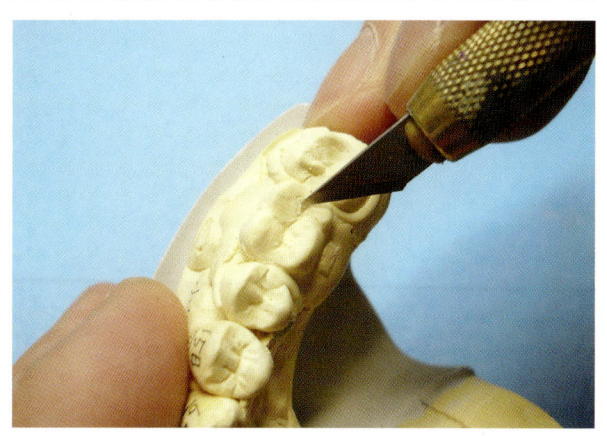

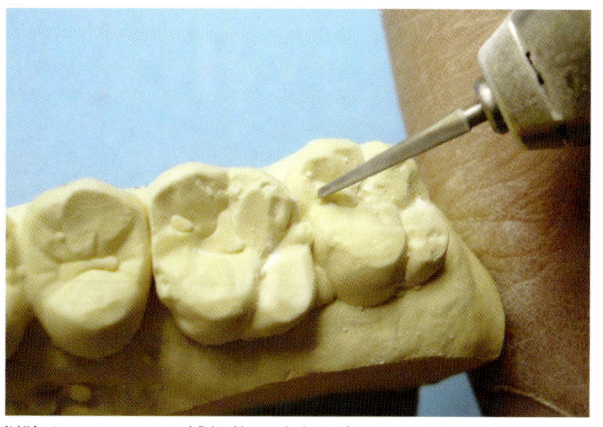

図4-3-5a、b 最初に模型の気泡をナイフまたは先の細いバーで削除する。このとき補綴物の咬合が高くなる原因となるので、支台歯の対合部分の過剰な削除は避ける。

a│b

67

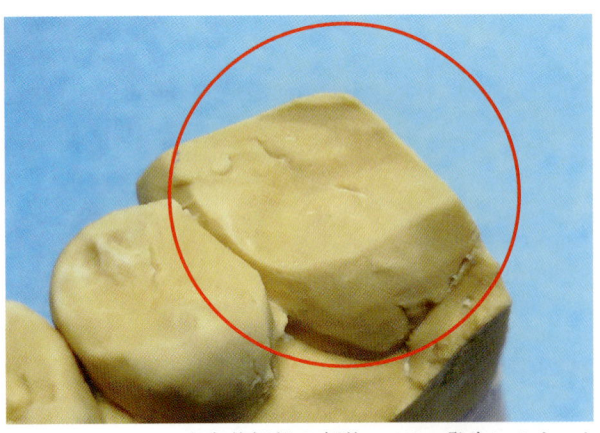

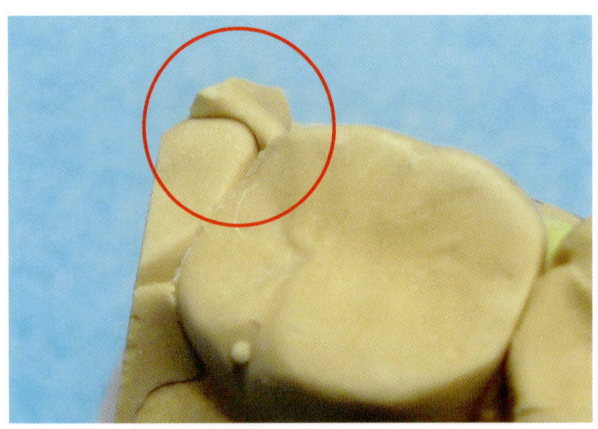

## Section 3　口腔顎運動を意識した咬合器装着

図4-3-5c、d　印象後縁部は変形、バリの発生しやすいところなので、しっかりと削合する。　c|d

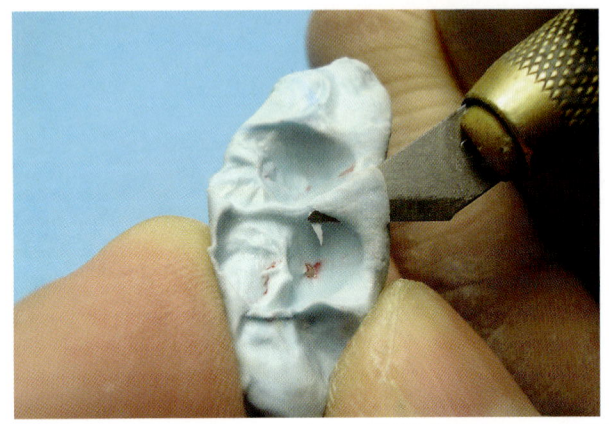

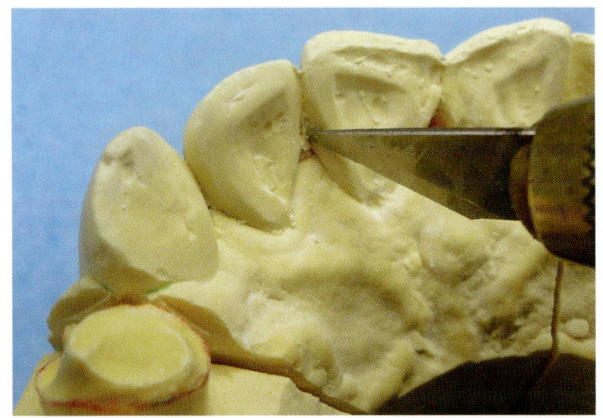

図4-3-5e、f　チェックバイトの不要な部分はナイフで削除する。とくに模型との違いは歯間部にあり、バイト材の歯間部もしくは模型の歯間部を削除する。　e|f

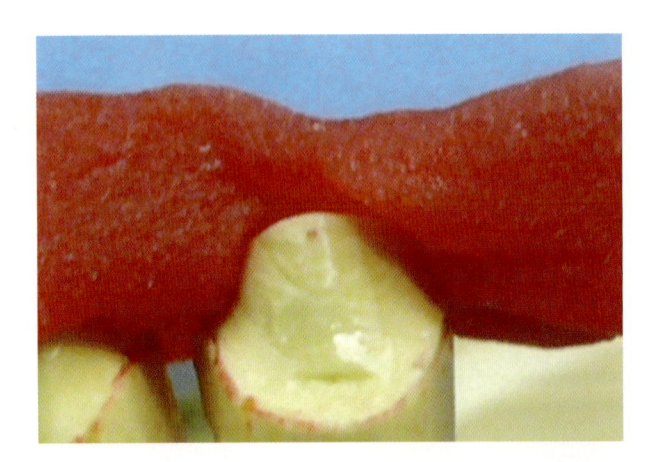

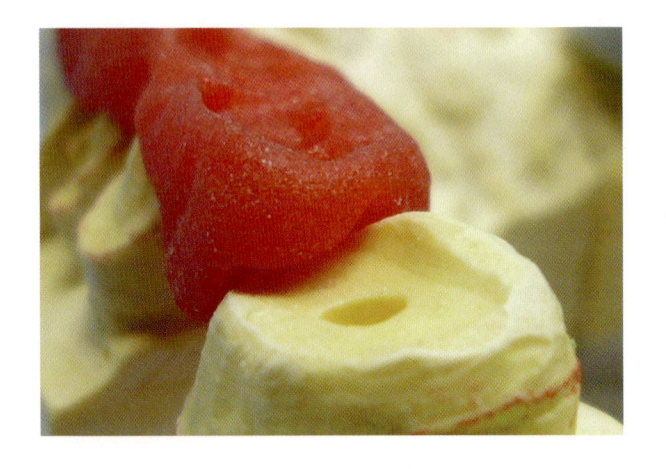

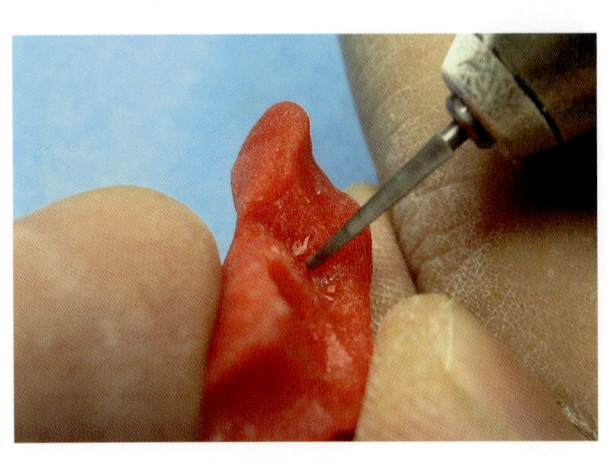

g|h
i

図4-3-5g、h　レジン系のバイト材は多くの場合、そのままでは使用できない。模型から浮き上がってしまう。
図4-3-5i　支台歯を傷付けないように慎重にバイト材の支点となっている部分を削合する。またブリッジの場合、ダミー部の歯肉は取り外しておく。

Chapter 4 咬合器装着

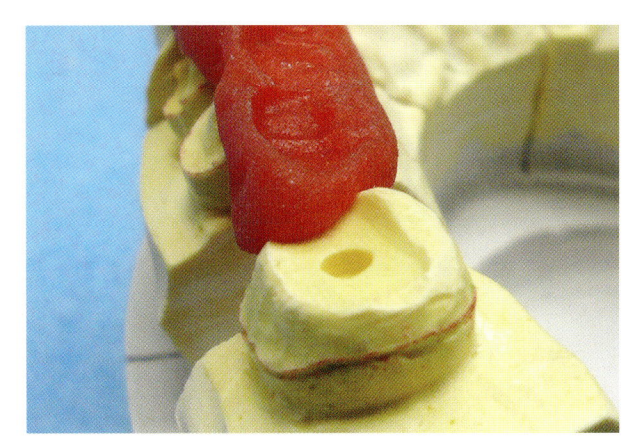

図4-3-5j、k 適合したレジンバイト。

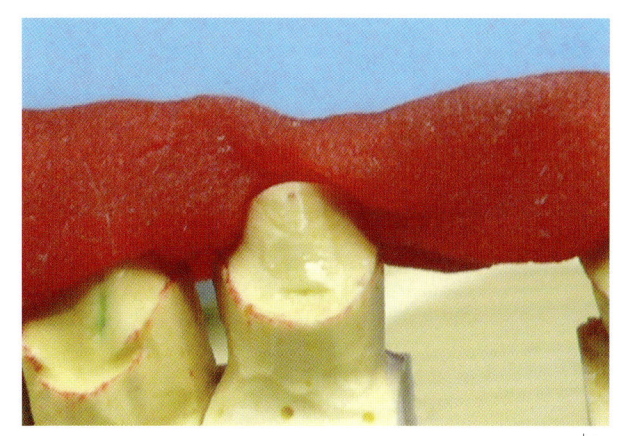

図4-3-5l バイト材の嵌合位確認。対合歯との噛み切りがあるかバイト材の精度を確認する。

図4-3-5m 嵌合位でバイトの穴の開いている部分をマークしておくと咬合器へのマウント後にずれがないか確認できる。

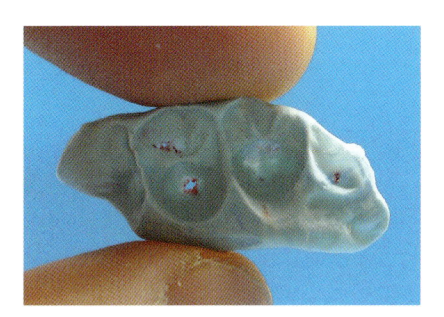

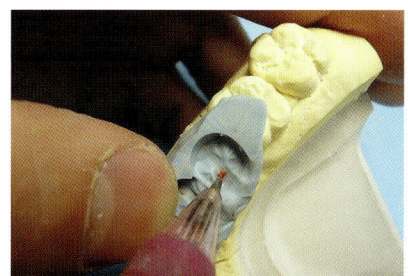

図4-3-5n マークされた上下顎模型。

図4-3-5o ファセット部もマークしておくと咬合器装着後の運動確認の目安となる。

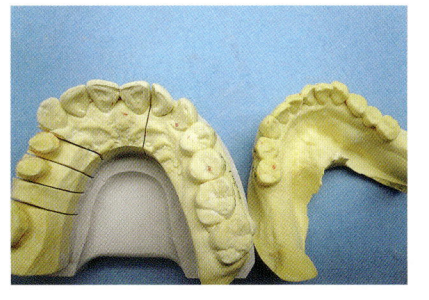

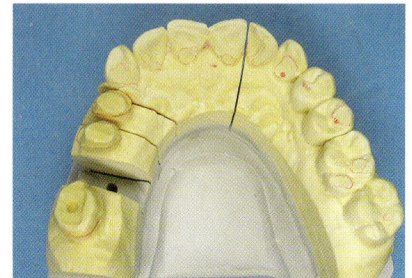

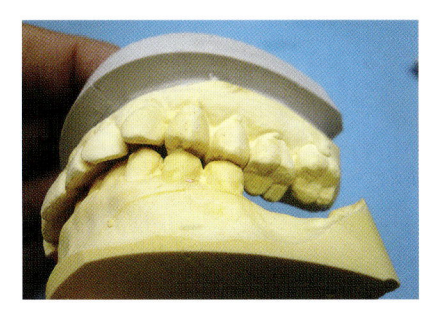

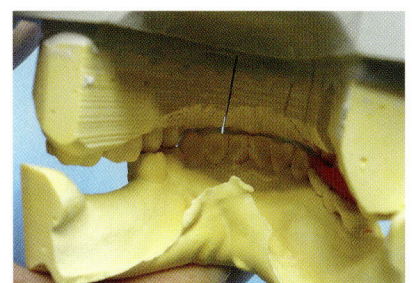

図4-3-5p、q マーク部で嵌合しているかを確認する。このときマーク部が嵌合していない場合、模型の変形が疑われる。動揺歯の存在を考慮する。

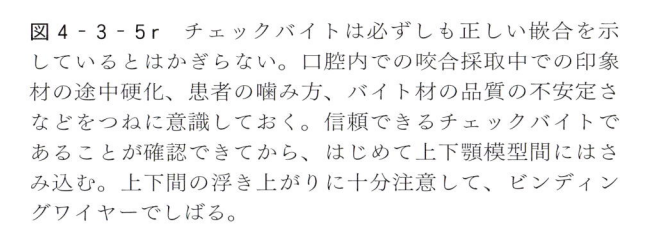

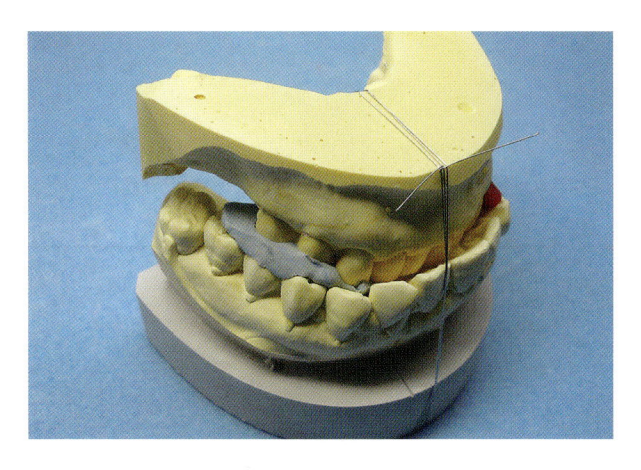

図4-3-5r チェックバイトは必ずしも正しい嵌合を示しているとはかぎらない。口腔内での咬合採取中での印象材の途中硬化、患者の噛み方、バイト材の品質の不安定さなどをつねに意識しておく。信頼できるチェックバイトであることが確認できてから、はじめて上下顎模型間にはさみ込む。上下間の浮き上がりに十分注意して、ビンディングワイヤーでしばる。

69

## Section 3　口腔顎運動を意識した咬合器装着

### 模型の咬合器装着

| a | b |
|---|---|
| c |   |

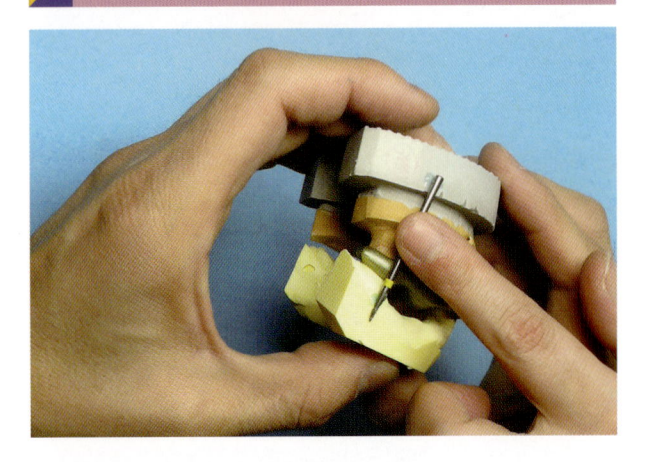

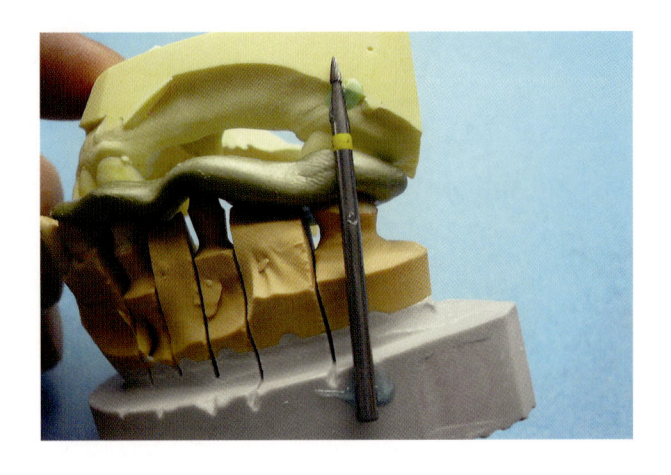

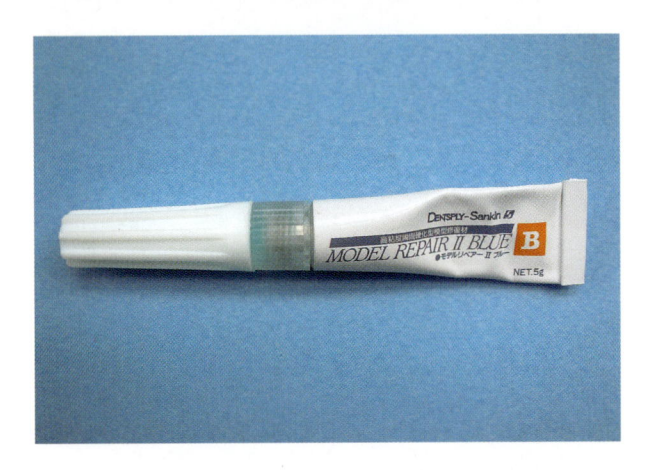

図4-3-6a～c　a、b：遊離端欠損の症例では、バイト材がシリコン系、ワックス系の場合、力加減を考え押さえ込むことなく、不用になったバーなどを利用して2人で上下間を最低、前歯部と左右臼歯部の3ヵ所固定する。c：バーの固定には瞬間接着剤（モデルリペアーⅡブルー：DENTSPLY-Sankin）を用いるが、この場合、流動性の高いものではなく、粘性の高いタイプのものを用いる。

| d | e |
|---|---|
| f |   |

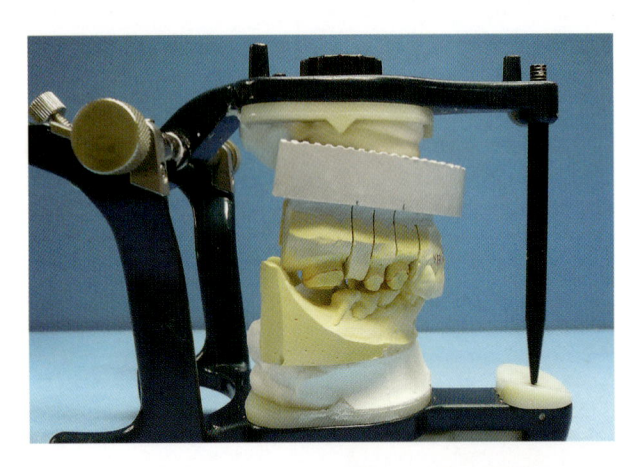

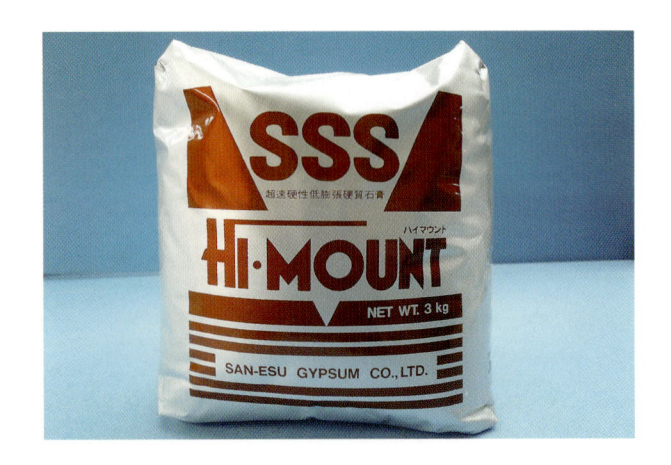

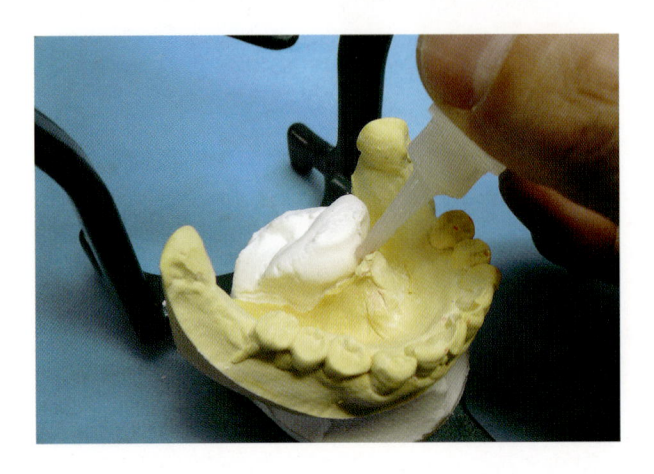

図4-3-6d　同じく遊離端欠損の症例では、嵌合位の安定を重視するため平均値咬合器にマウントする。基本的には咬合平面を考慮し、咬合器の中央で咬合平面10°程度を目安に装着する。
図4-3-6e　マウント専用の低膨張石膏（サンエス石膏）を用いると硬化時間が短く、スムーズに作業が進められる。
図4-3-6f　マウント石膏が取れないように模型に維持をつくるのもひとつの方法であるが、図のようにマウント直後に瞬間接着剤を流しておくと、その後の作業工程で取れることがない。

Chapter 4　咬合器装着

### 中間欠損症例

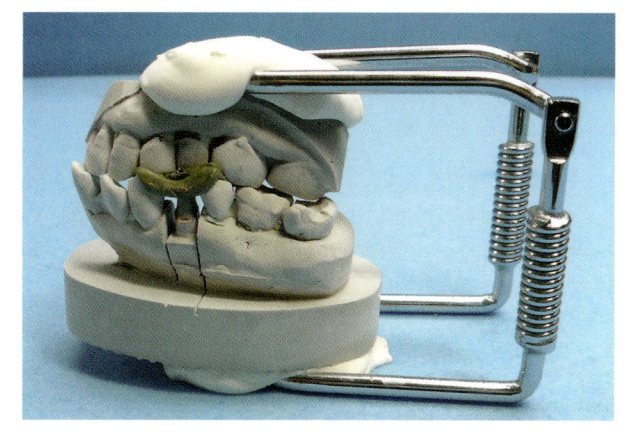

a | b
―
 | c

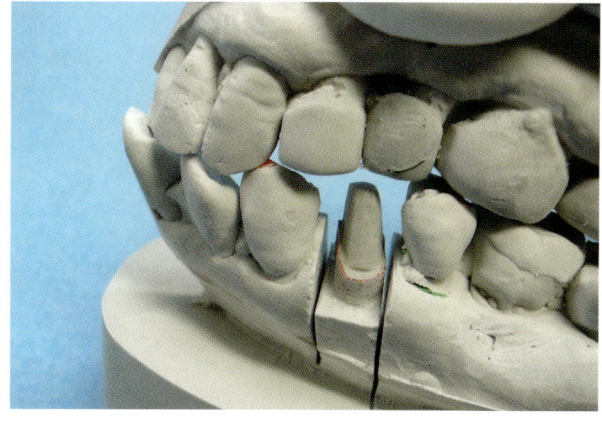

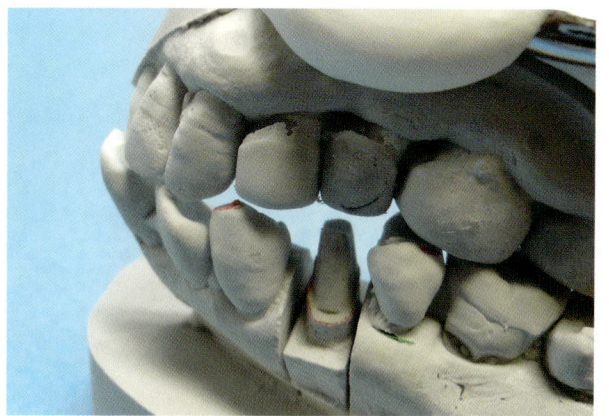

図4-3-7a～c　中間欠損の症例では、南加大咬合器に模型をマウントする。このときマウントの位置はできるだけ前方にして装着する。咬合器後部にマウントすると、より強く側方運動が抑制されてしまう。この南加大咬合器は、普通に側方運動させても側方ファセットとほとんど合わない。そのため後部のばねを利用してファセットを合わせることができるかを確認する。

### まとめ

　三次元運動で不安定な支点を2ヵ所持ち、弾性を有する筋肉、靭帯で囲まれた顎関節を器械的な咬合器を用いて、上下顎模型、嵌合位のチェックバイトだけで再現することは非常に困難である。また上下の咀嚼運動は個々のチューニングサイクル、側方運動は個々の顆路角、側方顆路角、咬合平面、顎関節のルーズニングに密接に関係している。

　しかしながら、歯科技工士は多くの場合、これらの情報を得る機会がかぎられている。そのため遊離端欠損の補綴物の口腔顎運動は「だいたい」にならざるを得ない。

　ただし咬合の良し悪しは、歯科技工士の「熟練」によると捉えられているが、ファセットを中心に模型観察を怠らなければ、ある程度の咬合は残存歯が教えてくれる。そうすることで、口腔内で行われていた様々な運動を思い浮かべることができるはずである。歯科技工士は咬合器に頼った補綴物製作ではなく、咬合器を上手に利用した補綴物製作を心がけるべきなのである。

　なお、自分自身の口腔内印象を採り、各咬合器に装着してみることで口腔内と模型との違いを実感してみることも良いであろう。

71

# コラム Thinking Time ③

**口腔内と模型上で見る再現性の誤差**
佐々木雅史

口腔内 　　　　　　　　　　　　　南加大咬合器

## 各種咬合器による再現性の誤差

　上に示した図からもわかるが、南加大咬合器、平均値咬合器の側方運動は口腔内とディスクルージョンの量、運動方向の誤差が明らかに生じているが、南加大咬合器は咬合器に装着された模型に力を加えることで、平均値咬合器よりもファセットを示すことができる。ただし南加大咬合器、平均値咬合器どちらにしても口腔内運動は正確に再現されていないことは覚えておく必要がある。このように咬合器に装着された模型は側方運動が口腔内よりも前方滑走する傾向があるので、模型の運動範囲をよく理解し、余裕を持ったディスクルージョンを心がける。

　一方、半調節性咬合器ではフェイスボウ・トランスファーの後、口腔内を再現するために平衡側、作

平均値咬合器　　　　　　　　　　　　　　　半調節性咬合器

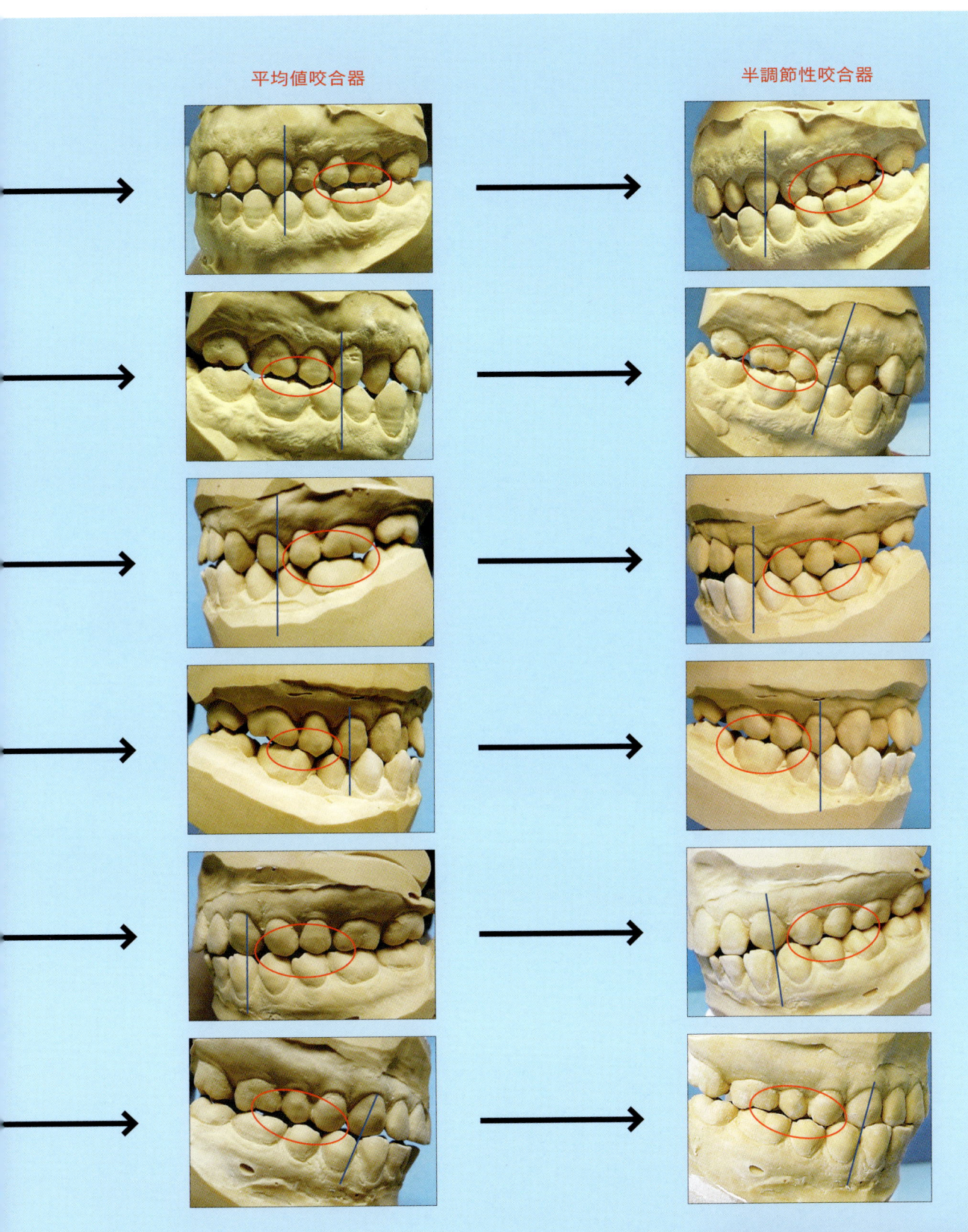

作業側の顆路、側方顆路を調整したので、ほぼ正確に口腔内を再現できている。

**平均値咬合器による側方干渉**

　右の図は接触点からの滑走方向が違うため、平均値咬合器では側方干渉を起しやすい補綴物となる可能性があることを示している。

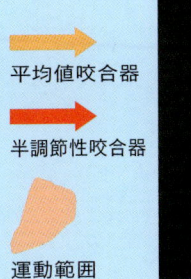

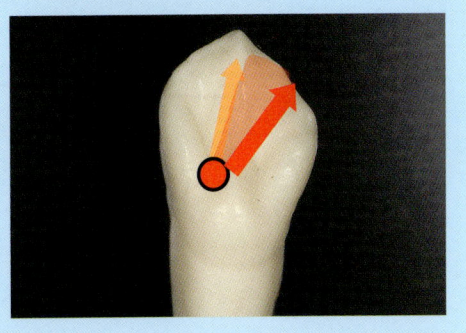

→ 平均値咬合器
→ 半調節性咬合器
　 運動範囲

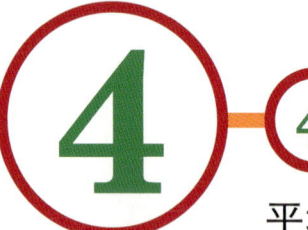

# Chapter4 / Section4

中村亮太／滝沢琢也／陸　誠

## 平均値咬合器(デンタルホビー)を用いての咬合器装着

Key Words：平均値咬合器、マウンティングプレート、チェックバイト、咬合平面、低膨張石膏、接触点

### はじめに

技工作業において、咬合器装着は作業用模型製作と同様、適合精度の良い補綴物を製作するための重要な工程である。良質な補綴物が患者の生体に調和し、口腔内に装着されるか否かが決まる大切な工程でもあり、また技工士の技量も判断される工程でもある。

どのような咬合器を使用するか、ケースの内容や、患者の顎関節などの状況によっても、変わってくるところであろう。

本項においては、現在、もっともよく利用されている平均値咬合器(デンタルホビー)を用いたマウントを中心に解説したい。

### 咬合器機能の確認

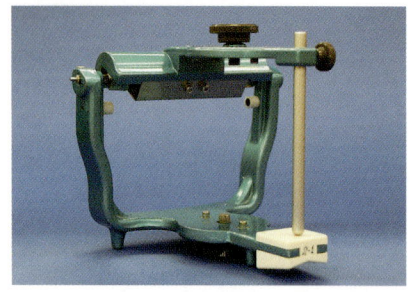

図4-4-1a　平均値咬合器を選択する場合、セントリックがしっかりしていて、マウンティングプレートを作業中咬合器から外しても誤差が少なく再装着でき、生体に近い顎間距離を持つものが良いであろう。

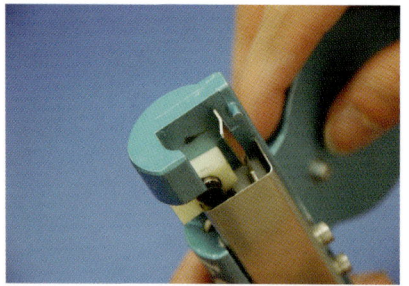

図4-4-1b　咬合器を使用する前には、必ず可動部のがたつきがないか、各部分がスムーズに動くかなどをチェックし、さらにコンダイルやハウジングにワックスや石膏の屑などが付着していないかを確認する。

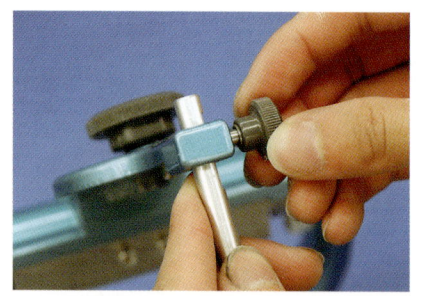

図4-4-1c　インサイザル・ピンの位置や各種調節機能があるものは、ニュートラルな位置に戻すことを忘れてはいけない。咬合器をつねに正しく使用するうえでの機構を理解し、日常の保管方法や点検作業も怠らないことが大切である。

### マウンティングプレートの取り扱い

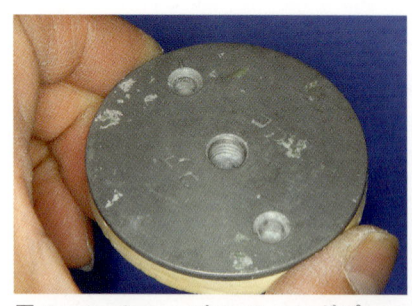

図4-4-2a　マウンティングプレートに不注意でワックス屑が付いているものや、プレート自体変形しているものがないかなど、使用前の確認作業が必要である。

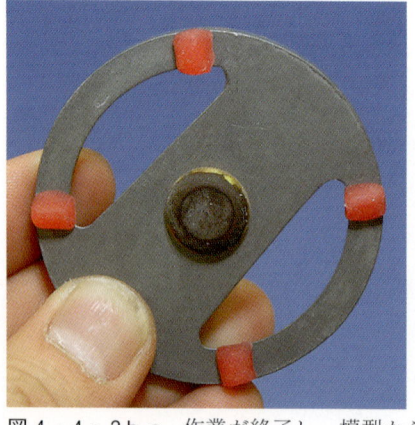

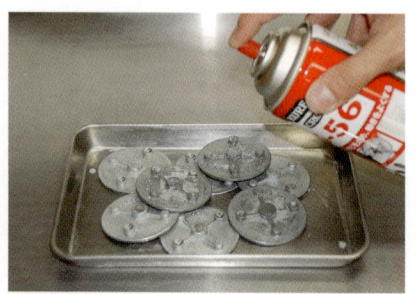

図4-4-2b、c　作業が終了し、模型からマウンティングプレートを木槌や鉗子などを用いて外すときには大切に扱い、変形させたり、傷付けたりしないような工夫が必要である。b：これらを防止するために、石膏鉗子が入りやすいようにマウンティングプレートにユーティリティーワックスを付ける。c：石膏との分離とメインテナンスを含めてワセリンやオイルスプレーなどを塗布する。

b｜c

Chapter 4　咬合器装着

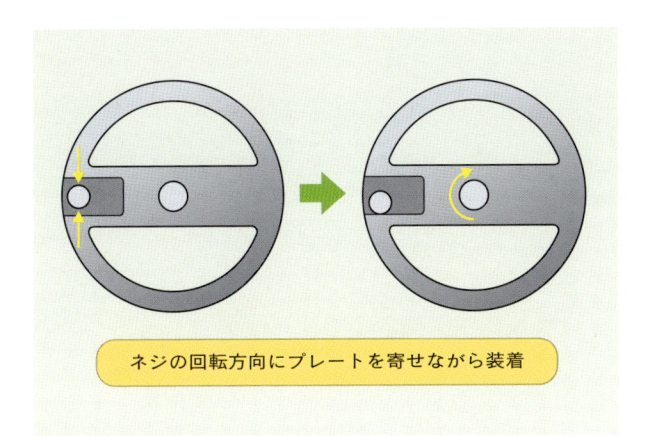

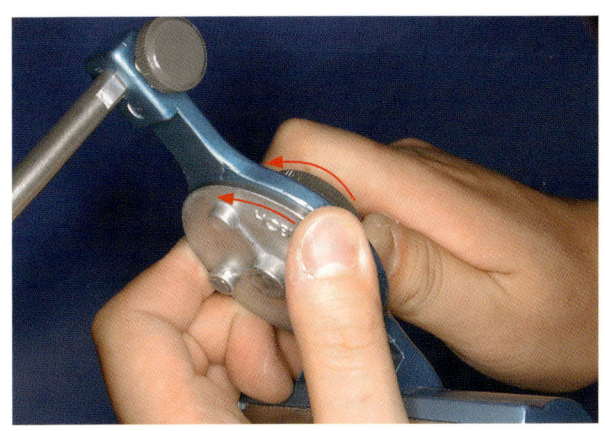

図4-4-2d、e　咬合器からマウントされた模型を外し、再度取り付けるときには、元の位置に戻りやすくするため、ネジ式のプレートは咬合器の回転防止の軸とプレートの受け部分にわずかな間隙があるので、マウンティングプレートをネジの締める方向に寄せるように合わせて、できるだけ同程度の力で取り付ける。このようにすることで、より精度を向上させて咬合器を使用することができる。

d｜e

## 作業用模型のチェック

図4-4-3a　模型における咬合面の気泡や印象時の流れは、バイト（噛み合わせ）や咬合高径や咬合器上での運動経路を変化させ、口腔内で不調和な補綴物を製作する結果となる。十分に作業用模型を観察し、気泡や流れなどは、注意深い調整が必要である。

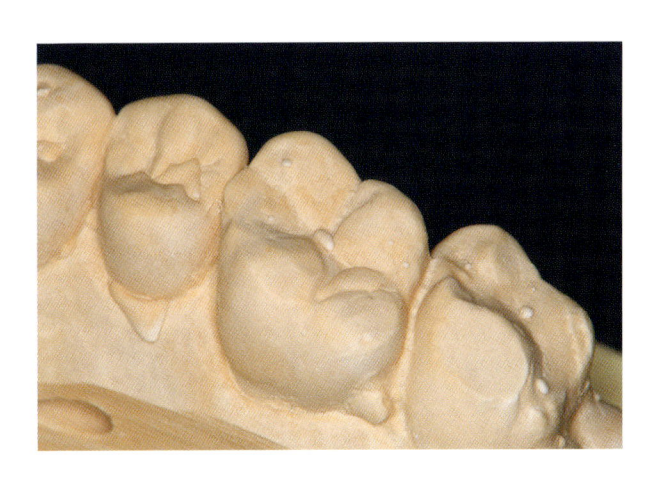

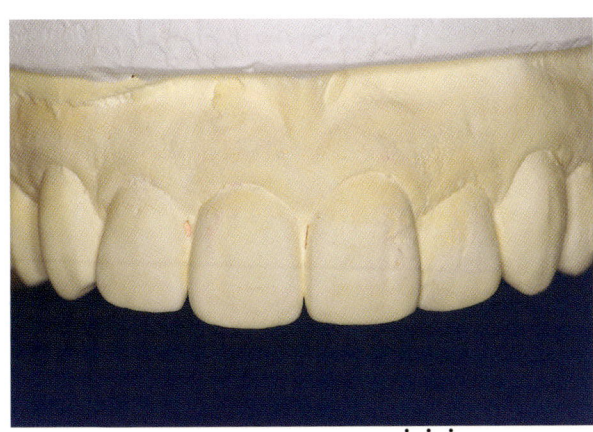

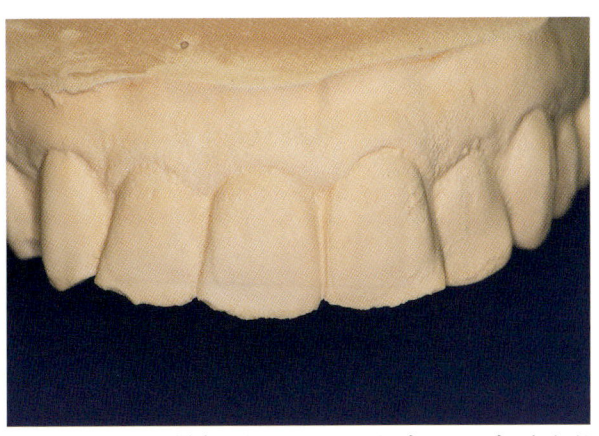

図4-4-3b、c　b：前歯部も、印象がぶれて歯冠の長さや厚みなどが変化している場合もあるので、スタディーモデルなどが添付されていれば、参考にしたり、隣在歯やファセットなどを観察しながら、適切な処理を行う。c：不良な模型である。　b｜c

75

# Section 4　平均値咬合器（デンタルホビー）を用いての咬合器装着

## チェックバイトによる咬合関係の確認

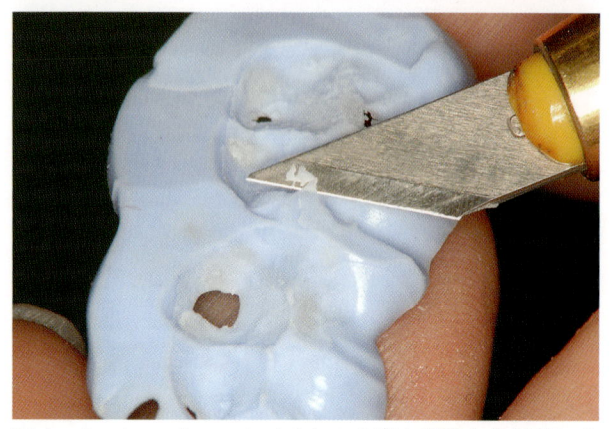

図4-4-4a　チェックバイトの小窩や裂溝など細部にまで入り込んでいる部分は浮き上がりを防止するため、デザインナイフやメスを使って、ていねいに削除する。

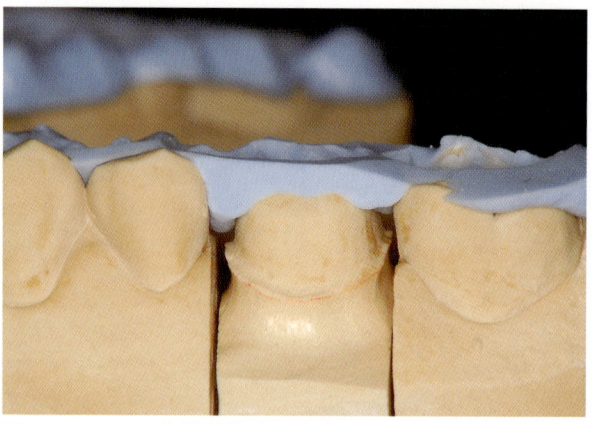

図4-4-4b　作業用模型に適合させてみて、ぴったりと適合しないところを観察し、歯牙の動揺であるのか、バイト材の変形によるものかなどの原因を探る。

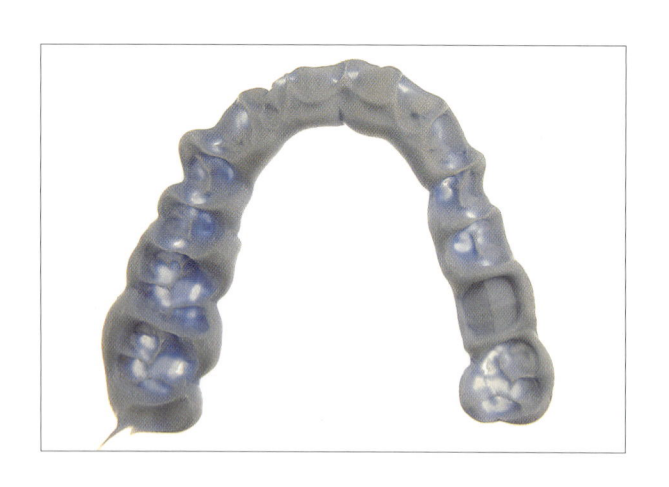

図4-4-4c　上下の模型を付着する前の準備として、チェックバイトの観察から咬合状態を十分に考察することが重要である。ライトボックスを利用するとシリコンなどの抜け具合がよくわかる[1]。

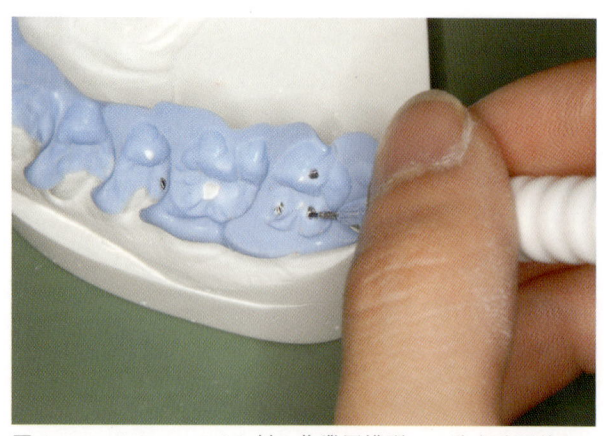

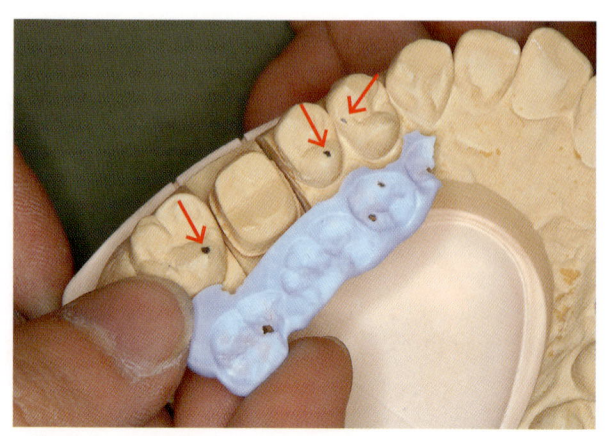

図4-4-4d、e　バイト材の作業用模型への適合確認後、シリコンが抜けている咬合接触の範囲を咬合面に鉛筆などで記録する（矢印）。

d | e

Chapter 4 咬合器装着

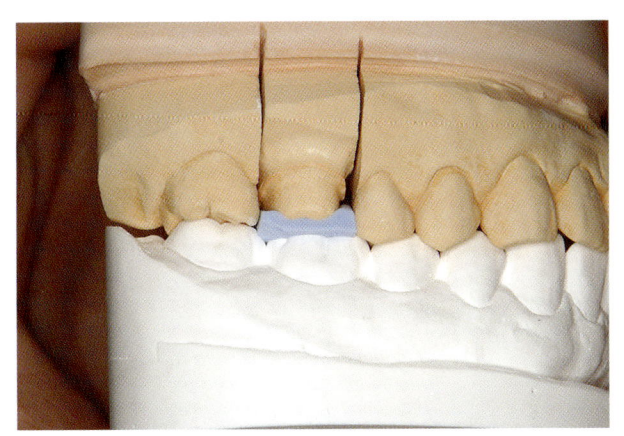

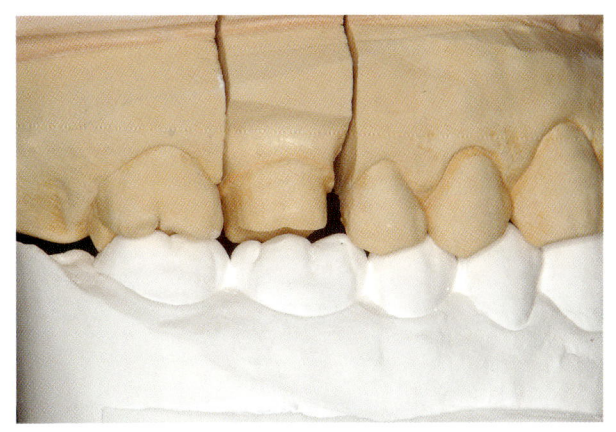

図4-4-4f、g　f：上下顎の模型を合わせ、バイトが咬み切っている状況と接触する位置や面積に違いがないかなどをチェックする。最終的にチェックバイトをどの程度利用してマウントするのかを決める。g：中間欠損などで、模型の咬合状態がバイトレコードの抜け具合と大きく差がなく、安定したケースでは、支台歯の部分のみを使ったり、バイトを使用せずに模型のみでマウントする場合もある。

f | g

## 咬合器装着への準備

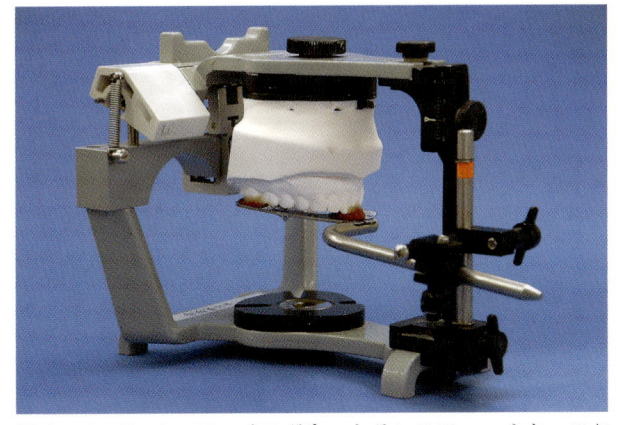

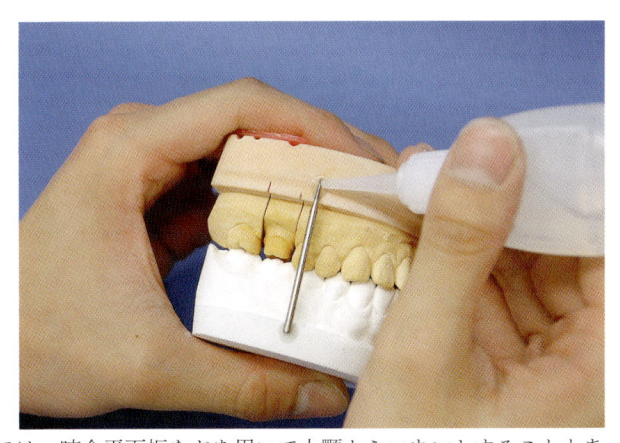

図4-4-5a、b　フェイスボウ・トランスファーやケースによっては、咬合平面板などを用いて上顎からマウントすることもあるが、簡易咬合器を利用する場合には、上下顎を仮着したうえで下顎から付着することが多い。筆者らは、上下顎模型をしっかり仮着したいため、使用済みのバーやポイント類に接着剤を用いて仮着している。

a | b

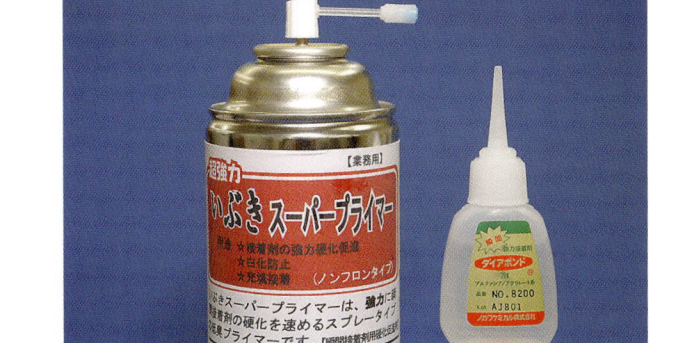

図4-4-5c　仮着に使っている接着剤のダイアボンド8200（ノガワケミカル）に、接着剤硬化促進剤のいぶきスーパープライマー（デンタルアルファ）を併用している。

77

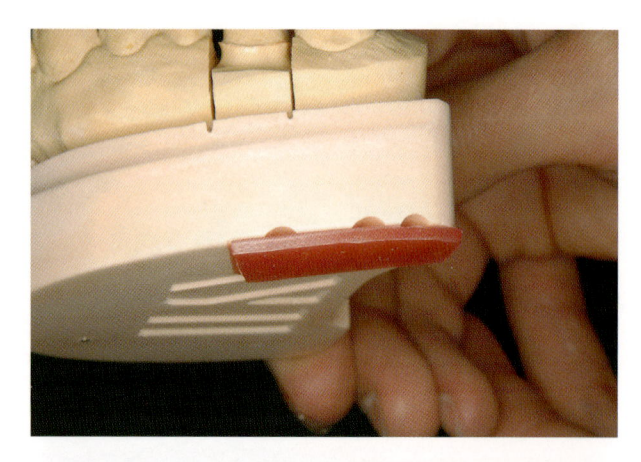

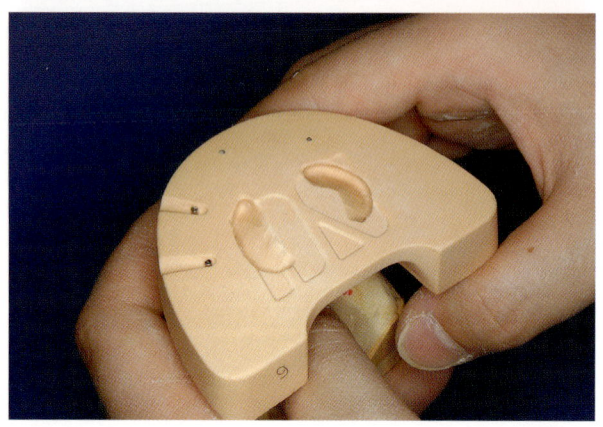

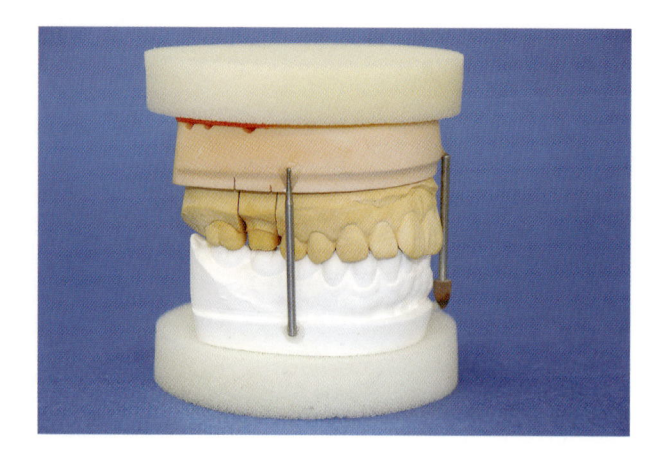

# Section 4　平均値咬合器（デンタルホビー）を用いての咬合器装着

図4-4-5d〜f　d：作業用模型の基底面のダウエルピンの窓に咬合器付着時の石膏が流れ込まないように、ガムテープやパラフィンワックスなどでカバーをしておく。e：また付着の石膏とのなじみや接着を良くするため、作業用模型の基底面を給水したスポンジなどで十分湿らせておくことが大切である。f：ケースによっては、付着を完全にするため、基底面に機械的維持を付けることもある。

## 咬合器装着

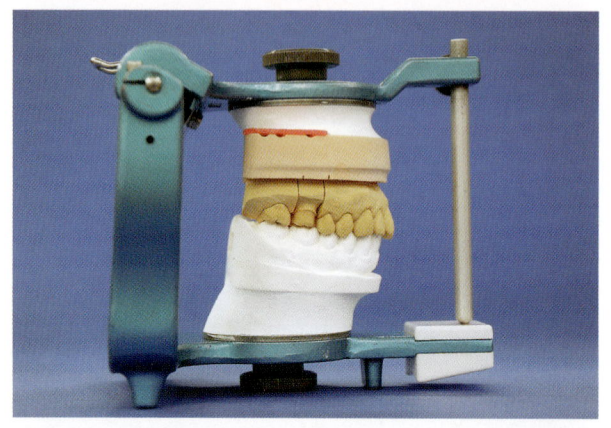

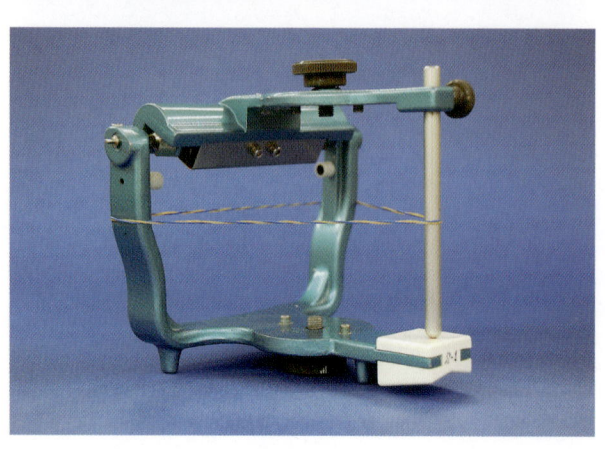

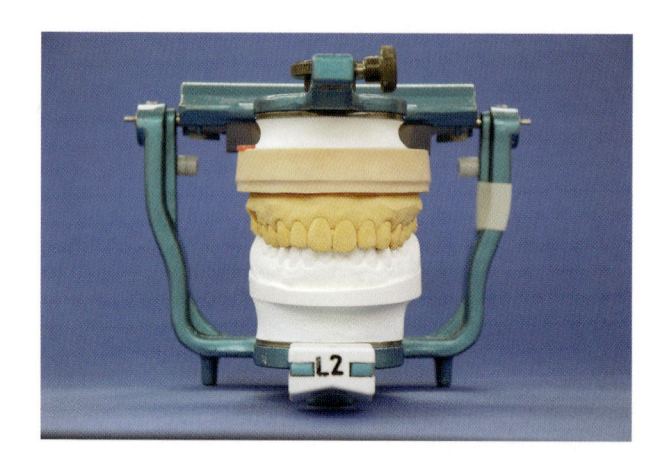

図4-4-6a〜c　咬合器に模型を装着する位置は上下全体の歯列や咬合関係を考慮して、咬合平面を仮想したうえで決定する。a：側面から見たときに第一大臼歯の位置をコンダイルとインサイザル・ピンの間のほぼ中央部に合わせる。b：正面から見たときには模型の正中をインサイザル・ピンに合わせて、大臼歯部付近の左右のバランスをとり、位置を決定する。c：慣れないうちは、咬合器の咬合平面の位置にゴム輪を張って参考にするとわかりやすい。

Chapter 4 咬合器装着

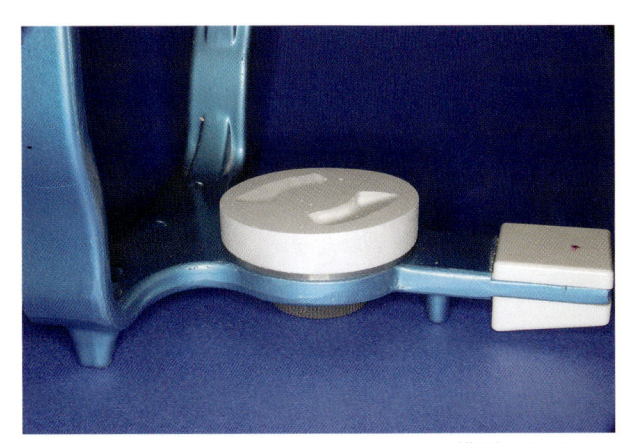

図4-4-6d マウンティングプレートと模型のスペースが大きい場合は、使用する石膏の量が多くなり、石膏の硬化膨張から変形を起こすこともあるので、前もって余った石膏でプレート上に石膏を盛り、いったん硬化させたスペーサーをつくっておくと便利である。

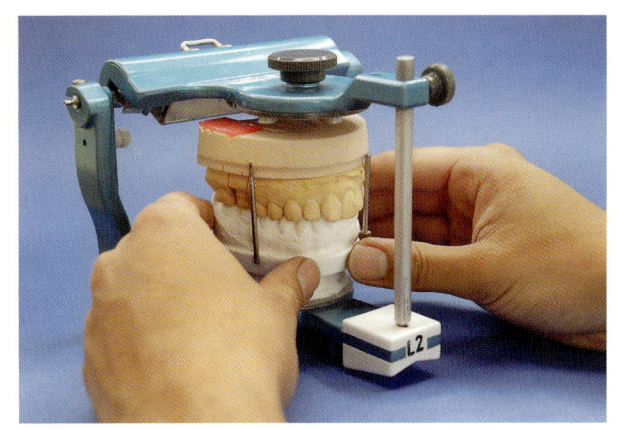

図4-4-6e 仮固定した模型を装着していくが、下顎を先に付着する場合、模型の自重も考慮し、少し硬めの石膏を使い、完全硬化した後、最小限の石膏で、上顎を付着するなど、付着する石膏の膨張変形を最小限に抑える工夫をする。

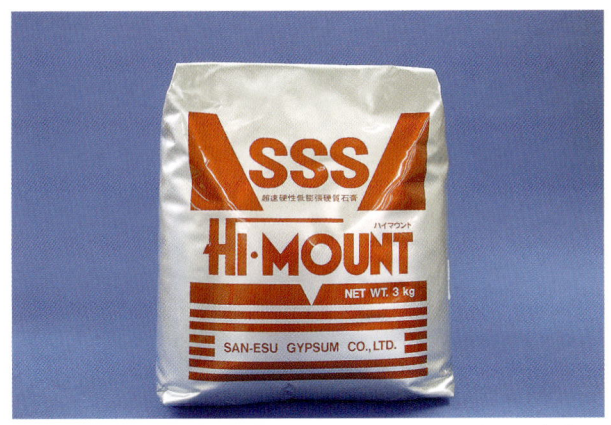

図4-4-6f SSSハイマウント（サンエス石膏）のようなマウント専用の低膨張石膏も市販されているので、より高い精度を求められるケースでの咬合器装着には、これらを使用することもある。

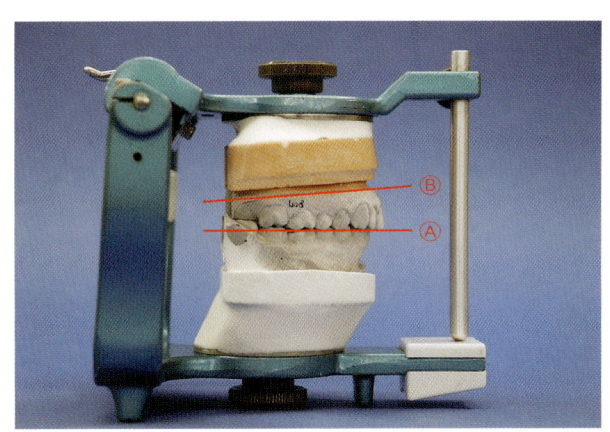

図4-4-6g 特殊なケースではあるが、オーバーバイトが極端に強い場合など、平均値咬合器では顆路角が調整できないために、実際の顆路角が平均値より強いケースなどでは、咬合器での開口障害や各運動の不具合などが出るときがある。このようなケースでは本来の咬合平面(Ⓐ)を意識的に変えて(Ⓑ)マウントすることもある。

### マウント精度の確認

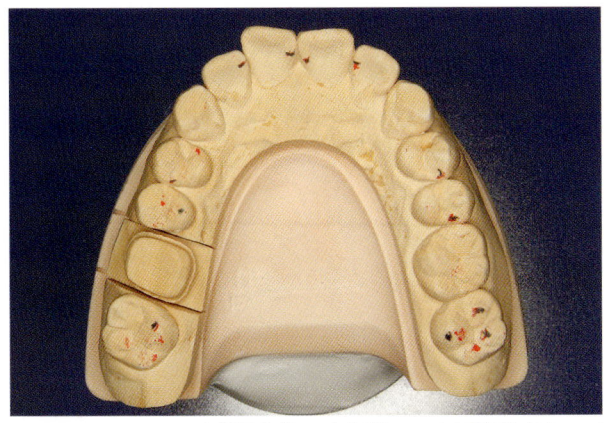

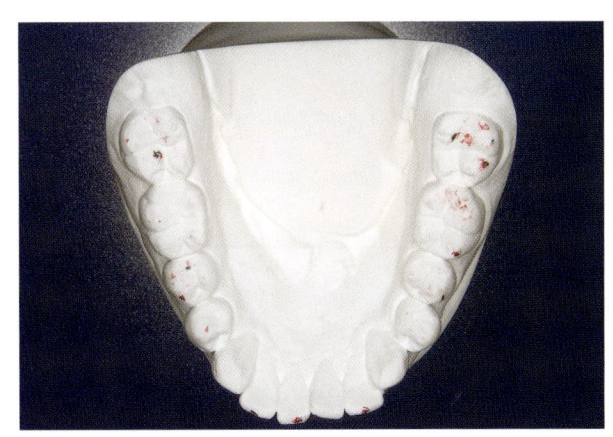

図4-4-7a、b 石膏硬化後、咬合器での上下接触点とバイト材の接触点とを十分に観察して、マウントの精度を確認することを忘れてはならない。

a｜b

79

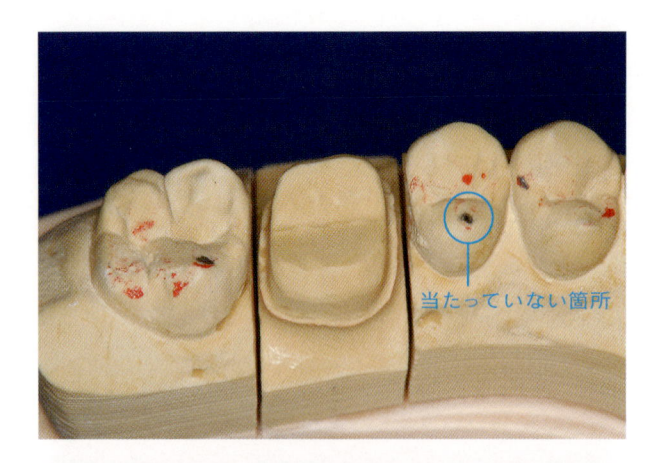

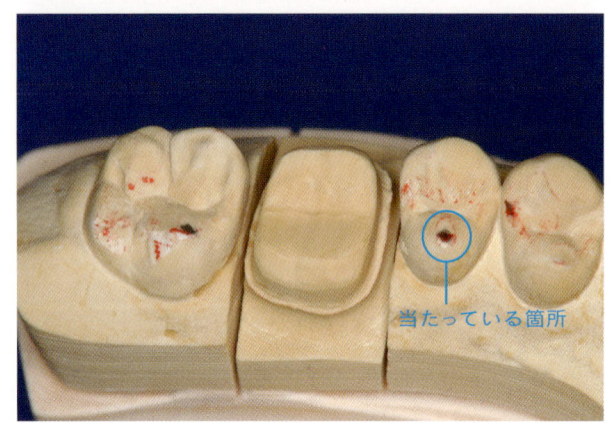

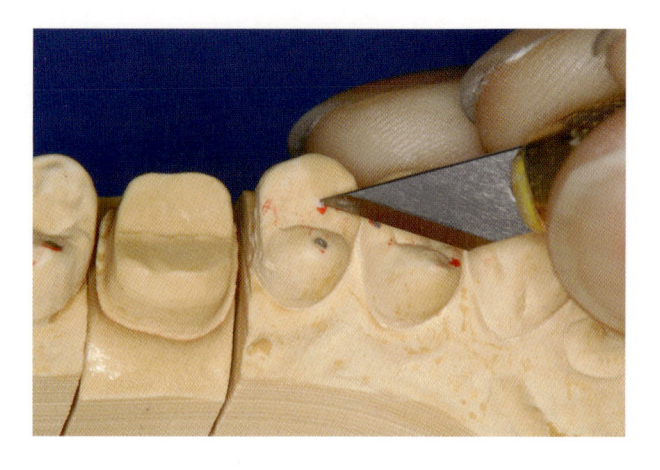

## Section 4　平均値咬合器（デンタルホビー）を用いての咬合器装着

図4-4-7c〜e　咬合紙12μm（Bausch Arti-fol metallic：プローデント）で咬合器でのマウントの精度を確認する。c：印象や模型でのわずかなひずみや口腔内の歯牙の動揺での誤差を調べるため、模型上の上下歯牙の接触関係とバイト材の抜け具合を観察する。d：誤差がある場合は、チェックバイトの接触点の抜け具合に近づくように、ナイフやカーバイドバーなどで模型をわずかに調整し、口腔内との誤差が少なくなるように歯牙を密着させる作業を行う。e：このようなマウント後の確認や調整を行うことで、口腔内セット時の補綴物の調整が最小となる。

### まとめ

　咬合器装着の精度は後に製作する補綴物の良否に大きく関与する。より高い精度で装着を行うためには、模型の歯周組織や残存歯の状況、ファセットの状態、歯科医師側から提供された患者のバイトレコードなどを観察して、いかに情報として活用するかという、ちょっとした知識と情報処理能力が必要である。

　このような能力を兼ね備えることによって、平均値咬合器であっても、かなりの精度で咬合器を使用することができる。また、これらのことを理解することにより、実際の半調節性咬合器の機能も十分に活かせるようになる。

#### 参考文献
1. 株式会社ジーシー編：咬合調整の少ないクラウン製作 腕のよい技工士さんはマウンティングが上手．2005．
2. 遊亀裕一：歯科治療における窮地からの脱出5 咬合調整の少ないクラウンの作り方①基本編．デンタルダイヤモンド．2003；28(401)：68-72．
3. 遊亀裕一：歯科治療における窮地からの脱出6 咬合調整の少ないクラウンの作り方②応用編．デンタルダイヤモンド．2003；28(402)：60-65．

# Chapter 5
# ワックス・アップとマージンの再調整

**Section 1**
ヒーターインスツルメントを使用したワックス・アップ

**Section 2**
中心窩の位置を押さえた理論的ワックス・アップ

**Section 3**
咬合を考えたワックス・アップとマージンの再調整

# 5-1 ヒーターインスツルメントを使用したワックス・アップ

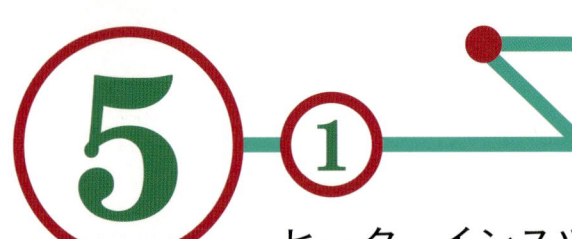

*Chapter5 / Section1*

久野富雄

**Key Words**：ヒーターインスツルメント、ドロップ・オン・テクニック法、ワックス分離剤、咬合状態

## はじめに

ワックス・アップの方法には、①浸漬法、②指圧法（カービング法）、③ドロップ・オン・テクニック法（コーンテクニック法）、④反復指圧法（滴下、指圧）などの方法があり、どの方法にも一長一短がある。

たとえば、スティックタイプのワックスを軟化して一塊圧接する指圧法は、ワックスの収縮変形防止に重点を置いて作業を行うのならば、合理的な方法である。

しかし、この方法は、ワックスの無駄がある、作業時間がかかるなど、いくつかの理由から臨床ではあまり採用されていない。

そこで技工所で行う臨床に受け入れられるワックス・アップの方法は何かと考えれば、迅速な作業性、短い作業時間、さらに使用する材料が安価かつ無駄が出にくいなどの諸条件が満たされた方法が最適となるであろう。

本項で取り上げたヒーターインスツルメントを利用する方法は、臨床経験の浅い歯科技工士でも、形態付与が行いやすく、材料の無駄も避けられると同時に比較的困難とされるドロップ・オン・テクニック法の練習にもなる方法である。

## ワックス・アップの準備

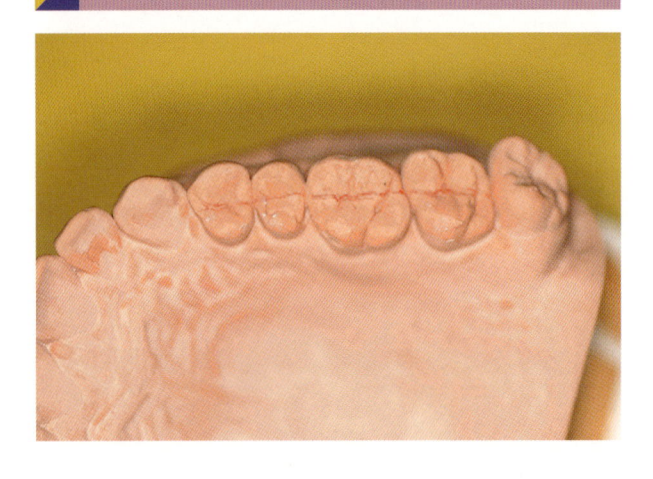

図5-1-1a　ワックス・アップに先立ち、機能咬頭接触位置を設定しておくことで、たとえ転位している支台歯でも、どこで咬合させるのかが判断しやすくなる。

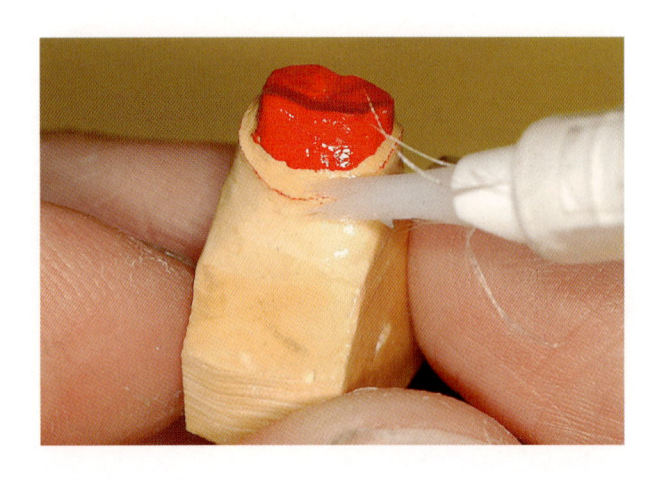

図5-1-1b　ワックス分離剤の塗布は、小筆などを用いて全体に一層塗布した後、余剰分をエアーガンで軽く除去し、均一な層にする。分離剤の層が厚くなりすぎると、ワックス・アップの際に内面にしわが入ったり、マージンの浮き上がりの原因となってしまい、適合の悪いワックスパターンとなる。なお、濃厚と思われる分離剤には、エチルアルコールを適量加えることにより、操作性も良く均一で、より薄い層として塗布できる。

Chapter 5 ワックス・アップとマージンの再調整

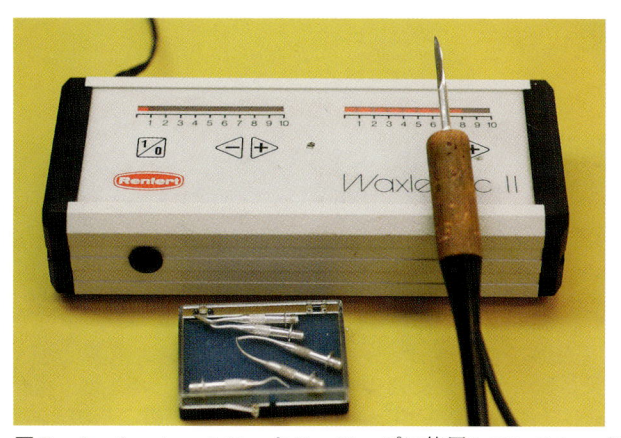

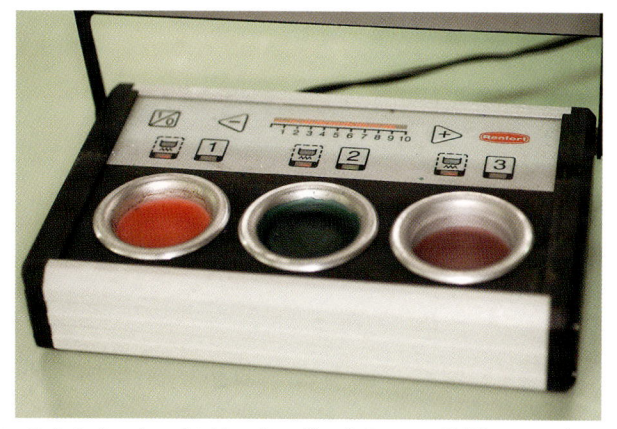

図5-1-1c、d　c：ワックス・アップに使用しているヒーターインスツルメント。d：ワックスポット（Renfert社製）。ヒーターインスツルメントを使用することにより、ワックスの軟化に適した最小限の熱で作業することができ、ワックスの変形を少なくできると同時にワックス・アップの時間短縮にもつながる。
c | d

図5-1-1e　ディッピングワックス法を用いて、歯型全体に軟質ワックス（スライクリスワックス）を盛り上げる。ワックスポットを使用しない場合は、スパチュラで盛るが、スパチュラは大きめのものを使用して、一気に素早く盛り上げることが重要である。また、マージンより少しオーバーさせることにより、マージン部ワックスの浮き上がりを防止できる。このとき歯型を火炎上にて少し暖めておくとワックスの硬化を遅らせることができる。

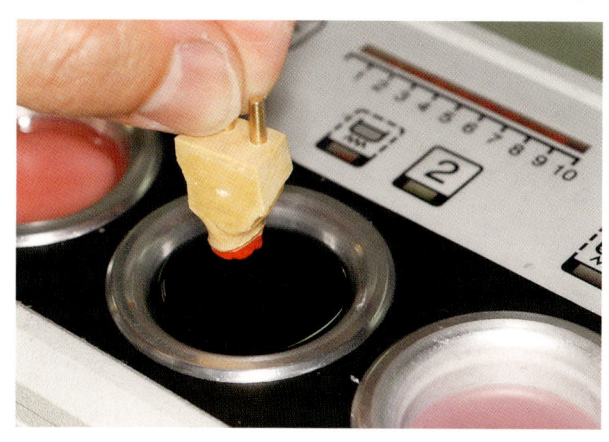

## ワックス・アップ

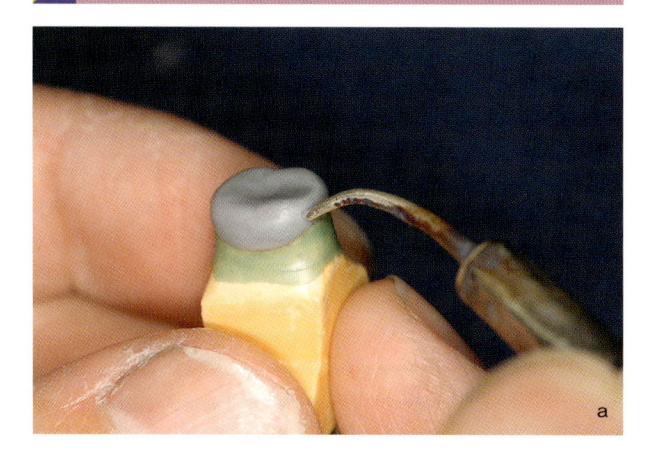

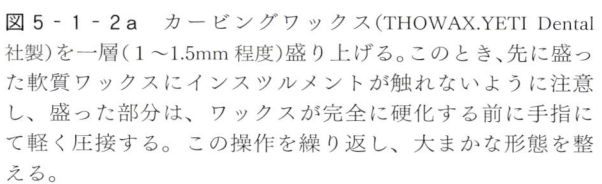

図5-1-2a　カービングワックス（THOWAX.YETI Dental社製）を一層（1～1.5mm程度）盛り上げる。このとき、先に盛った軟質ワックスにインスツルメントが触れないように注意し、盛った部分は、ワックスが完全に硬化する前に手指にて軽く圧接する。この操作を繰り返し、大まかな形態を整える。
図5-1-2b　隣在歯コンタクト部にワックス分離剤を塗布した後、歯型を歯列模型に戻し、コンタクト部（隣接部辺縁隆線）にワックスを盛り、大きさや位置を決定する。
図5-1-2c　つぎに機能咬頭部の盛り上げを行うが、ワックスの温度は、できるかぎり低い温度で行うことが重要である。具体的には、1度に1咬頭盛り上げることができ、盛り上げると同時に初期硬化が始まる程度の温度が望ましい。

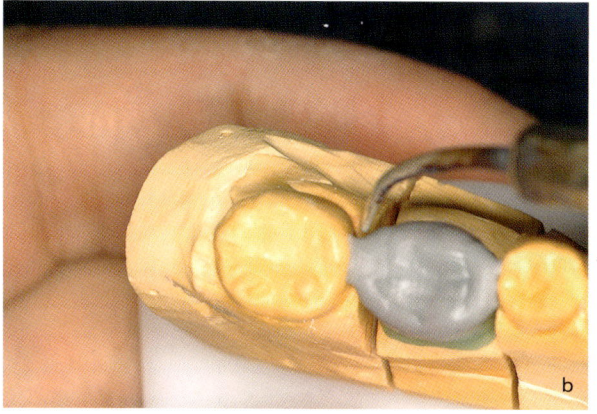

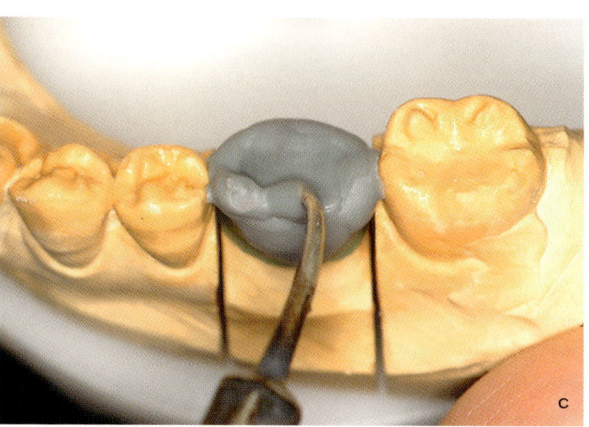

# Section 1　ヒーターインスツルメントを使用したワックス・アップ

## 対合関係の確認と咬頭の形成

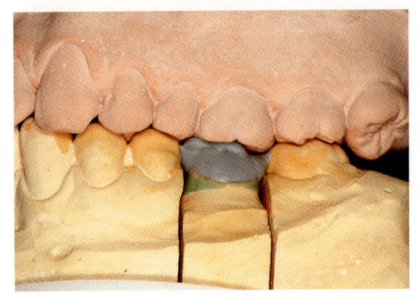

図5-1-3a　ひとつの機能咬頭のワックス築盛が終了したならば、ワックスが軟化状態のうちに静かに咬合器を閉じて咬頭嵌合位および偏心位での対合関係を印記する。図5-1-2cとこの図の作業を繰り返して、咬頭頂、隆線、窩などを形成する。ワックスが硬化してからこの作業を行うとワックスパターンが割れたり、変形を起こす。

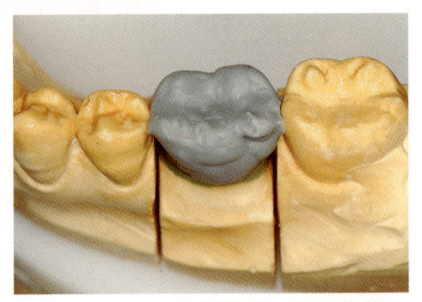

図5-1-3b　対合関係の印記状態を基に外形を整え、おおよその咬頭と主溝の位置を決める。

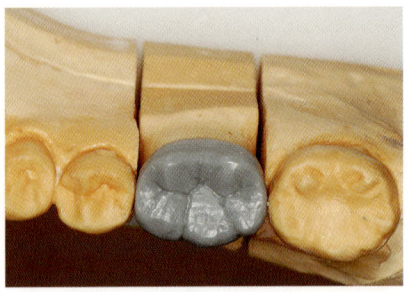

図5-1-3c　外形に沿って各辺縁隆線、三角隆線、溝、窩を形成する。このとき、強すぎる咬耗は過重咬合となる場合があるため、咬耗を小さくして咬合圧を軽減するようにする。咬頭頂は機能咬頭外斜面を小さくし、内斜面の咬耗は、溝を付与して小さくする。頬舌側の豊隆は、自浄作用を考慮し、0.5mm以上にならないように注意して外形を整える。

## 咬合状態の確認

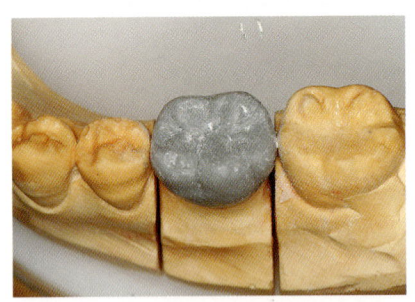

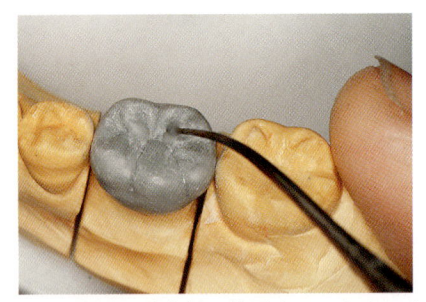

a | b

図5-1-4a、b　a：咬合接触状態をチェックする場合、咬合紙を使用するよりもパウダー（ステアリン酸亜鉛）を使用したほうが、より正確で作業効率も良い。パウダーはリング焼却において完全焼却できるものが望ましい。鉱物系のパウダーは、完全燃焼せず鋳型内にカーボンとして残留し、鋳造物に混入するので、その使用を避ける。b：咬合接触を確認後、鋳造後の接触部を確実にするため、金属収縮分に相当する量のワックスを少量だけ盛る。

## 隣接面コンタクトの確認

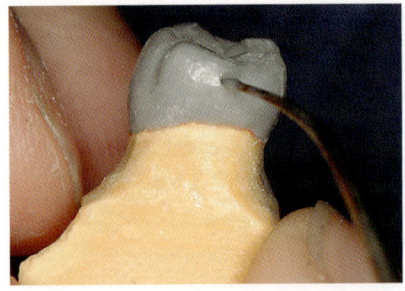

図5-1-5a　隣接面コンタクトの位置と大きさを確認するため、コンタクトに少量のワックスを盛り、軟化状態のうちに歯列模型に戻してコンタクト部の圧痕を記録し、適正な接触面になっているかを確認する。

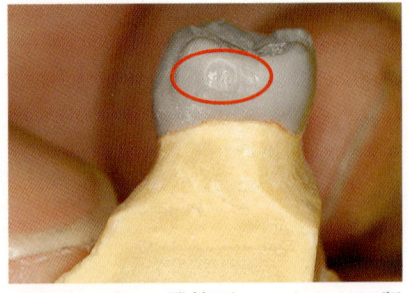

図5-1-5b　隣接面コンタクトに記録された圧痕である。コンタクトは、ある程度の大きさ（縦1mm×頬舌径2mm程度）の面になるのが望ましい。これを考慮しながら位置、大きさが適正なものとなるように修正を加えていく。

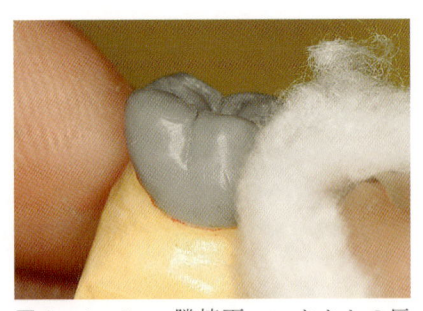

図5-1-5c　隣接面コンタクトの圧痕部に、金属収縮分に相当する少量のワックスを盛る。ワックスパターンと追加補修したワックスの境に段差ができないように、ティッシュペーパーまたは綿花などを用いて面をきれいに仕上げる。このときは、表面に少し分離剤を塗布して行うと良い。

# Chapter 5 ワックス・アップとマージンの再調整

## マージン調整とワックスパターンの完成

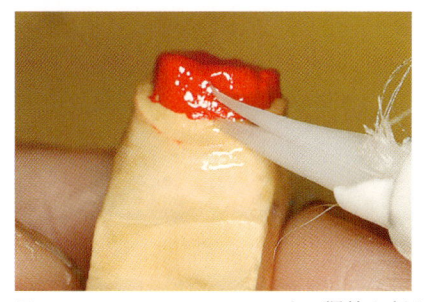

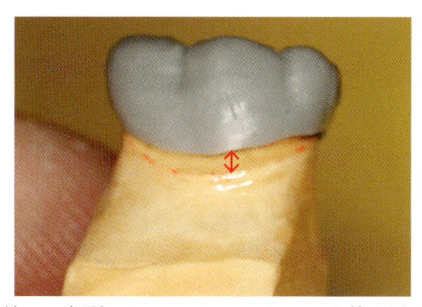

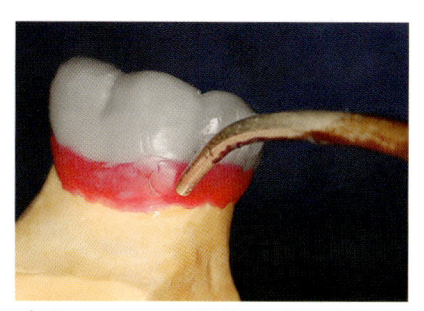

図5-1-6a〜c　a：マージン調整を行う前に、歯型からワックスパターンを抜き取り、歯型にワックス分離剤を一層塗布する。余剰分はエアーガンにて除去する。b：マージンの最終調整を行う前に、マージン寄りを1〜2mm程度カットする（矢印）。c：カットされたマージン部に軟質ワックス（マージンワックス）を適量盛り上げ、手指で圧接する。軟質ワックスを盛る際には、硬質のワックスパターンとの馴染みを良くするように、インスツルメントで少し硬質ワックスを軟化しながら盛り上げる。　a|b|c

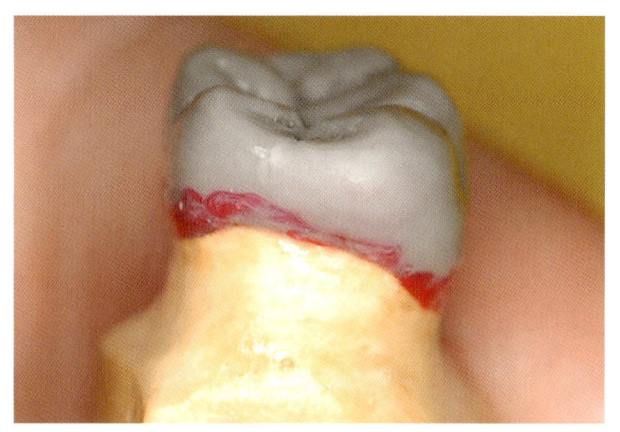

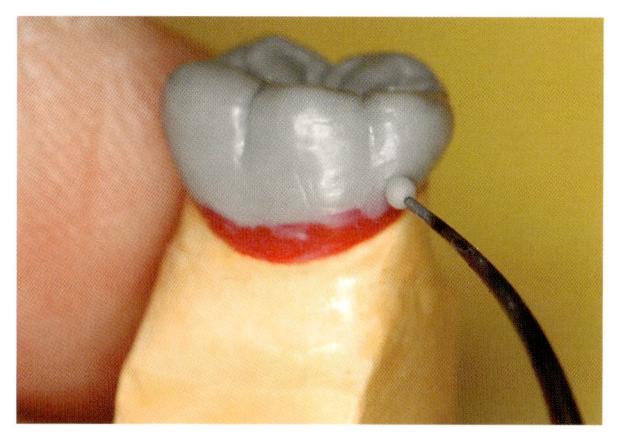

図5-1-6d、e　d：コンタクトポイントの盛り足し。マージン調整を行った後、ティッシュペーパーまたは綿花などを用いて盛り足しした部分のワックスをきれいに仕上げておく。e：ワックスパターンの完成後、リムーバブルノブを付与する。ノブは、口腔内仮着時において頰および舌の障害とならない位置が望ましい。なお、ノブは2個対称的位置に付与するのが良い。1個の場合は、上顎は遠心舌側、下顎は遠心頬側に付与すると支台歯の傾斜方向に力を与えることができて有効性が高い。　d|e

## まとめ

　効率の良いワックス・アップ作業を行う前提として、歯牙形態の熟知が挙げられる。そのため、毎日あらゆる角度から歯牙を観察し、その形態が模擬彫刻できるよう訓練を続け、咬合面形態をはじめとした頬側面観、舌側面観および隣接面観と、どの角度から見ても形態全体を付与できるよう技量を向上させる必要がある。

　前述のとおり筆者が最適と思うワックス・アップの方法としては、ドロップ・オン・テクニック法を挙げるが、この方法は大きな辺縁隆線や主隆線などは盛りやすい反面、小さな副隆線などの形を整えながらきれいに盛り上げるためには、かなりの訓練を必要とする。そこで本項で紹介したカービングワックスをヒーターインスツルメントで盛り上げていく方法と併用すれば、咬頭頂および主隆線を中心に必要最小限の盛り上げができるうえに、ワックス硬化する直前に咬合させてファセット形態とし、ファセットをグルービングしてカービングによる形態付与を併用することで、作業の迅速性を得ることができる。

　またマージンの再調整は、鋳造冠の適合に大きく左右する工程であり、慎重かつ高精度で行わなければならない。軟質ワックスにて再度築盛、圧接した後に、マージンのオーバーラップ部分を取り除きマージンラインを仕上げるが、このとき肉眼では細部をよく観察できないので、そのままでは適合精度を高めるにも限界がある。そのため実体顕微鏡を使用することで的確なマージンラインを把握でき、オーバーマージン、ミニマージンを避けると同時に作業効率の向上も図ることができる。

# 5-2 中心窩の位置を押さえた理論的ワックス・アップ

佐々木雅史

Chapter5/Section2

Key Words：ワックスカービング、コーピングワックス、カービングストレス、中心窩の位置、運動範囲

## はじめに

ワックス・アップは補綴物製作への実質的な第一歩であると同時に、その目的は補綴物を用いての口腔内における機能性、審美性の回復にある。技工学校においてある程度ワックス・アップができていても、技工所で実際に臨床模型と対峙すると形態がとれないという大きな壁に当たってしまい戸惑うことが多い。

そこで本項では、自然で理論的なワックス・アップ、すなわち口腔において機能性と審美性を回復し、また違和感を覚える補綴物製作を避けるための必要不可欠なワックス・アップのチェックポイントを簡素かつ明確に述べる。

また適合性の良い補綴物製作のためには、マージン部の再調整を行うが、「なぜ再調整が必要なのか」「どのような場合に必要になるのか」「再調整の必要ないワックス・アップはできないのか」も考察したい。

### エバンスの形成

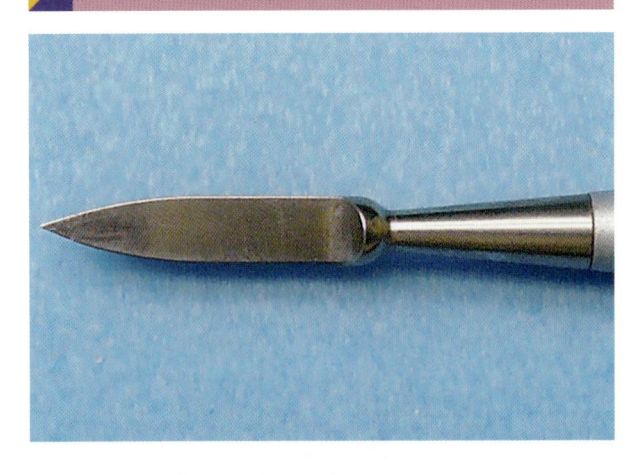

図5-2-1a　既製のエバンスは刃部が大きい。そのため彫刻しづらくまた細部のカービングに適していない。

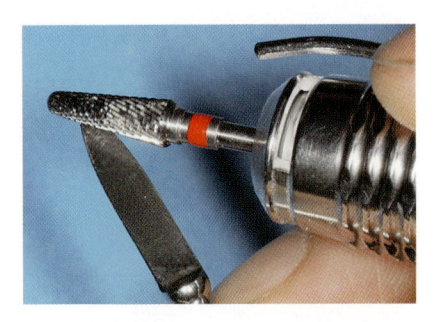

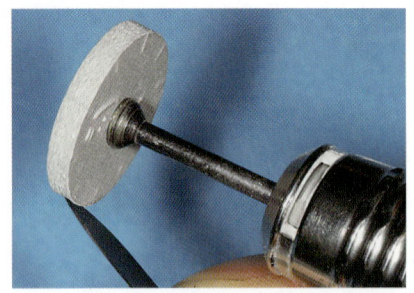

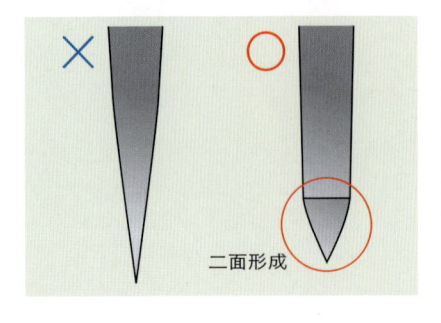

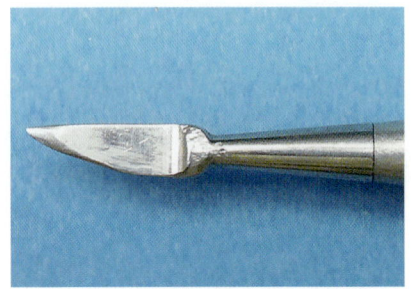

図5-2-1b〜e　b、c：カーバイドバーとゴムホイールを用いて既製のエバンスを形成する。1面のみの形成はワックスに刺さり、ワックスカービングに多くの傷を残す。d：ワックス切削部の刃先は2面形成が良い。e：形成の終わったエバンス。個人によってカービング角度が異なるため、ワックス・アップ前に自分に合ったカービング角度にエバンスを形成する。

Chapter 5 ワックス・アップとマージンの再調整

## 形成したエバンスでのワックス・アップ

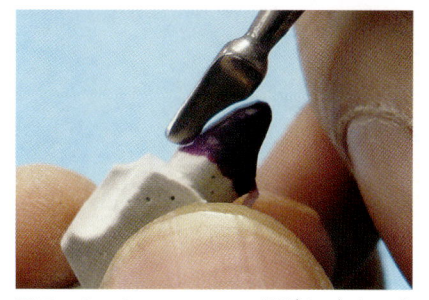

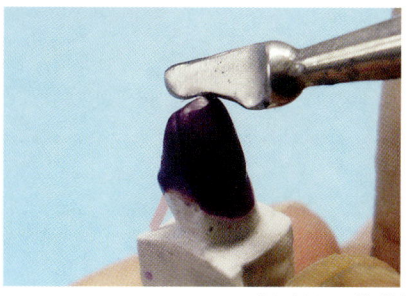

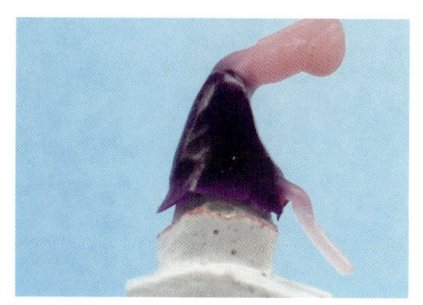

図5-2-2a～c　a、b：用途に合わせたエバンスでワックス・アップを行うと作業効率が向上する。c：ショルダー部の再現も容易に行える。
a|b|c

## ワックスの軟化

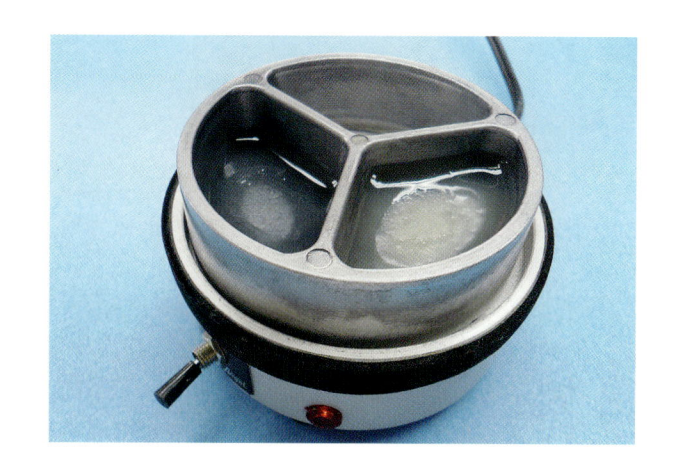

図5-2-3　作業を始める前にワックスポットでワックスを軟化させておくと効率良くワックス・アップができる。

## ワックス・アップ

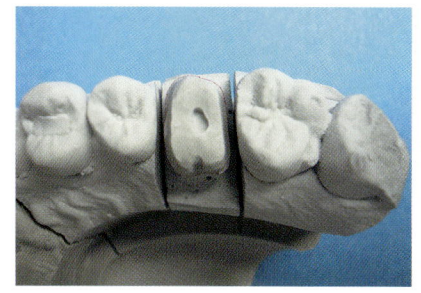

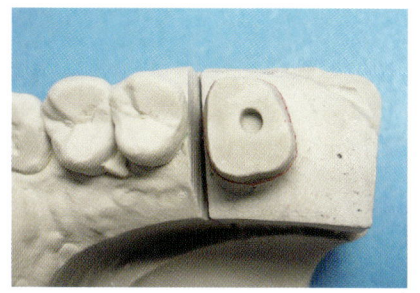

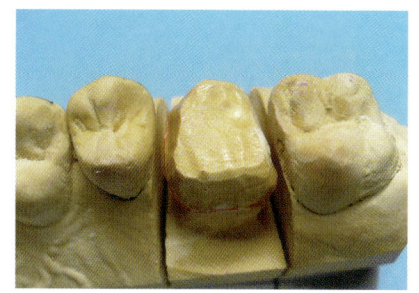

図5-2-4a～c　以下に同じルールに基づいた上顎第一大臼歯のワックス・アップを示す　a：幅が狭い上顎第一大臼歯。b：標準的な幅の上顎第一大臼歯。c：幅の広い上顎第一大臼歯。
a|b|c

d|e

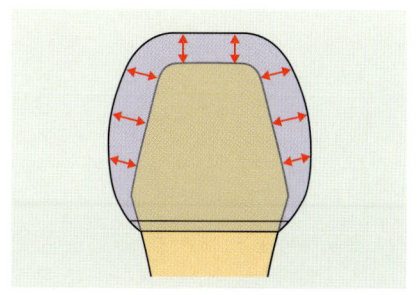

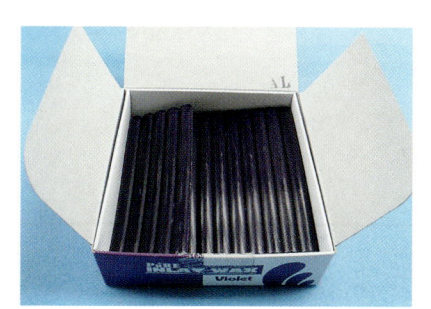

図5-2-4d、e　d：コーピングをするときは、ややマージンオーバーになるようワックスを盛り上げる。また支台歯表面のコーピングワックスは粘性が強いもので、後のワックスカービングを行う際に、カービングストレスを吸収してくれるものが良い。ただし、ユーティリティーワックスは粘性があり、カービングストレスを吸収するが、軟らかすぎるので適さない。e：内面のワックスはあえて収縮率の大きいバイオレットのインレーワックス（クエスト社）を用いると、外側性の補綴物は支台歯に密接となり、適合性の良い補綴物を製作することができる。

87

## Section 2　中心窩の位置を押さえた理論的ワックス・アップ

図5-2-4f〜h　内面のワックスを盛り上げた後、外側の外形を盛り上げる。短時間で作業を行うため、大きなスパチュラを用いる。なおコーピングワックスをそのまま盛り上げても大きな問題は起きない(注：バイオレットインレーワックスは識別しにくいため、図中のワックスはあえてグレーワックスを用いている)。

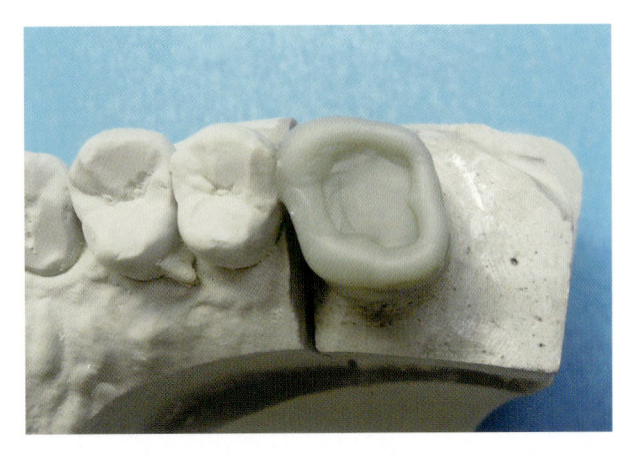

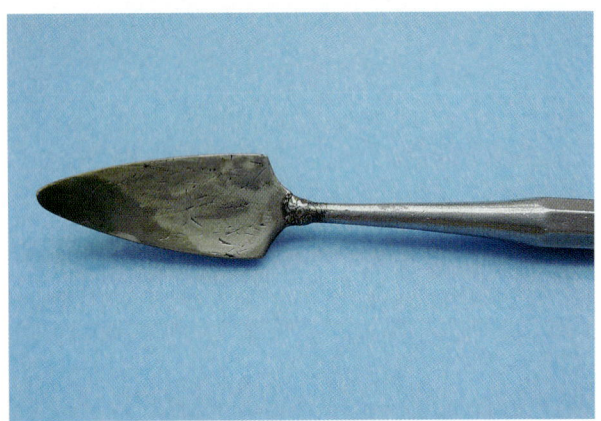

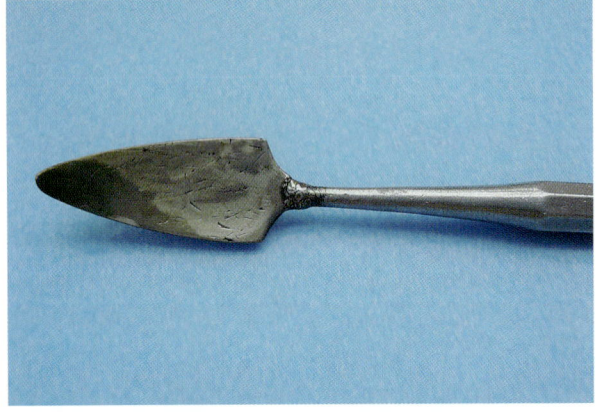

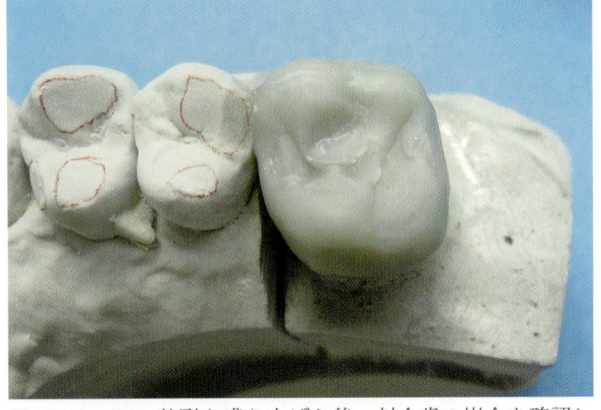

図5-2-4i　外形を盛り上げた後、対合歯の嵌合を確認しながら咬合面を埋めるが、同時にワックス硬化前に側方運動も確認する。硬化した後ではワックスに大きなストレスを与え変形を誘発してしまう。

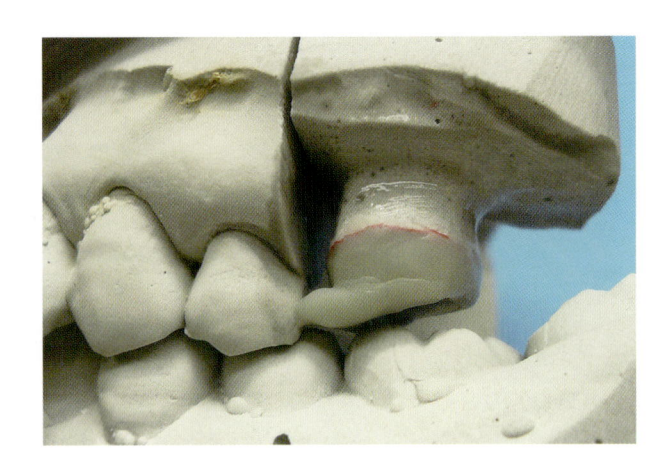

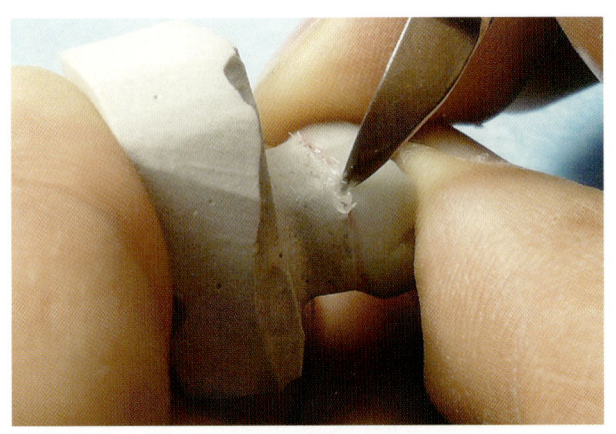

図5-2-4j　マージン部には厚みを持たせて、エバンスでカットするように形成する。その後、マージン部にはワックス・アップの強化として再度均一に0.3mmの厚さにワックスを形成しておく。これにより研磨を行ったときに補綴物をシャープに仕上げることができる。

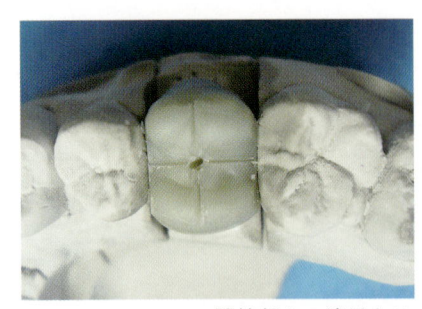

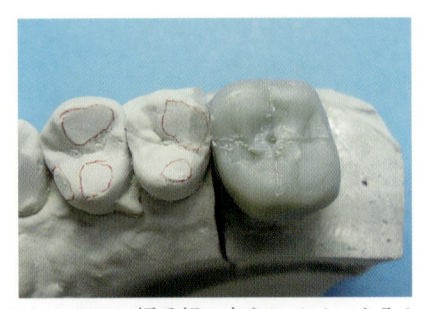

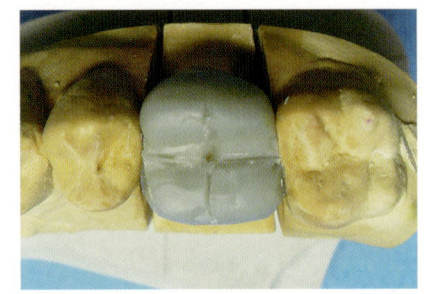

図5-2-4k〜m　隣接部との境目をはっきりさせて、頬舌部の中心にラインを入れる。つぎに近遠心の中心部にもラインを入れる。この2本のラインの交点を中心窩に設定する。この中心窩の位置が近遠心的あるいは頬舌的にずれることによって、咬頭のバランスが崩れ咬合面形態が形成できなくなる。言い換えれば、中心窩の位置さえ間違えなければ、バランスは大きく崩れることはない。k：幅が狭い上顎第一大臼歯。l：標準的な幅の上顎第一大臼歯。m：幅の広い上顎第一大臼歯。

88

# Chapter 5　ワックス・アップとマージンの再調整

図5-2-4n　近心窩、遠心窩の順で窩を決定したら、中心窩に溝を入れて、咬頭割を行う。

図5-2-4o、p　対合歯の印記がなくなるところまでワックスを削り落とす。

図5-2-4q　対合歯が運動時も含めて完全に当たらないように山割りカービングを行う。この時点ではじめて咬合を考える。A-B-Cコンタクトを意識しながら積極的に咬合を付与していく。このような作業をすることによって、偶発的にできあがった咬合でなく、歯科技工士が理論的に考えた基本的な咬合を付与することができる。

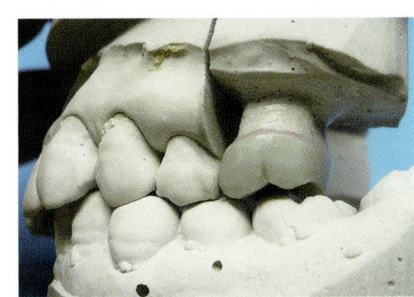

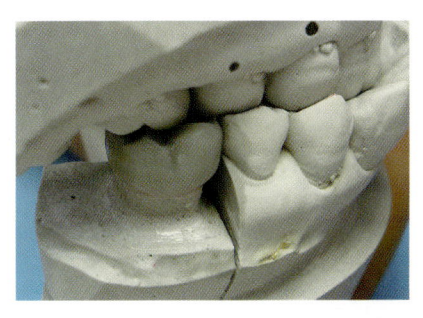

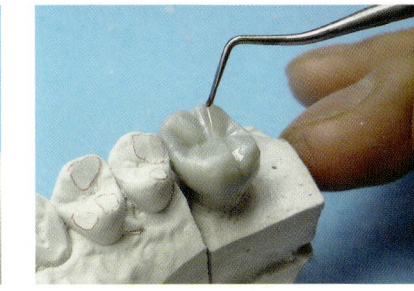

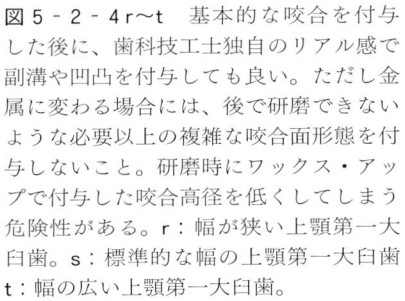

図5-2-4r〜t　基本的な咬合を付与した後に、歯科技工士独自のリアル感で副溝や凹凸を付与しても良い。ただし金属に変わる場合には、後で研磨できないような必要以上の複雑な咬合面形態を付与しないこと。研磨時にワックス・アップで付与した咬合高径を低くしてしまう危険性がある。r：幅が狭い上顎第一大臼歯。s：標準的な幅の上顎第一大臼歯　t：幅の広い上顎第一大臼歯。

図5-2-4u　中心窩の位置を間違えなければ、近遠心幅に関係なく形態は崩れない。図中左から幅が狭い上顎第一大臼歯、標準的な幅の上顎第一大臼歯、幅の広い上顎第一大臼歯。

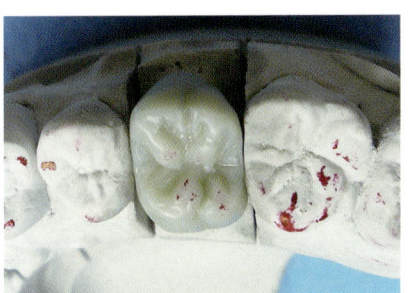

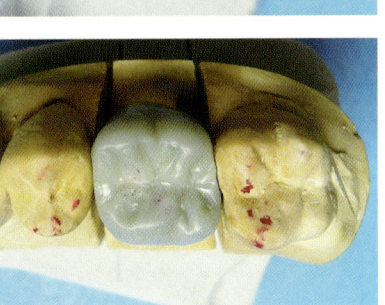

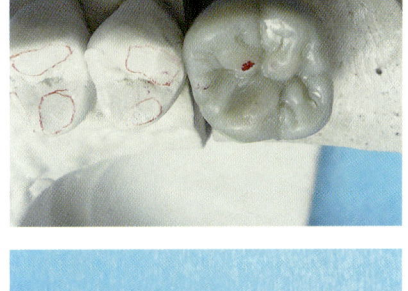

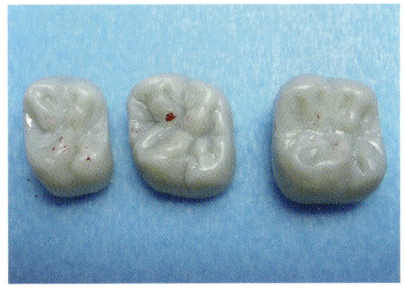

| n | o |
|---|---|
| p | q |

| r | s |
|---|---|
| t | u |

## ワックス・アップ時のチェックポイント

表5-2-1　ワックス・アップ時のチェックポイント

| | |
|---|---|
| ① 咬合はB点を中心にA点、C点の回復ができているか | ⑥ スピー湾曲はスムーズな放物線を描いているか |
| ② 上顎臼歯部の咬合は咬頭内斜面を中心に与えているか | ⑦ カウンターはアンダーまたはオーバーになっていないか |
| ③ 咬合ポイントは大きなくぼみで付与していないか | ⑧ 下部、上部、隣接の鼓形空隙は付与できているか |
| ④ 作業側、平行側の側方運動時に干渉していないか | ⑨ 辺縁隆線の高さは均等か |
| ⑤ 咬頭展開角は隣在歯より急峻になっていないか | ⑩ コンタクトポイントの位置は適切か |

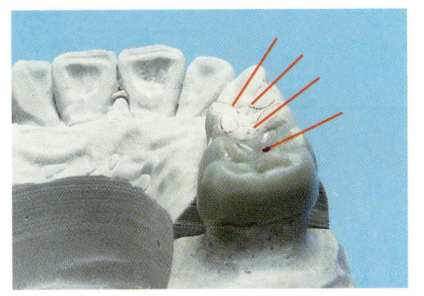

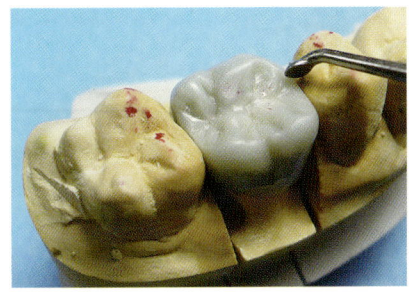

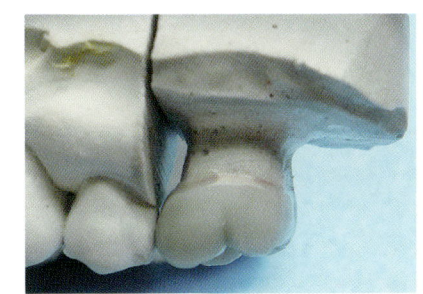

図5-2-5a〜c　a：咬頭展開角は後方から観察するとわかりやすい（図中の赤い線に注意）。b：辺縁隆線は目測によりインスツルメントを使用したほうが確実である。c：スピー湾曲の確認は必ず行う。

| a | b | c |

# Section 2　中心窩の位置を押さえた理論的ワックス・アップ

## 運動範囲の確認とマージン部の再調整

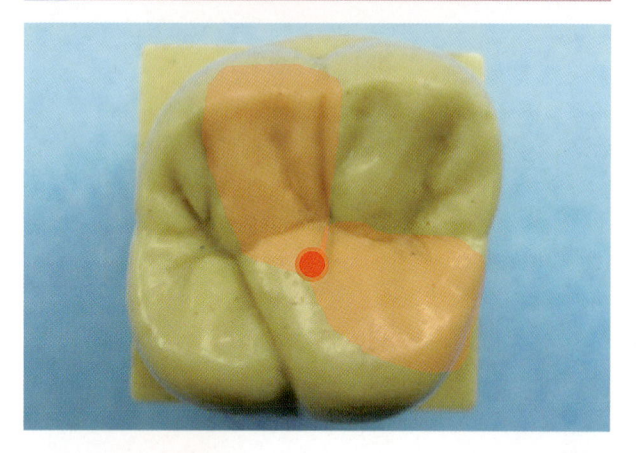

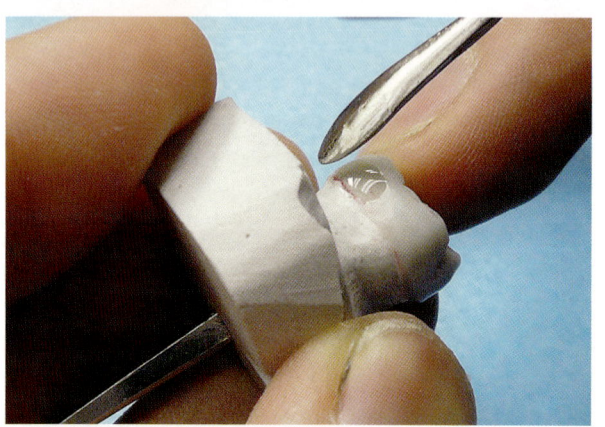

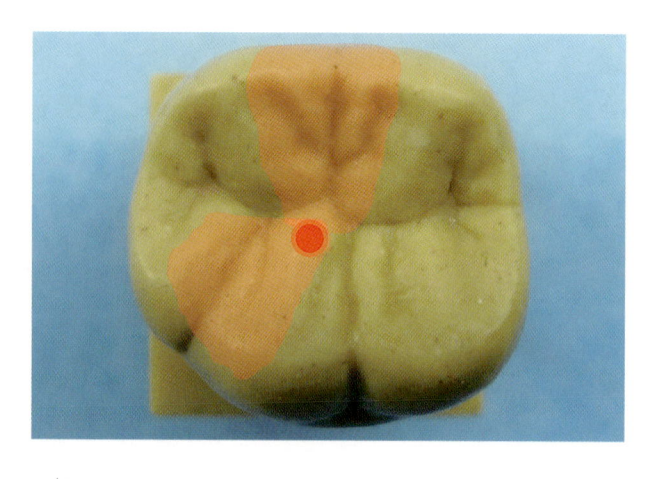

| a | b |
|---|---|
| c |   |

**図5-2-6a、b** 上下顎とも歯の運動方向とともに運動範囲を理解することが重要である。a：上顎第一大臼歯の側方運動の範囲。b：下顎第一大臼歯の側方運動の範囲。

**図5-2-6c** 再調整の必要があればマージン部を再び軟化させて支台歯に圧接する。半硬化したときマージン下部に向かって力を加えるが、圧接後ワックスの内面を確認して、しわができているようでは、精密な適合は得られない。

## 再調整が必要ないワックス・アップ

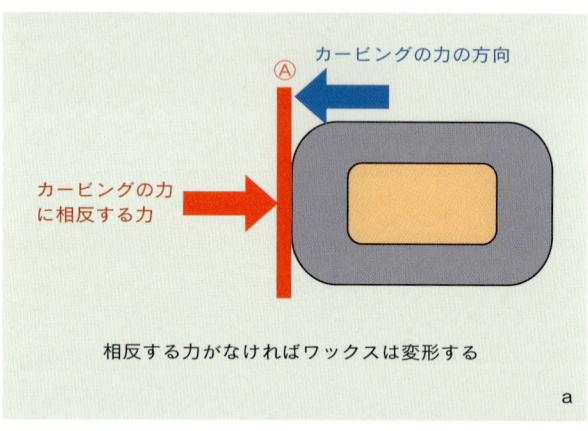

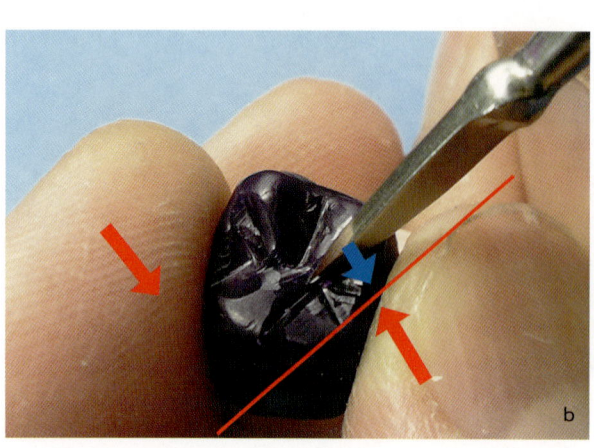

**図5-2-7a** ワックスカービングは盛り上げたワックスにストレス（圧力）を与えることになる。つまりワックスを削れば、削るほど加わるストレスは多くなる。そして、そのストレスが開放されると、支台歯からの緩み、マージンの開きなどから適合不良を引き起こしてしまう。したがって、盛り上げたワックスに可能なかぎりストレスを与えないように、エバンスの切れ味、カービングワックスの選択、カービング時に加わるストレスの方向に十分注意を払う。

**図5-2-7b、c** カービングストレスを開放しないワックスの選択と適度なワックスカービングにより、マージン部の再調整が必要ないワックス・アップも可能である。なお、カービング中はワックスをしっかりと押さえ込む（図中の赤色の線は図5-2-7a中のⒶ線を示す）。

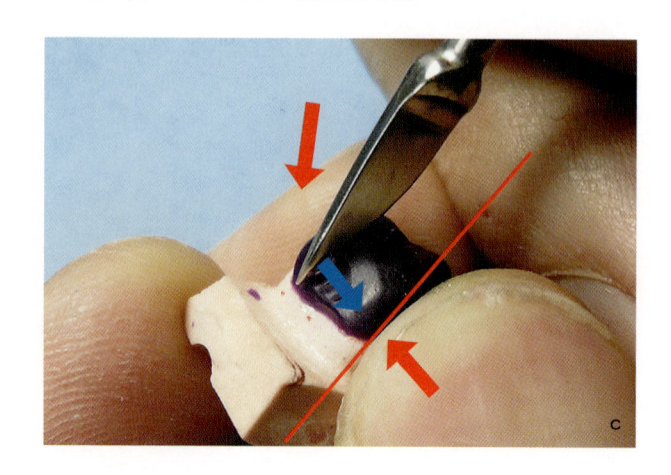

# Chapter 5　ワックス・アップとマージンの再調整

### まとめ

　本項では上顎第一大臼歯の例を中心に、ワックス・アップの手順・注意点を述べたが、これらはほかのすべての歯のワックス・アップを行うときでも同じである。すなわち、中心窩の位置を正しく設定すれば、大きな形態の崩れは起こらない。

　さらに隣接歯との調和を考え、表5-2-1に挙げたチェックポイントすべてを網羅すれば、口腔内において十分に機能するクラウンを製作することができる。

　また精密な適合を得るためにマージン部の再調整を行うわけだが、それ以前に、ワックスの特性、カービングストレスのコントロール、適切なワックスの選択ができて、はじめて精密な適合が得られるのである。

## Chapter5 / Section3

浅水広太／滝沢琢也／陸　誠

# 咬合を考えたワックス・アップとマージンの再調整

**Key Words**：モデルリペアー、スペーサー、コーピング、基準点の設定、圧接

## はじめに

　ワックス・アップ作業は、後の適合性や作業効率に大きく関係する。この作業を的確（適量・適所）に行うことは、とても大切であり、補綴物製作の基礎であることは言うまでもない。

　またこの作業に使うワックスは複雑な形態も比較的簡単に表現できるうえ、過不足があっても容易に修正でき、非常に操作しやすい材料である。現在に至るまで、ワックスに代わる材料は現れていない。したがって、これを用いたロストワックス法はその利便性が高いゆえに、今後も使われていく技法であろう。

　しかし、半面、ワックスは強度の問題を含め、様々な要因や環境の影響を受け、変形しやすい不安定な材料でもある。

　そのため、使う術者によって大きく技術の差が出てしまう。ワックスの特性を十分に知り、上手に取り扱い、適合の良いクラウン製作を行いたいものである。

### 剥離、面荒れ、気泡などのリリーフ

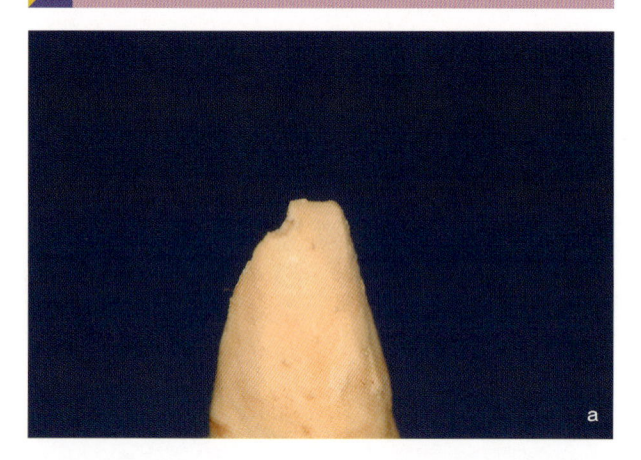

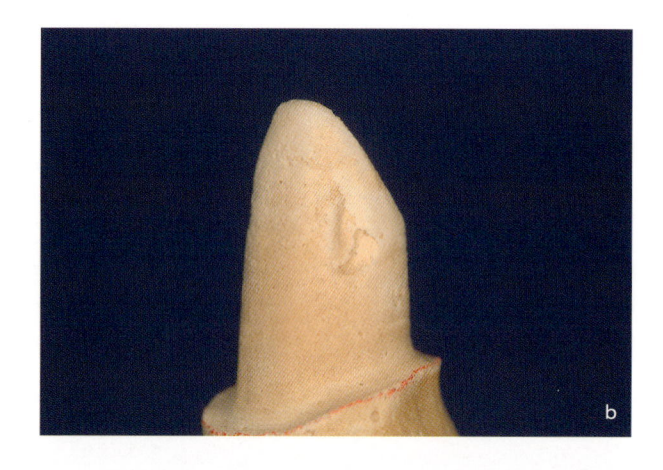

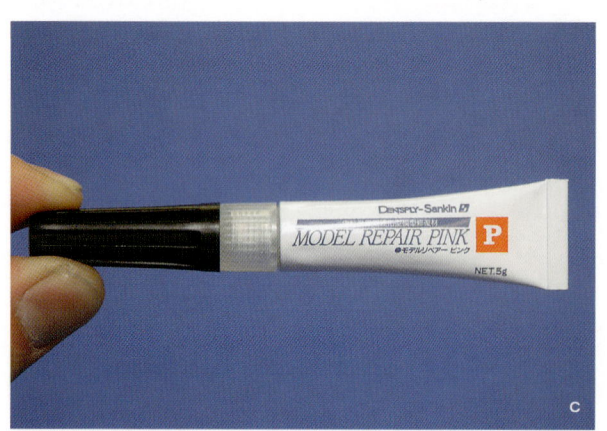

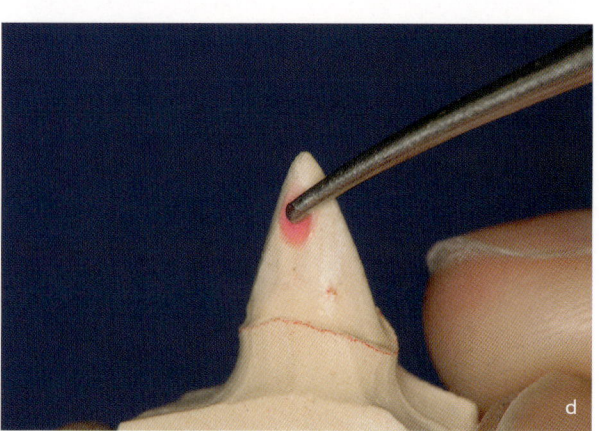

図5-3-1a〜d　a〜c：支台歯の表面を拡大鏡でチェックし、以前入っていた補綴物の撤去などによる部分的な形成の不備や気泡やアンダーカット、また部分的な印象の剥離や石膏注入時の混水比の問題などによる隅角や鋭利な部分の面荒れや欠けがあった場合、モデルリペアーピンク（DENTSPLY-sankin）や光重合タイプのレジンなどにて、ブロックアウトやリリーフ処理を行う。d：剥離や面荒れ、欠け、気泡など模型が欠損しているケースには少し過補償するように処理しておくと、トラブルの発生を低減することができる。

Chapter 5　ワックス・アップとマージンの再調整

### 各種スペーサー

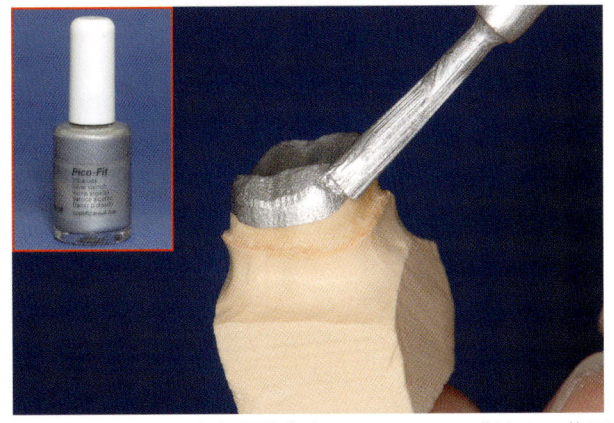

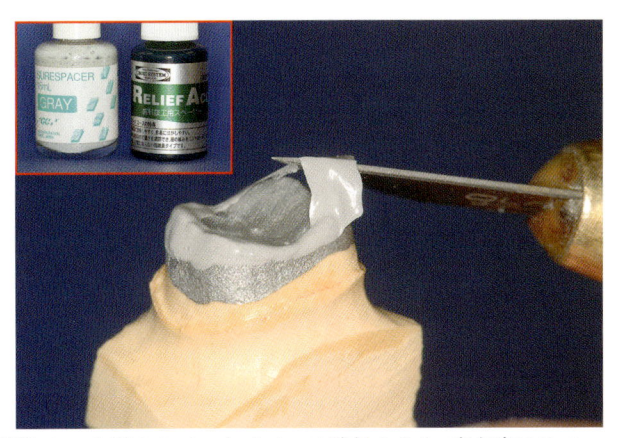

図5-3-2a、b　支台歯形成時におけるバーの傷あとの修正や、補綴物セット時のセメントスペース確保のため、支台歯にスペーサーを塗布する。近年使用目的により、はがせるものと、はがせないものがある[1]。a：通常、はがせないスペーサーは、どのメーカーも使用感は似ており、厚みが10μm前後で、希釈液で希釈しながら使う製品が多い。筆者らは鋭利部分への操作性の良さで図中左上のピコフィット シルバー（レンフェルト社製・日本歯科商社）を2重塗りで使用することが多い。b：図中左上の乾燥すると、はがせるシュアスペーサー（ジーシー）やリリーフエース（デンタルアルファ）は、鋳造後のメタル適合時、メタルの収縮や埋没材の荒れなどによって、微調整が必要と思われる箇所に過補償として塗布し、適合時にはがして作業するような場合に利用している。

a｜b

### ワックス、ヒーター、分離剤

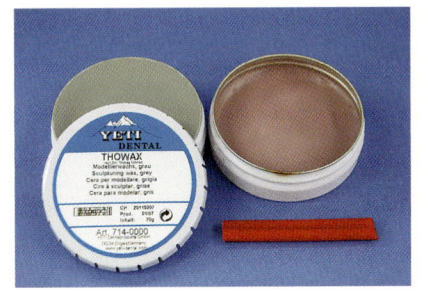

図5-3-3a　市販されているワックスは多数あるが、色による視覚的な点や融解温度、粘性などを考慮し、使いやすいものを選ぶことが基本である。筆者らはワックスを使う季節、室温、熱源などによりユーティリティーワックスを少し加えたり、環境と使用感に合わせる工夫をしている。

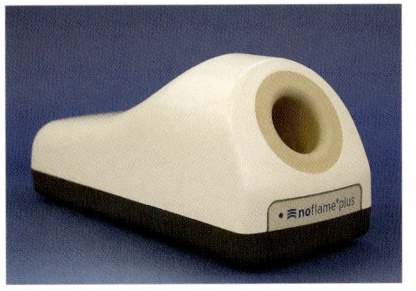

図5-3-3b　近年IH式ヒーターのノーフレーム（日本歯科商社）や電気インスツルメントがかなり普及してきた。効率面もあるが、熱源にガス火を使用しないので、安全でクリーンな環境づくりという点で注目をされている。

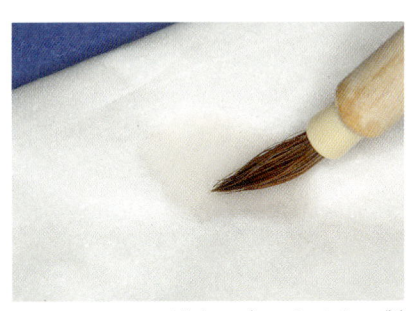

図5-3-3c　適合の良いクラウン製作のポイントとして、支台歯への分離剤の塗布がある。厚くならないように、余剰分は筆をティッシュペーパーなどで拭き取りながら、薄く均一に塗布する。ただし樹脂系模型材に対して、分離効果が弱い製品もあり、ワックスとの相性などの確認も必要である。

### コーピング

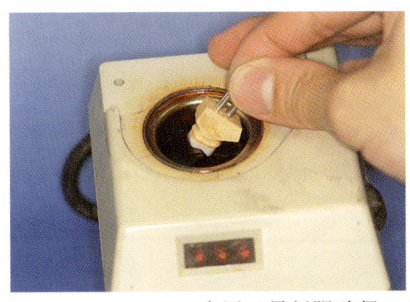

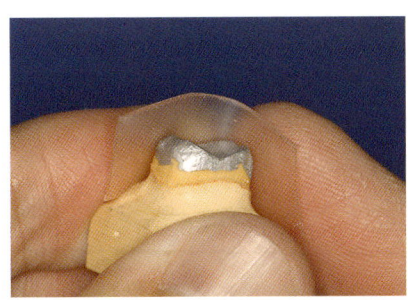

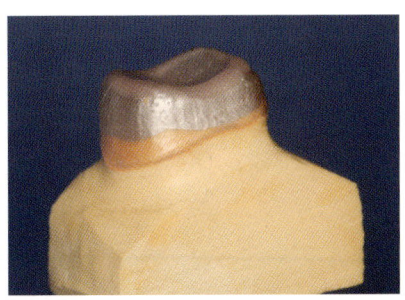

図5-3-4a〜c　金属で最低限確保したい0.3〜0.4mm程度の均一な厚さのコーピングが、誰でも簡単にできる方法として、ディッピングワックス法とシートワックス法がある。ディッピングワックス法では、ディッピングワックスとその上に盛るワックスの色を使い分け、厚みの指標にする。シートワックス法はシートワックス#30（ジーシー）を軽く軟化し、支台歯の一方向から歯面に圧接していく。このとき指の腹を上手に使うのがポイントである。つぎにシートワックスの合わせ目を少し加熱したインスツルメントで切り取り、溶解したワックスを追加する。インスツルメントは少し過熱し、シートワックスに不要な力を加えないように作業する。

a｜b｜c

# Section 3　咬合を考えたワックス・アップとマージンの再調整

### 対合関係の確認

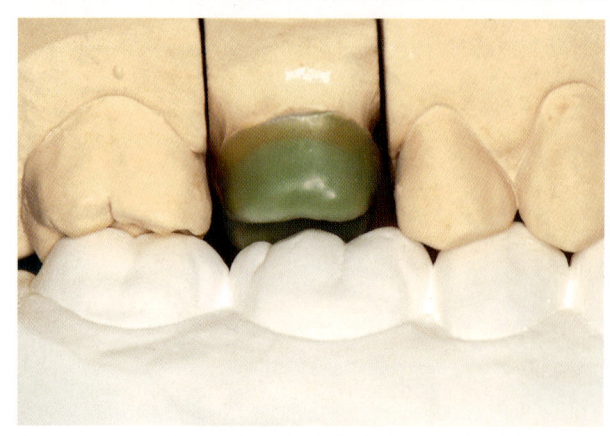

図5-3-5　ワックス・アップを始める前によく対合関係を観察し、対合歯のどの位置に咬合のポイントをもってくるか、どのような咬頭の形にするかをイメージし、目標設定することが大切である。

### 対合歯の運動経路

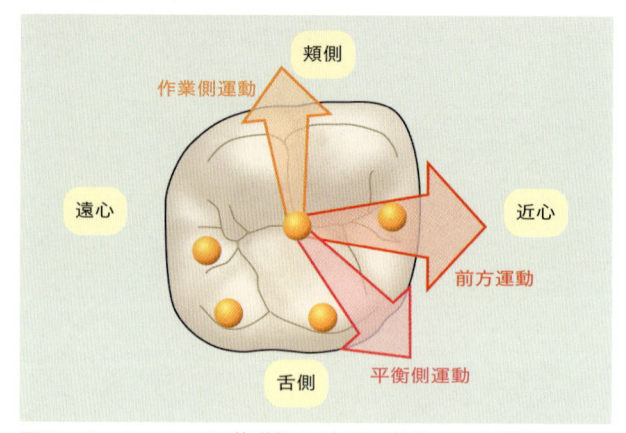

図5-3-6　さらに基礎的な咬合を考慮し、各運動（前方・作業側・平衡側）を行う際に動く運動路を溝とし、機能咬頭運動の妨げにならない配慮をする。咬合面の溝や隆線は対合歯との咬合運動で決まる。図は下顎第一大臼歯頬側中央咬頭の運動を示している。

### ワックス・アップ―基準点の設定―

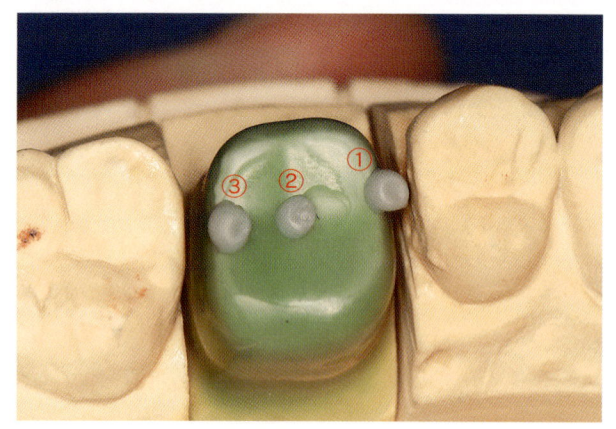

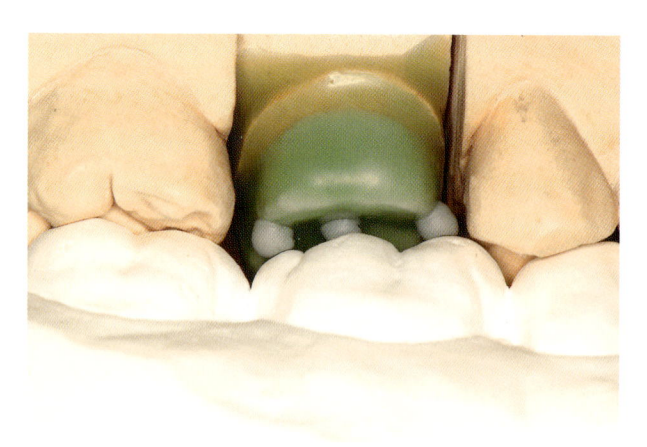

図5-3-7a、b　a：ワックス・アップでの最初の作業は、以下に示す5点の基準点をしっかり設定することである。まず対合歯の下顎第一大臼歯頬側近心・中心・遠心咬頭の咬合点にワックスを盛り上げる。この作業で上顎右側第一大臼歯の①近心辺縁隆線基準点、②中央咬合基準点、③遠心辺縁隆線基準点を設定できる。b：ワックスが完全に硬化する前に、対合模型を咬合させ、圧痕の有無や程度を確認する。

a｜b

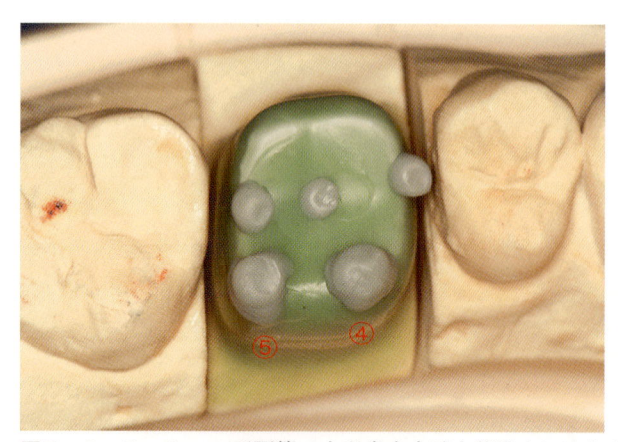

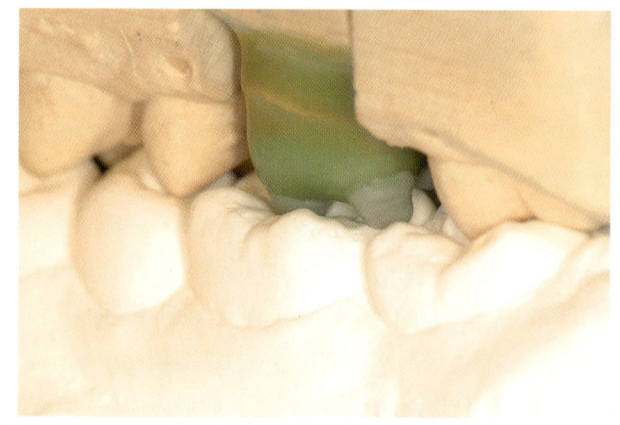

図5-3-7c、d　c：下顎第一大臼歯中央咬合基準点に咬合するようにワックスを盛り上げる。この作業で上顎右側第一大臼歯の舌側咬合基準点（④近心咬頭、⑤遠心咬頭）が設定できる。この5点を基準点としてワックス・アップを行う。d：同様に対合模型を咬合させる。

c｜d

Chapter 5　ワックス・アップとマージンの再調整

## 舌側咬頭の形成

図5-3-8a、b　a：舌側近心咬頭、遠心咬頭を基準に舌側を形成するが、前述した対合歯の機能咬頭（下顎第一大臼歯頬側中心咬頭、遠心咬頭）の運動路に注意すること。

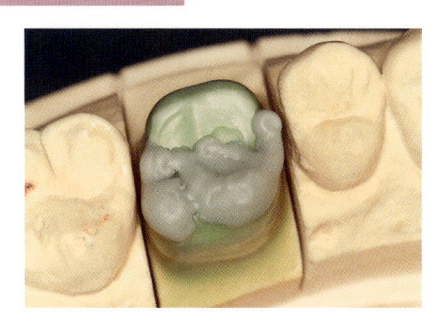

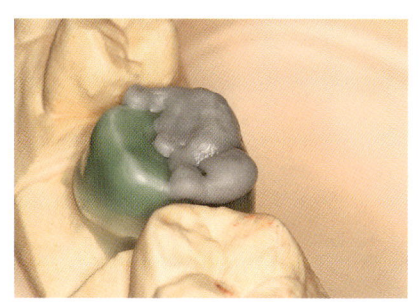

## 頬側咬頭の形成

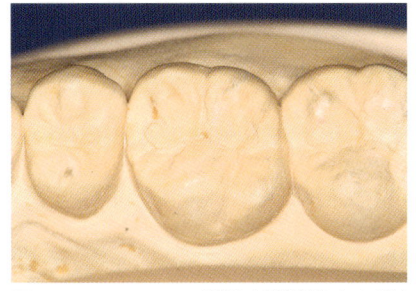

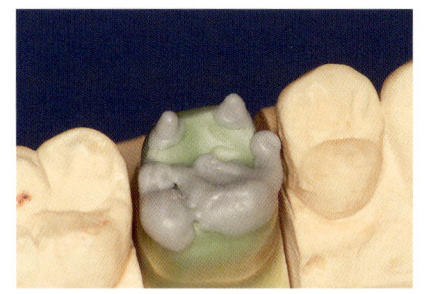

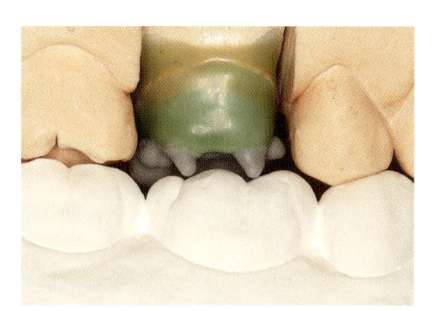

図5-3-9a～c　頬側咬頭基準点を盛り上げるが、反対側同名歯の頬側近遠心咬頭間の距離をひとつの基準とする。　a｜b｜c

## 豊隆と隣接面の盛り上げ

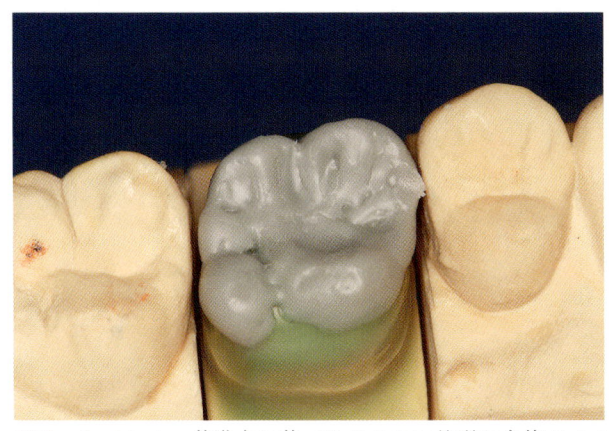

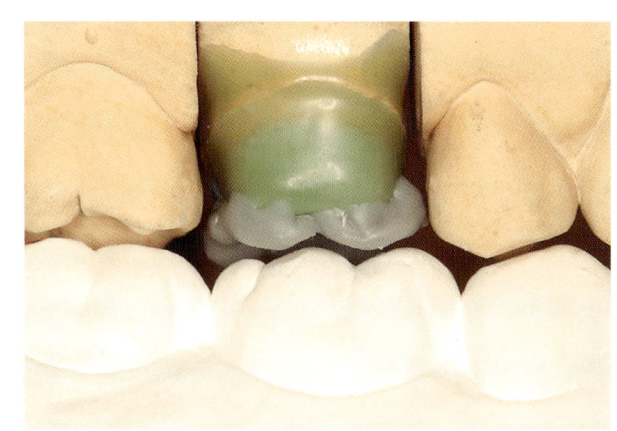

図5-3-10a、b　基準点に基づきクラウン外形の全体がイメージできる程度にワックスの盛りが終わった状態。　a｜b

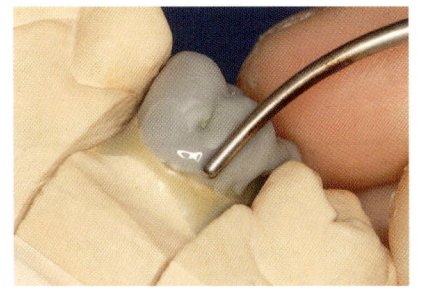

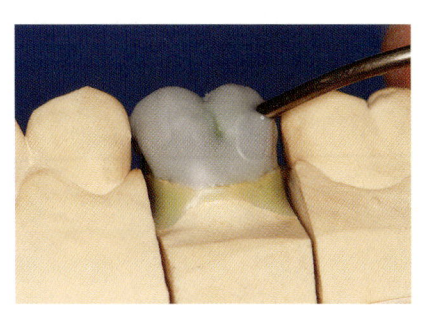

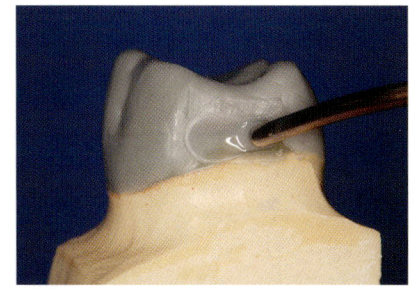

図5-3-10c～e　c、d：頬・舌側の豊隆は隣在歯を参考に盛り上げる。e：隣接面は隣在歯の豊隆を参考に盛り上げる。

c｜d｜e

95

# Section 3　咬合を考えたワックス・アップとマージンの再調整

## ワックス・アップの完成と確認作業

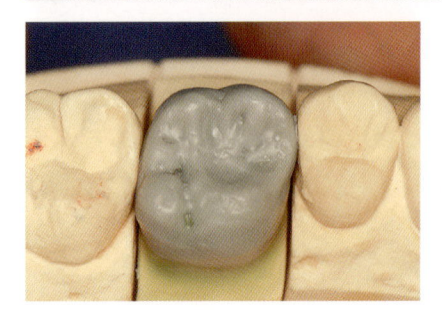

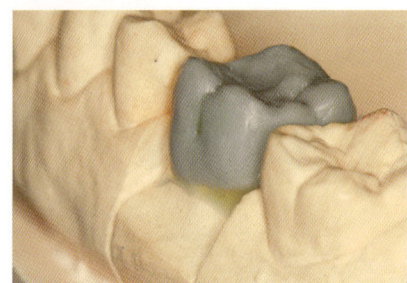

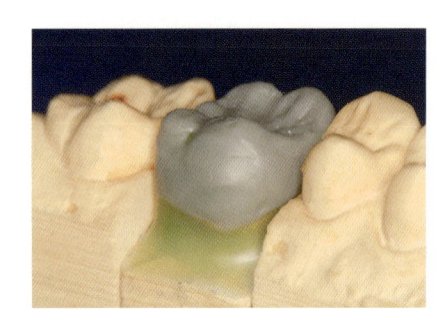

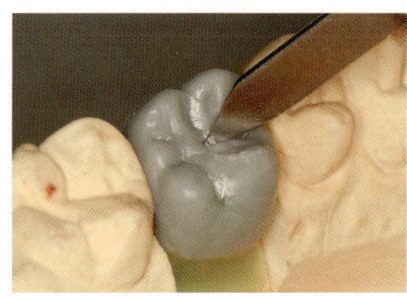

図 5-3-11a〜d　a〜c：歯冠形態がある程度回復した状態。d：主溝、副溝の彫刻に入るが、彫刻刀で無理な力をかけて削ると変形の原因となるため、彫刻刀に適度な熱を加え作業を行う。

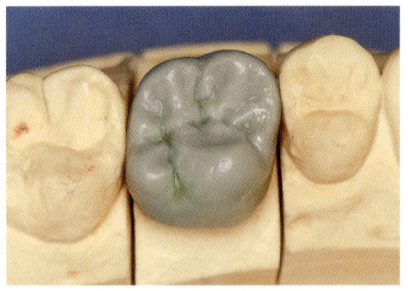

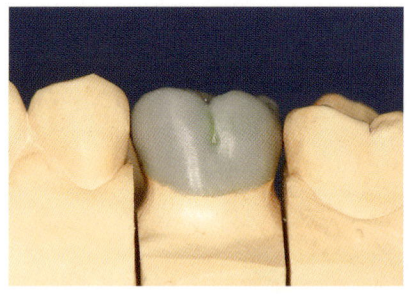

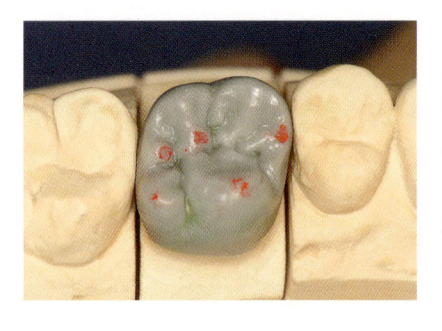

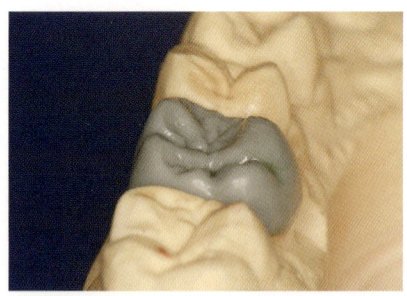

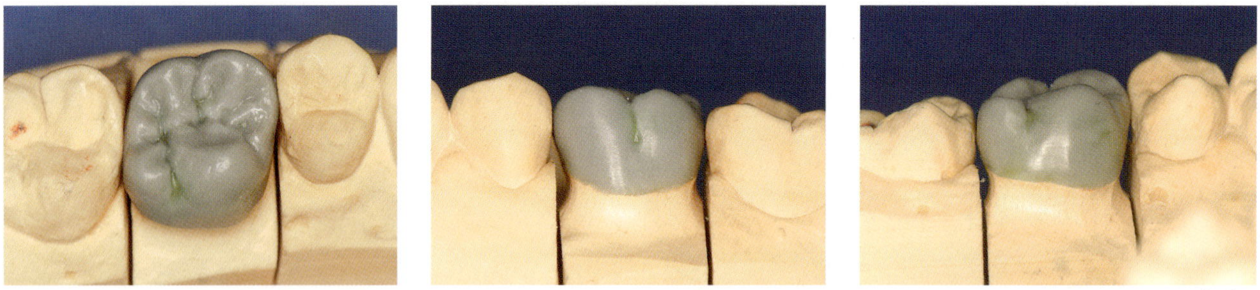

図 5-3-11e〜g　完成したワックス・アップ。

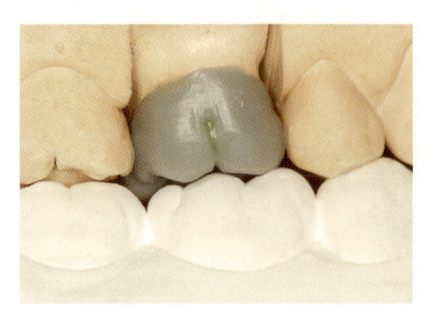

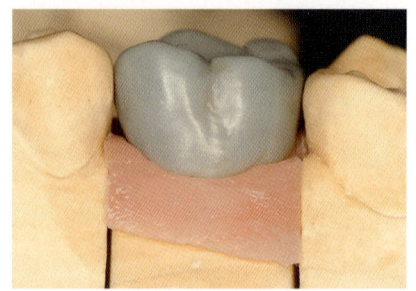

図 5-3-11h〜k　h：咬合紙によるバイトの確認。i〜k：各運動やカントゥアの確認など総合的にチェックする。

96

Chapter 5 ワックス・アップとマージンの再調整

## マージン部への再ワックス・アップ

図5-3-12a　適合を高めるため、マージン付近のワックスを約1mm程度切り取り、新たにワックスを追加し、部分的に再ワックス・アップを行う。

図5-3-12b　ワックスを切り取るときは、その角度に注意する。図中左のように斜めに切り取る。右のように切り取ると内面にしわができやすい。

a｜b

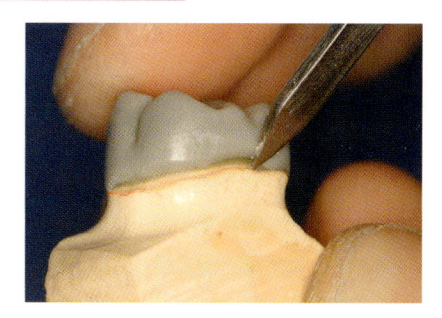

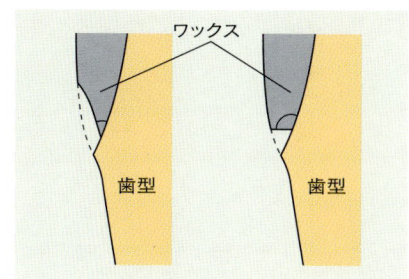

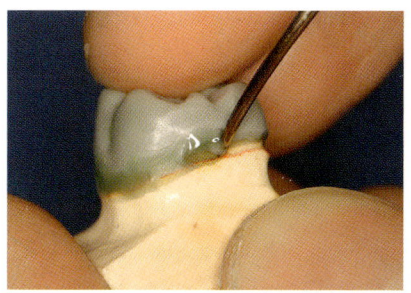

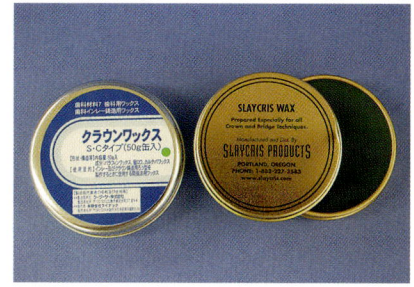

図5-3-12c、d　c：マージン部への再ワックス・アップには収縮が少なく、強度と弾性があり、マージンラインを確認しやすいワックスを使用する。d：図中左はクラウンワックスS-Cタイプ（シージーケー：ライテック）。右はSLAYCRIS WAX（SLAY-CRIS社・日本デンタルサプライ）。

c｜d

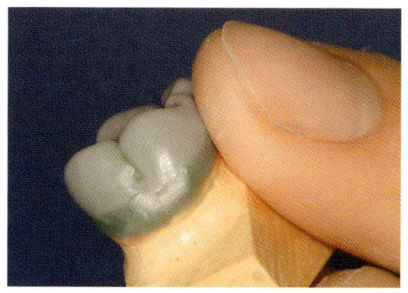

図5-3-12e　ワックスを盛った後は、硬化タイミングを確かめながら圧接する。このときに無理な力で押すのではなく、指の腹でそっと持続的に圧接を行う。

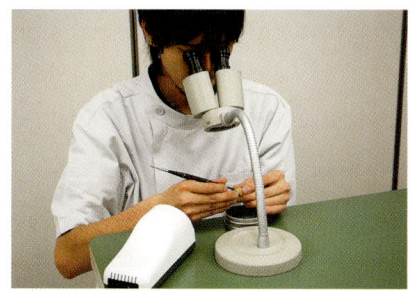

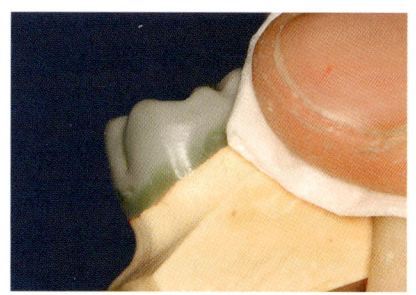

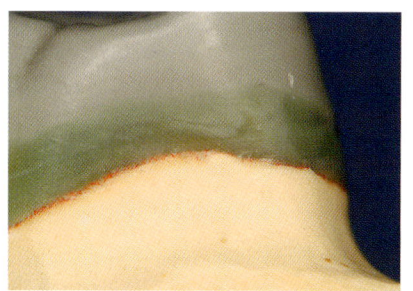

図5-3-12f〜h　f：マージン調整には8〜10倍程度の倍率を持つ実体顕微鏡を使用し、オーバーマージンやワックス内の気泡などに注意しながらマージンを整える。このとき彫刻刀に適度な加熱を行いながら仕上げる。切れすぎる彫刻刀は支台歯を傷付ける危険がある。g、h：マージン調整が終わった後は、支台歯からワックスを外すことは極力避ける。一度支台歯から抜いたワックスは正確な位置には戻りにくく、不適合の原因になる可能性がある。マージン調整後、ティッシュペーパーなどで研磨するようにワックス表面の微小な傷を取り除く。

f｜g｜h

## ワックス・アップ技術の修得のために

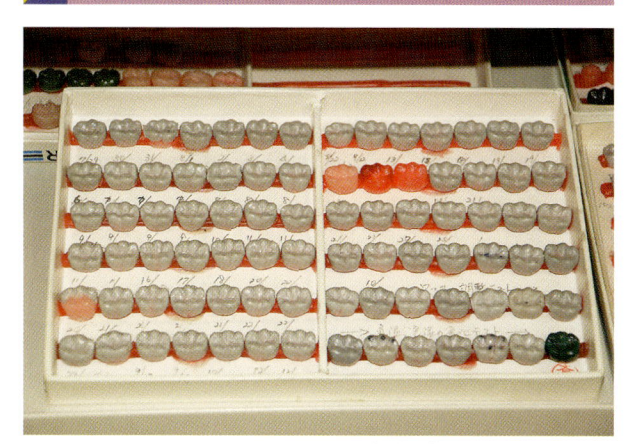

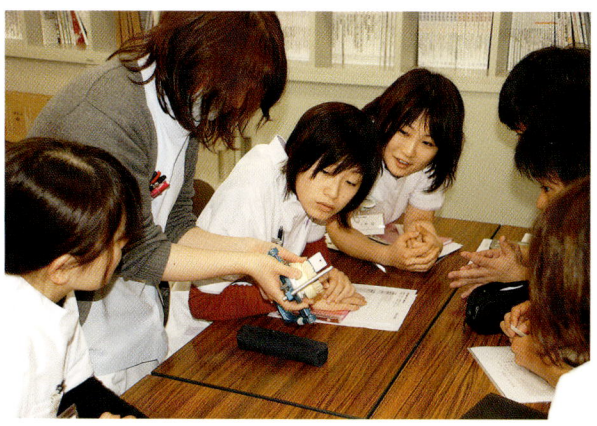

図5-3-13a、b　ワックス・アップは温度のコントロールである。ワックスコーンやクラウンのワックス・アップなどを反復練習することで、温度コントロールを習得していく。またワックス・アップのコンテストなどを行い、ベテランの第三者に見てもらい、アドバイスを受けることで技術がさらに向上する。

a｜b

97

# Section 3　咬合を考えたワックス・アップとマージンの再調整

### まとめ

　ロストワックス法で、より適合精度の良いクラウンを製作しようとする様々な試みは、現在、各メーカーにおいても進められているところであり、そのなかで、ワックス・アップの新しい概念が論じられ、また改良が行われるなど、まだまだ試行錯誤が続いている[2,3]。

　さて、ワックス・アップの技術の向上であるが、これについては、術者自身がつねに興味を持って歯牙を観察し、そこから得た自分のイメージをワックス・アップの際にいかに正確に表現できるかという能力にかかっている。

　もっとも、このことはワックス・アップにかぎらず、歯牙の失われた部分を修復するといった一連の技工作業に対する共通認識でもある。そのためには単に材料・器材の取り扱いだけに注目するのではなく、能力開発を促す訓練やそこから生まれた豊かな発想にも注目すべきであろう。

---

参考文献

1．西島本周二：表面硬化剤，表面処理剤，セメントスペーサー，ワックス分離剤．In：斎木好太郎，大畠一成，安江　透（編）．歯科技工別冊／ワックスアップ　これからのスタンダード．東京：医歯薬出版，2003；48-53．

2．重村　宏，佐藤政志：新適合論—クラウン・ブリッジにおける新しい概念の予感—（前半）．QDT．2002；27（1）：18-33．

3．重村　宏，佐藤政志：新適合論—クラウン・ブリッジにおける新しい概念の予感—（後半）．QDT．2002；27（2）：20-37．

4．桑田正博：セラモメタルテクノロジー（1）—カラーアトラス—．東京：医歯薬出版，1982．

# Chapter 6
# 鋳造1 ─スプルーイングから埋没まで─

**Section 1**
材料と器具の管理に基づくスプルーイングと埋没

**Section 2**
クルーシブルを利用したスプルーイングと埋没

**Section 3**
ワックスパターンから考えるスプルーイングと埋没

# 6-1 材料と器具の管理に基づくスプルーイングと埋没

*Chapter6 / Section1*

久野富雄

**Key Words**：混液比、埋没材、真空撹拌機

## はじめに

埋没および鋳造作業は、クラウン製作の工程において重要な作業であることは言うまでもなく、慣れによって行うと思わぬケアレスミスから鋳造欠陥を引き起こしてしまう。

とくに埋没材の混液比は適合に大きく影響を及ぼすため、混液比のコントロールには、十分注意しなければならない。

さらにそれと等しく重要なことは、埋没材、水・専用液の保管にも気を配ることである。

本項で述べるように、埋没材を一定温度にて保管する簡単な方法は冷蔵庫(低温)と保温庫(25〜28℃程度)に保管することである[1]。むろん埋没材だけでなく専用液も季節に応じた保管をしておくと年間を通して安定した膨張を得ることができる。

### 埋没の準備とスプルーの植立

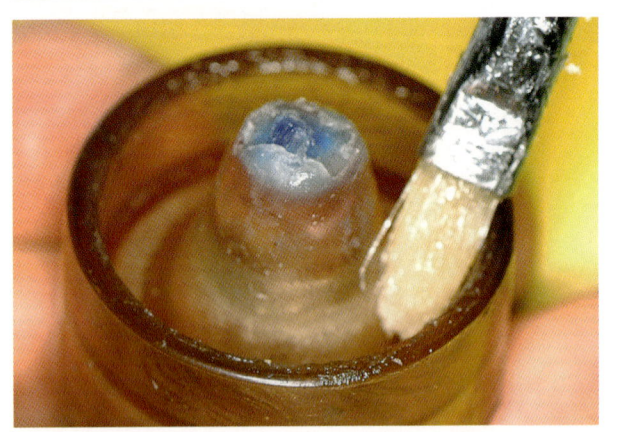

図6-1-1a　ワックスパターンの埋没に先立ち、埋没用フォーマーをブラシなどできれいに洗い、分離剤としてワセリンを塗布する。フォーマーに埋没材が付着したまま埋没を行うとクルーシブル部が面荒れを起こし、鋳造時に埋没材の巻き込みの原因となりやすい。また、リン酸塩系埋没材が付着しているフォーマーや真空撹拌機「ミキシングボール」を使用して石膏系埋没材に使用すると、ガス発生などのトラブルにつながるので、注意しなければならない。

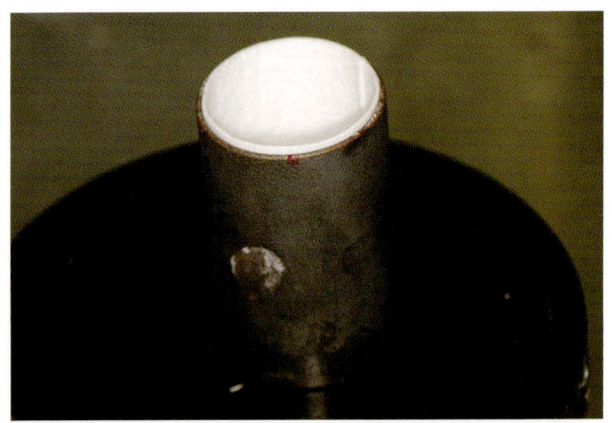

図6-1-1b　リングに埋没材の膨張を保証するセラミックスリボンをリングに巻くが、リングの大きさに応じてその厚さを調整することが重要である。

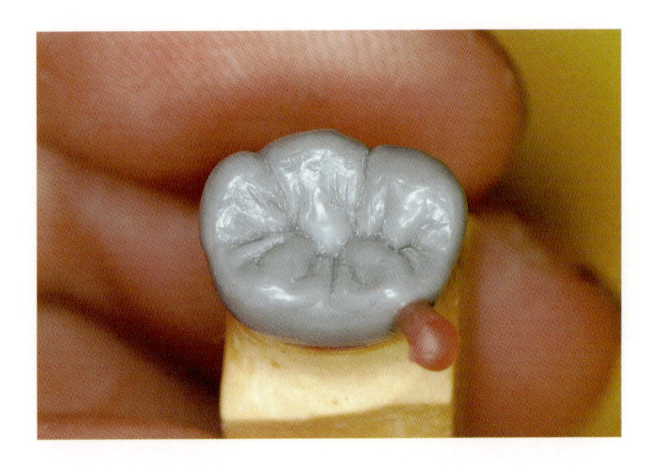

図6-1-1c　ワックスパターンにスプルーを植立する位置は、上顎臼歯では頬側咬頭外斜面に、下顎臼歯では舌側咬頭外斜面の非機能咬頭に植立する。つまり、バイトに関係のない位置に植立しなければならない。この部分以外に肉厚部分が存在する場合は、一番の肉厚部に植立するのが望ましい。

Chapter 6 鋳造1―スプルーイングから埋没まで―

### 鋳巣の防止とワックスパターンの植立位置

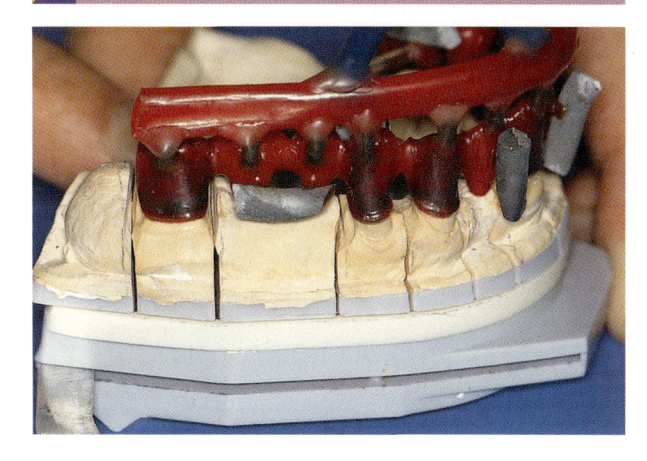

a|b
―
c

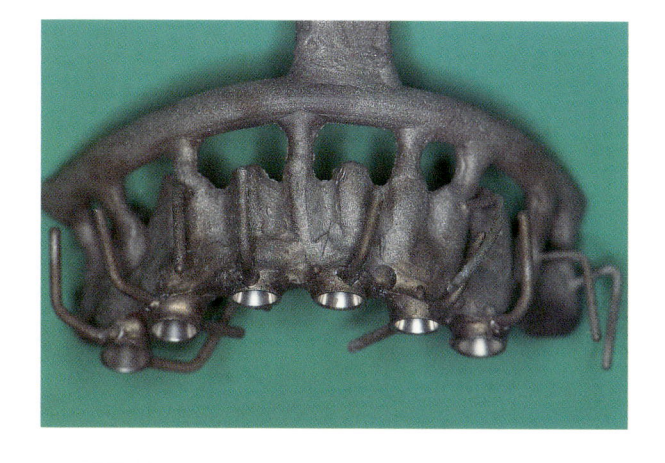

図6-1-2a〜c 肉厚部の鋳巣対策には、鋳湯を早く冷却することが重要である。a:ポンティック部などに金属塊を接触させておき冷却効果を求める。b:細いベントを付与して冷却スピードを速める。c:鋳巣防止材(スカット:林歯科商店)を使用するなど、そのために様々な方法が用いられる[2]。

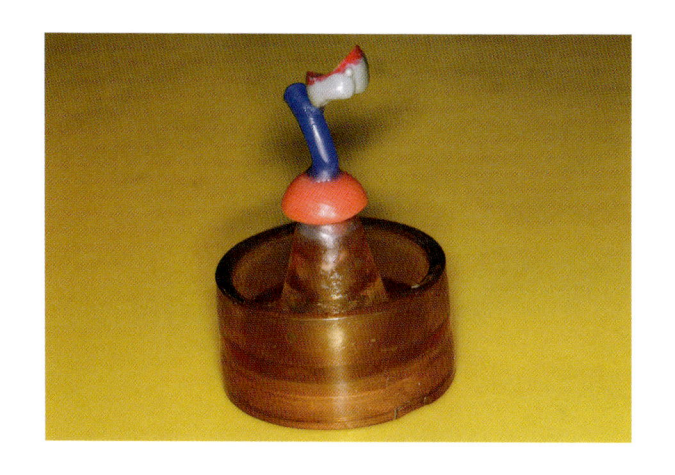

図6-1-2d 埋没用フォーマーへのスプルーの植立を行う際、円錐台尖頭部に半球形態の湯溜りを付与すると、空気の巻き込みを抑制し、なめられや表面荒れ、さらに、はね返りによる金属の飛散も防ぐことができる[3]。

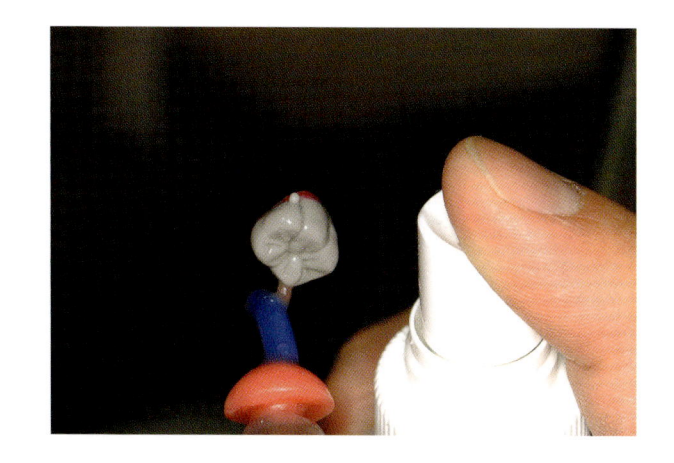

図6-1-2e 界面活性剤はワックスパターンの清掃と埋没材とのぬれを良くするために使用する。スプレー式の界面活性剤を使用するときには、ある一定の距離(5cm程度)を保ちつつワックスパターン全体にむらがないように噴霧する。

101

## Section 1　材料と器具の管理に基づくスプルーイングと埋没

### 埋没材と水・専用液の保管

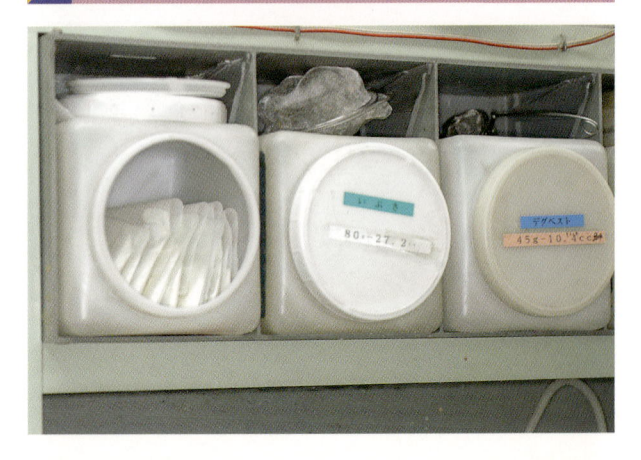

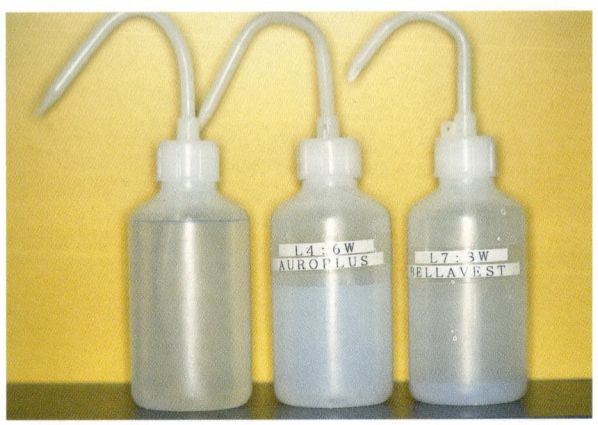

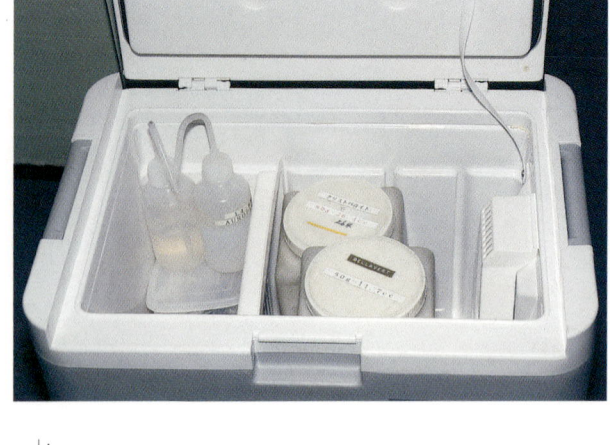

| a | b |
|---|---|
| c |   |

図6-1-3a　埋没材は、年間を通して安定した状態で保管するため、また埋没作業の時間短縮を図るため、各種リングの必要量に応じてビニール袋に小分けしたうえで、密閉容器なかに乾燥剤とともに保管しておく。

図6-1-3b　年間通して一定温度(25～28℃程度)に保管できる保温庫。とくにリン酸塩系埋没材は、低温より高温(保温庫内)のほうが安定した凝固膨張が得られるようである。

図6-1-3c　埋没材の練和に使用する水または専用液は、あらかじめ濃度を調整して容器に入れ、室温中に置き室温水として保存しておく。ただし、冬場は室温が低いので保温庫に入れておく[1]。

### 埋没材の練和と埋没作業

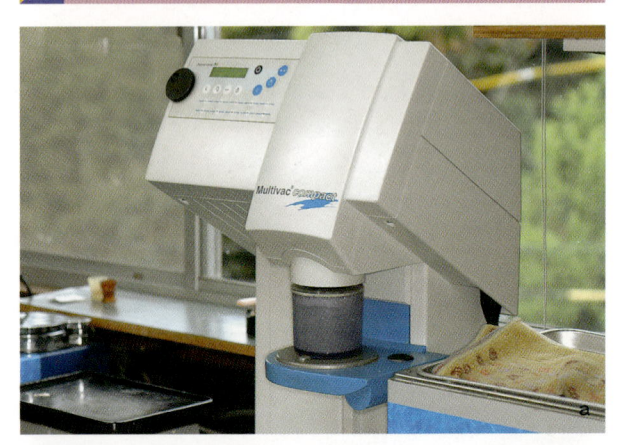

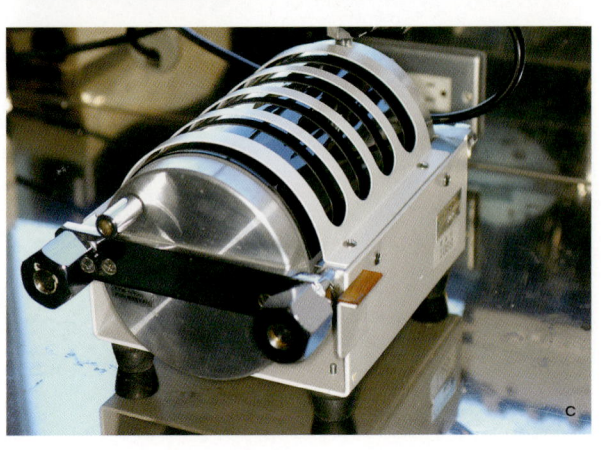

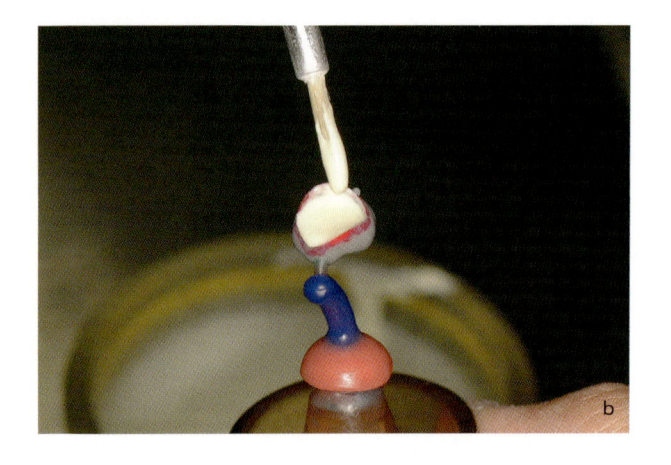

図6-1-4a　埋没材の練和は、通常メーカー指定の混液比で石膏スパチュラを用い行うが、埋没材と水がなじんでいるか、練和むらがないかなどの状態を確認したうえで真空撹拌機にセットする。図の真空撹拌機(Mlutivac：デグサ社製)は、自動手練り機構が付いている真空撹拌機。水のつぎに埋没材を入れてプログラムどおりにセットする。

図6-1-4b　埋没の際、ワックスパターンに気泡が付着するのを防止するため、咬合面や内面に小筆などを用いて一層コーティングしてから埋没する。

図6-1-4c　埋没作業終了直後、加圧埋没機(バブルリムーバー：大榮歯科産業製)に入れ、4～5 kg/cm$^2$の圧力で15分前後加圧することで、埋没材中の気泡を押しつぶし、鋳造体の表面を滑らかにできると思われる[4,5]。

# Chapter 6　鋳造1 —スプルーイングから埋没まで—

図6-1-4d　最近のクリストバライト系埋没材は、ヒートショックタイプ(いぶき：デンタルアルファ社製)であり、埋没後30分で700℃のリングファーネス内に入れ、30分間係留した後に鋳造を行うことができる。なお、スプルーやパターンにプラスチックバーまたはレジンパターンなどを使用する場合には、鋳型内で沸騰し面荒れの原因となるので、常温から700℃まで30分以上かけて慎重に上昇させる必要がある。

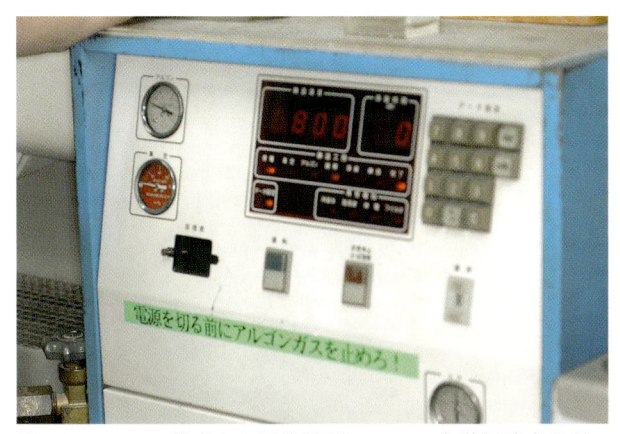

図6-1-4e　筆者らが通常使用している自動無酸素吸引・加圧鋳造機(アルゴンキャスター：松風社製)。金合金からコバルト・クロム合金までの鋳造が可能で、アルゴン雰囲気中にて金属を溶融するため、酸化の少ない鋳造体が得られる。

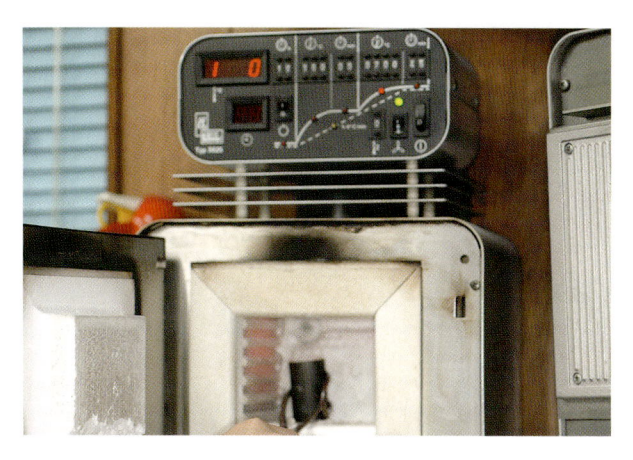

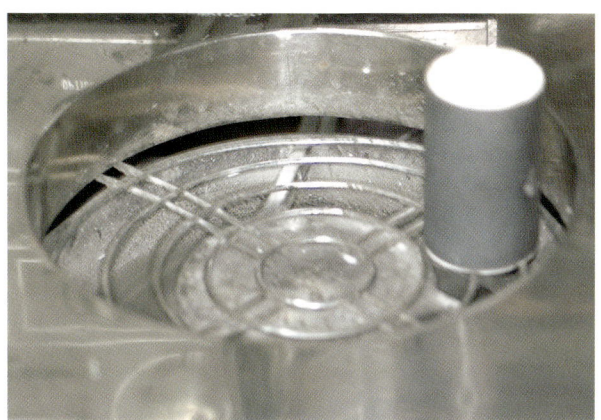

図6-1-4f　リングの大きさに応じたタイマーをセットすることで、冷却時間の変更可能な自家製のリング冷却装置。装置下部に冷却ファンがあり、周囲の空気を吸収して鋳造後のリングを短時間に冷却することができる。

## まとめ

　埋没作業を行う場合、一番注意しなければならないことは、埋没材、水・専用液の混液比であろう。その裏付けとなる正確な計量、とくに埋没材の正確な計量は重要であるが、これを使用するごとに計量するのでは作業が苦痛となるので、本項で述べたように埋没材のみをまとめて計量しておき、計量したものは乾燥剤とともに密閉容器にて保管しておくことで、煩わしさを感じることなく、円滑に計量を行うことができる。

　このように技工所における臨床的に即した技工というものは単に技術的な観点からみるのではなく、失敗を起こさない作業を行うための工夫もそのなかに含まれるのである。

　鋳造技術が歯科に導入されて長年の年月が経つが、いまだに失敗を起こさない鋳造法が確立されたわけではなく、試行錯誤しているのが現状であろう。しかし、あえて失敗を起こさない鋳造法があるとすれば、ここで示したような一つひとつの作業を確実に行い、またそれを担保するちょっとした工夫を持つ方法がそれに近いものであろう。

### 参考文献

1. 吉田　恒：リン酸塩系埋没材の温度管理と操作．QDT．1995；20(12)：43-57．
2. 妹尾輝明，名原行徳，重頭直文：チル(冷やし金)の応用による陶材焼付ブリッジのポンティックにおける鋳造欠陥の対策—技工上の要点ならびに実験的検討—．歯科技工．1980；8(6)：471-483．
3. 森本敏夫：鋳造欠陥を起こさないスプルーイング—従来の鋳造欠陥のウソと実際—．QDT．1995；20(2)：63-78．
4. 伊比　篤：加圧埋没法に関する研究．日本歯科技工学会．第5回学術大会．1983．
5. 篠崎照泰ほか：加圧埋没について(1)—リン酸塩系埋没材を用いたCO-Cr合金鋳造床の鋳造に与える影響について—．日本歯科技工学会．第17回学術大会．1995．

# 6-2

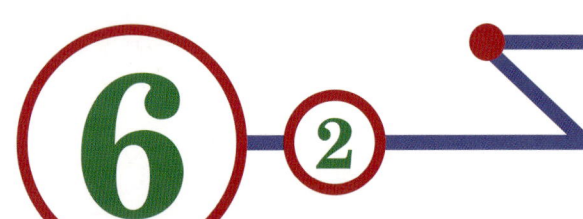

**Chapter6 / Section2**

佐々木雅史

## クルーシブルを利用したスプルーイングと埋没

Key Words：クルーシブル、空気の巻き込み、山型の台、小さい山型の台、ワックスパターン、加圧プレス機

### はじめに

　真空加圧鋳造において、スプルーイング自体はさほど困難な作業ではない。しかし、真空加圧鋳造は約マイナス3気圧まで減圧し、真空下で金属を溶融、そのメタルを流し込むと同時に約3気圧まで加圧するシステムである。つまり圧は瞬時に約6気圧もかかることになる。

　本項では、このような条件下でのスプルーイング時のポイントとして、空気の巻き込み防止のためのクルーシブルの付与を取り上げるが、これ以外にも、真空加圧鋳造の原理原則を理解し、またどのような場合に鋳造不良が起きるのかを知っておくべきである。

　なお鋳造欠陥の原因には、鋳込み金属の性質も関係している場合もあるので、その理解も不可欠である。

### ランナーバーの植立

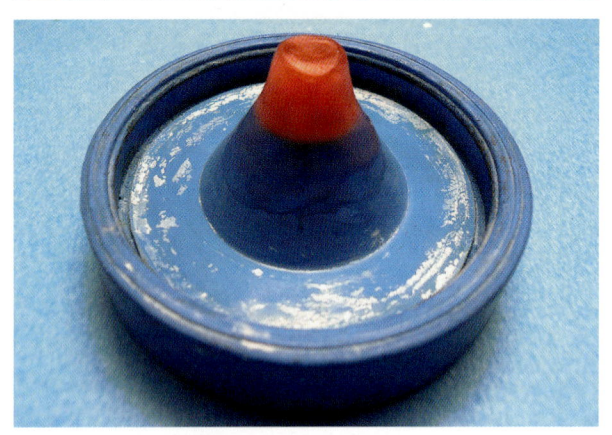

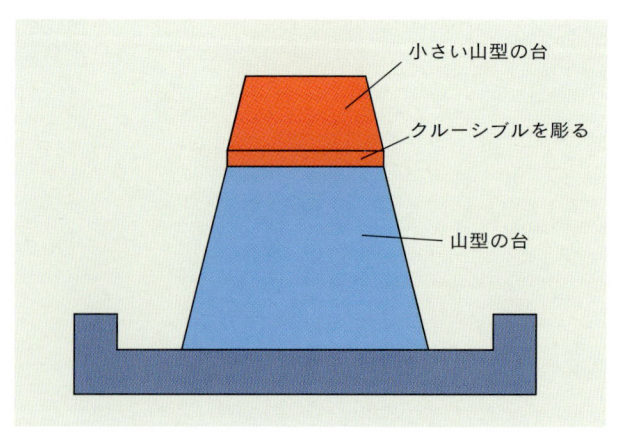

図6-2-1a、b　新しいパラフィンワックスの板をカットし、少し軟化させた後にロール状に巻いて山型の台をつくり、さらにその上部に小さい山型の台をつくる。　　　a｜b

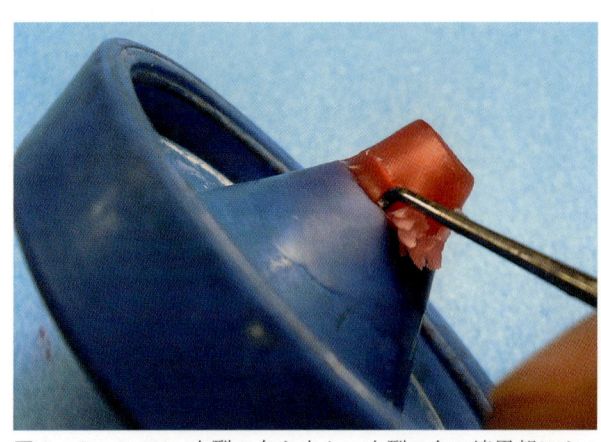

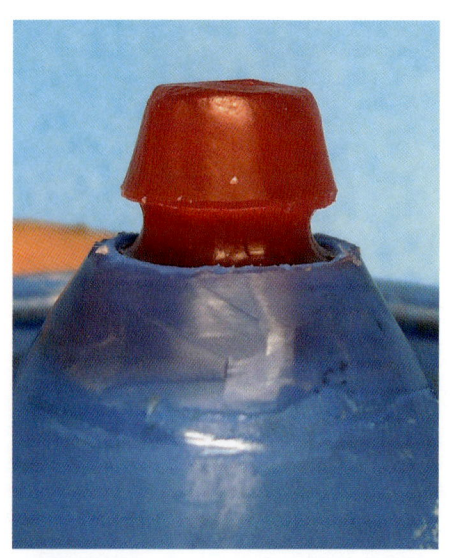

図6-2-1c、d　山型の台と小さい山型の台の境界部にクルーシブルを彫り込む。クルーシブルは真空加圧鋳造時、空気が鋳型内に巻きこまれることを防止し、外側に空気を逃がすための溝である（Chapter 7 / Section 2 参照）。　　　c｜d

Chapter 6 鋳造 1 —スプルーイングから埋没まで—

## ワックスパターンの調整

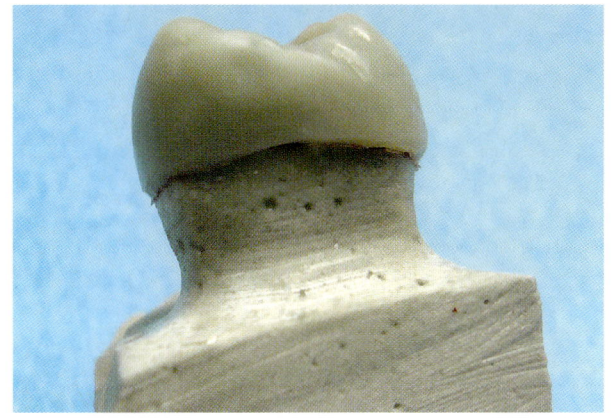

図 6-2-2a ワックスパターンのコンタクト部には少しワックスを盛り上げておく。

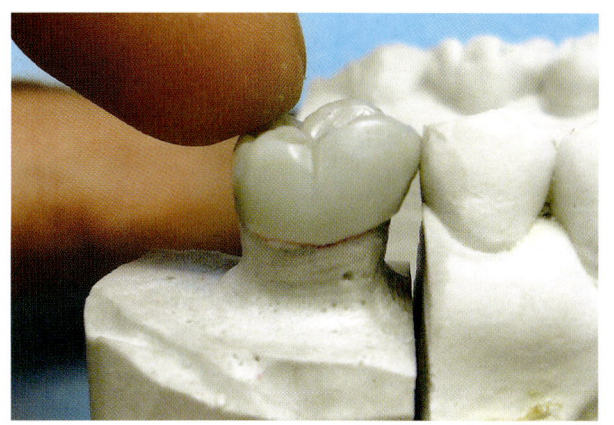

図 6-2-2b ワックスが半分硬化したら、模型に戻し、軽く押える。こうすることで研磨時のコンタクト調整が行いやすくなる。

## スプルーイング

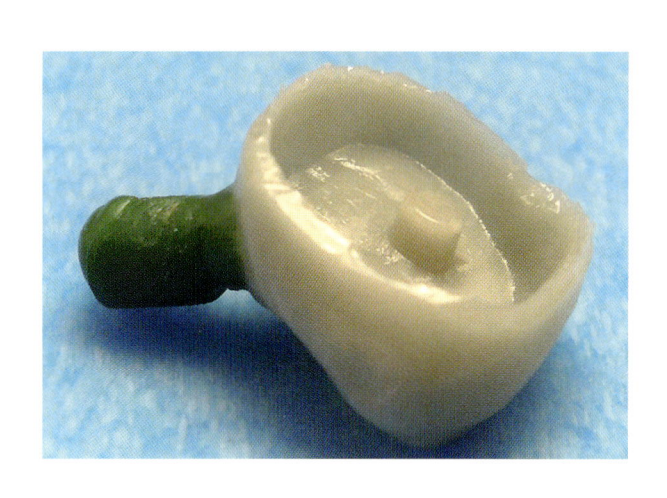

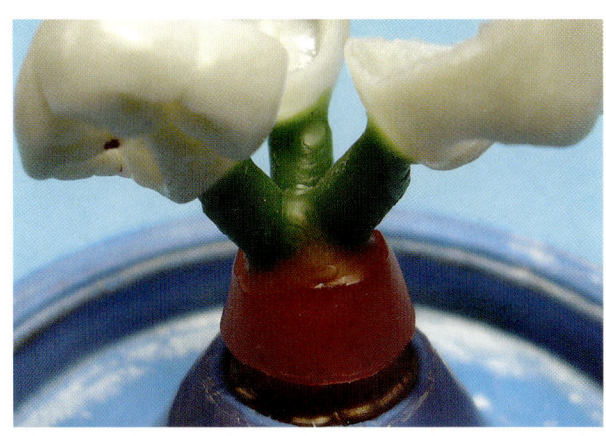

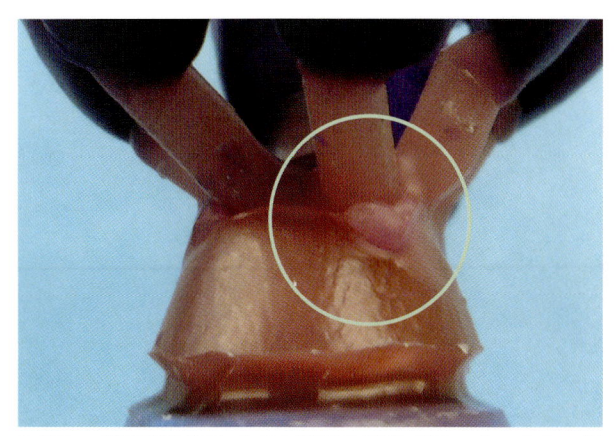

図 6-2-3a 金属の鋳込みやすさを一番に考え、機能咬頭であるか否かにかかわらず、スプルー線はワックスパターンの最大肉厚部に植立する。

図 6-2-3b,c スプルー線はクルーシブルより上部に植立する。ただし、植立部に細かくても鋭利な部分が残っていると、鋳造時に、この部分に埋没材を混入させてしまう危険性があるので、十分な注意を払って滑らかに仕上げる。　　　　b｜c

105

## Section 2　クルーシブルを利用したスプルーイングと埋没

### 埋没

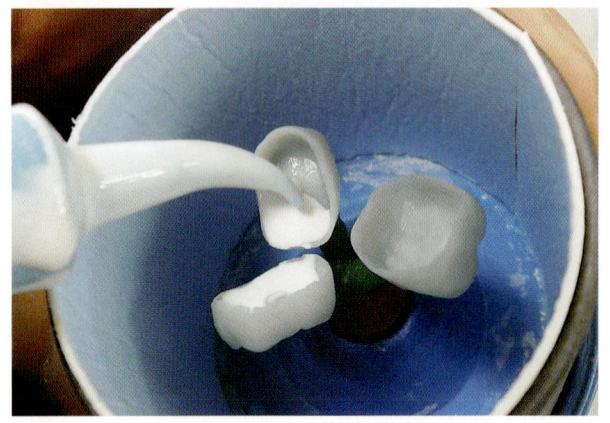

図6-2-4a　気泡を入れないよう注意しながら、ワックスパターンの内側から埋没材を流し込む。シリコンスティックを用いると万一、ワックスパターンに触れても大きく壊すことがない。

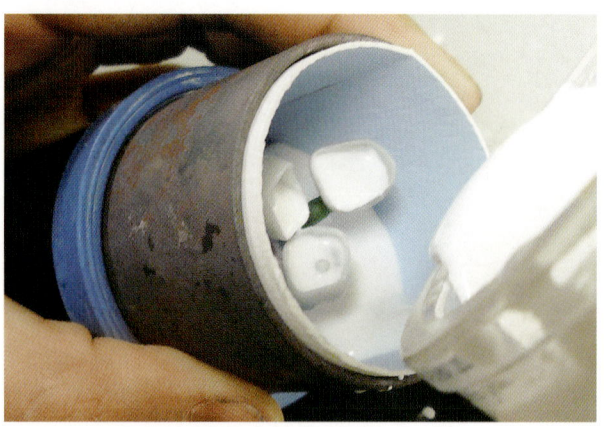

図6-2-4b　鋳造リングをやや傾け、一定方向からゆっくり埋没材を外側にも流し込む。

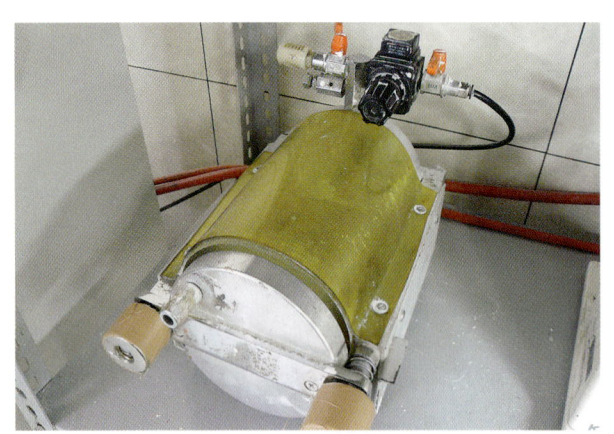

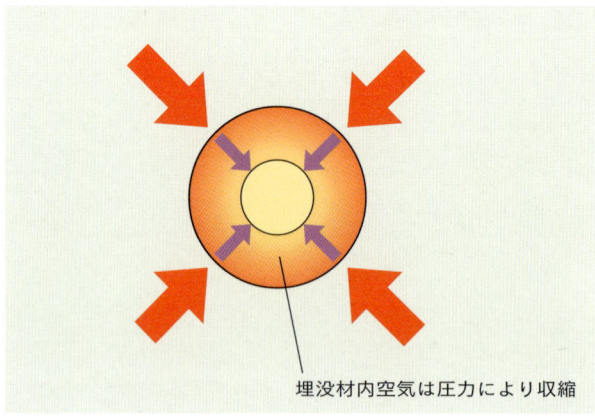

図6-2-4c、d　鋳造リングを加圧プレス機に入れる。圧力をかけることで、埋没材内の空気の体積が圧縮され、小さな気泡は潰されたようになる。その結果、埋没材がきめ細かくなり、きれいな鋳造面が期待できる。　　　c|d

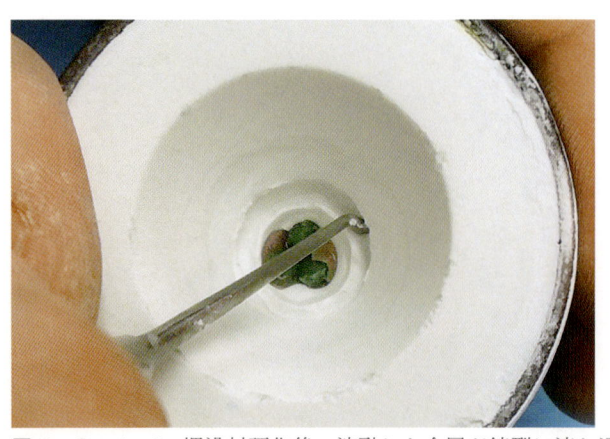

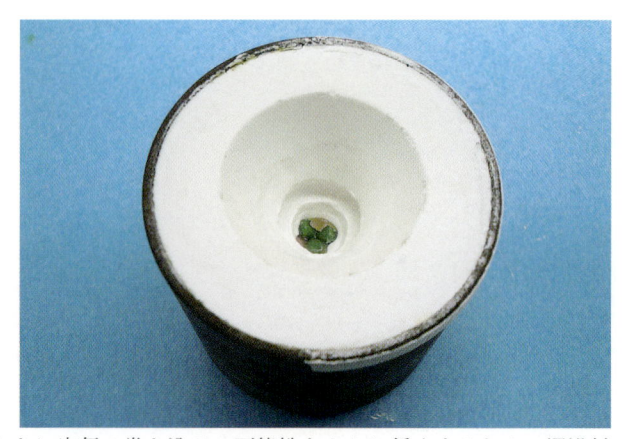

埋没材内空気は圧力により収縮

図6-2-4e、f　埋没材硬化後、溶融した金属が鋳型に流れ込むときに空気の巻き込みの可能性をさらに低くするため、埋没材にもクルーシブルをもう少し深く掘り下げておくと良い。　　　e|f

106

## Chapter 6 鋳造1—スプルーイングから埋没まで—

> **まとめ**
>
> 真空加圧鋳造の成功の鍵は空気の巻き込みと埋没材の混入をいかに防ぐかにある。したがって、スプルーイングのポイントはスプルー線の植立の方向や位置よりもクルーシブルの付与とスプルー線の植立部周囲における、滑らかなワックスの処置にある。
>
> 結局、鋳込み付近(ワックスパターンとスプルー線、スプルー線とランナーバーの接触部)の埋没材の状態が上記の作業を通して適切に行われているか否かにかかっているのである。

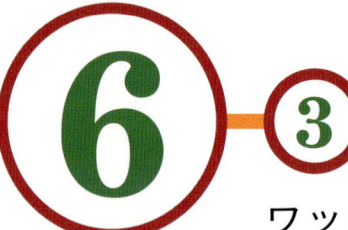

# Chapter6 / Section3

川島雄太／滝沢琢也／陸　誠

## ワックスパターンから考えるスプルーイングと埋没

**Key Words**：着脱用ノブ、スプルーの植立、真空加圧鋳造機、埋没材の保管・管理、湿気箱

### はじめに

　近年の埋没材は、その適合精度や作業性能が高いレベルで求められている。そのような環境のなかで、とくに本項で取り上げた急速加熱型埋没材の発展には目を見張るものがある。その結果、以前と比べて、短時間での鋳造体の製作が可能となり、大きく作業効率が改善された。

　このことは、同時に以前の鋳造体製作システム、すなわち経験に基づく熟練と勘による製作システムから、誰にでも比較的簡単に正確な鋳造体が製作できるシステムへと変遷してきている。現在では、急速加熱型埋没材はこの新しいシステムの一部として日常臨床のなかに定着しつつある材料のひとつではないだろうか。

　しかし、どれだけ埋没材の性能が向上したとしても、埋没されるワックスパターンの精度以上に高い精度の鋳造体が得られることはなく、ワックスパターンが最終的なクラウンの精度を大きく左右することには変わらないのである。

### 金属の収縮と研磨の補償

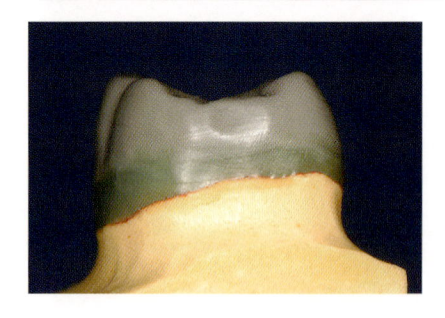

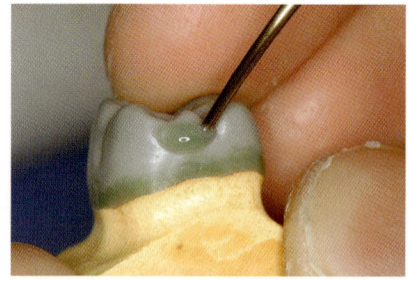

| a | b |

図6-3-1a、b　クラウン研磨時の研磨しろと金属の収縮分を補償するため、近遠心コンタクトおよび咬合接触部のワックス・アップ時に記録された圧痕に適量のワックスを補足する。隣接歯においては、少し凹面状にしておくと、ワックスを補足する部分が明確になりやすい。

### 着脱用ノブの付与とスプルーの植立

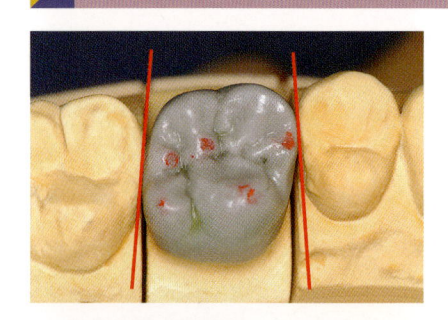

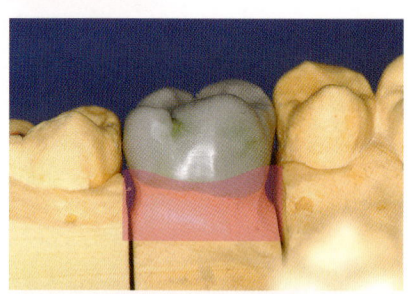

| a | b |
| c | d |

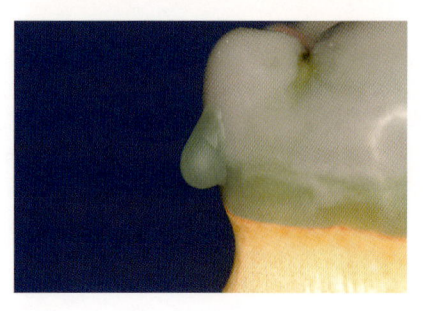

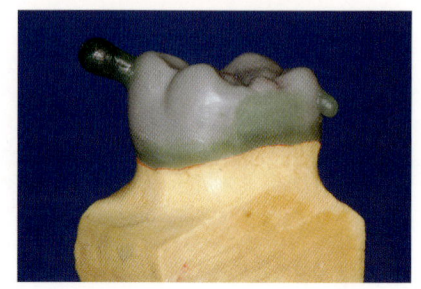

図6-3-2a〜d　a、b：口腔内試適時の調整や着脱、仮着することも考慮し、着脱用ノブを付与する。位置は舌のじゃまにならず、頬粘膜や歯肉を傷付けず、コンタクトゲージ（**図a**中の赤い線はコンタクトゲージが入るであろうと思われる角度と位置）やリムーバーが使いやすい位置に設定し、とくに歯肉の高さに対しては、十分な配慮が必要である[1]。c：ノブの形態は舌や頬粘膜が触れても傷付くことがなく、リムーバーが使いやすい形態が必要で、水滴状形態が適している。d：スプルーの植立は、原則的には、機能咬頭を避けた肉厚部に植立する。

Chapter 6 鋳造1 ―スプルーイングから埋没まで―

## 鋳巣を避けるワックスパターンの植立

a | b

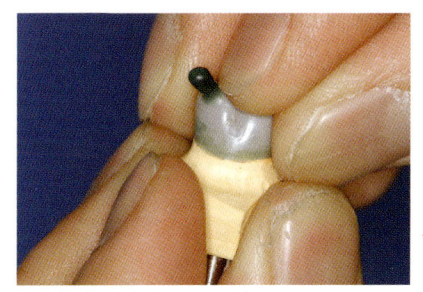

図6-3-3a フォーマーに埋没材が付着したままでつぎの埋没を行うと、鋳型面に荒れが生じ、鋳造時に埋没材の巻き込みの原因になりやすい。フォーマー使用後は、ワセリンなどを塗布し、つねにスムーズで滑沢な面にしておく。

図6-3-3b パターン抽出時に蝋型を変形させない工夫が必要である。小指以外の4本の指でパターン全周を均等にサポートし、指先を支点として抽出する。

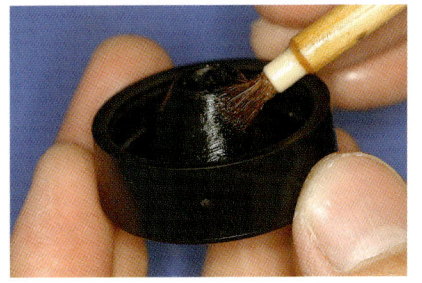

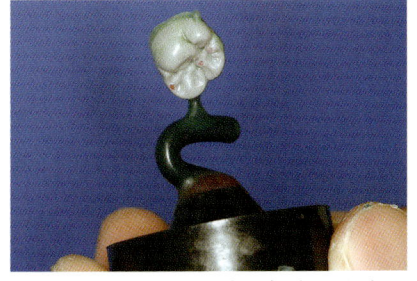

図6-3-3c 埋没時の気泡の発生の防止、鋳造時の金属の湯流れなどを考慮し、鋳巣を本体に取り込まないスプルー線の太さ（3mm前後）や形状を決める。

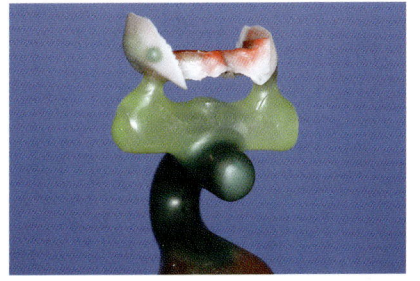

図6-3-3d ブリッジやMODインレーなどのワックスパターンの変形防止のために樹脂製や即時重合レジンのスプルーを使用する場合、190℃近くまで加熱すると膨張し、埋没材の破損を引き起こすことがある。樹脂製スプルーなどを使用する際、切断面や尖ったところはもちろん、外周をワックスで一層コーティングして使用すること。

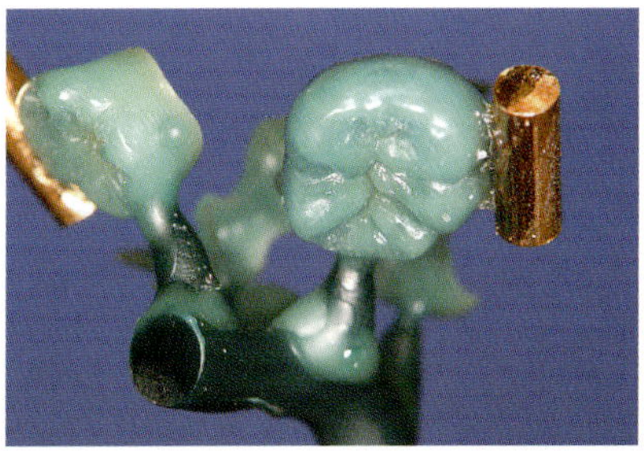

図6-3-3e ワックスパターンに肉厚な部分がある場合、鋳巣の防止にチルメタルや肉厚部分に見合った体積の湯溜りなど、スプルーの植立を含めた考慮が必要である。

## リングの準備とワックスパターンの位置

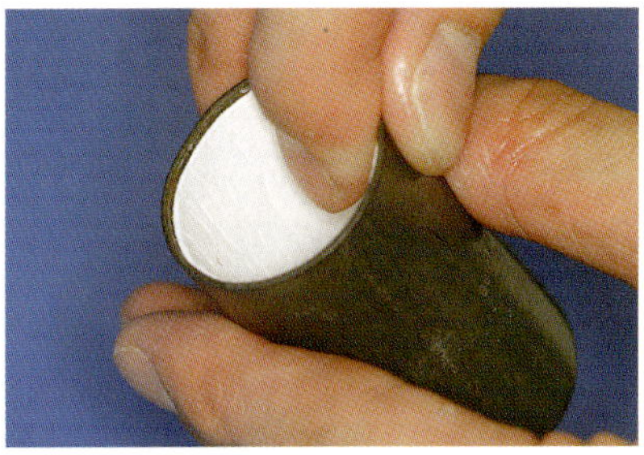

図6-3-4a リングの内側に緩衝材としてキャスティングライナーを貼る。ライナーの厚みは適合に大きくかかわるので重要である。クリストバライト系埋没材の膨張のコントロールは、混水比を変化させるか、ライナーの厚さを変えて調節するが、各メーカーの指示に従ってコントロールの方法を選択する。

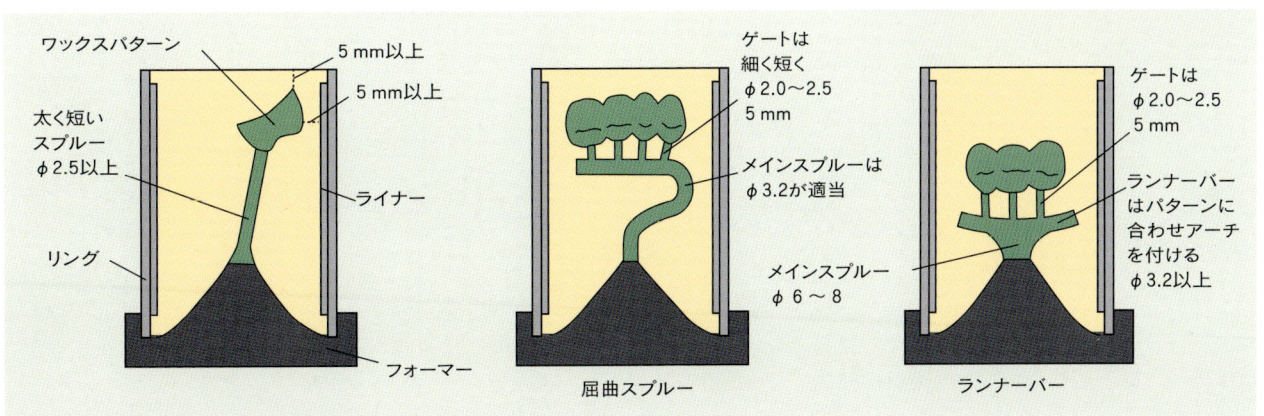

（左図）
ワックスパターン
5mm以上
5mm以上
太く短いスプルー φ2.5以上
ライナー
リング
フォーマー

（中図：屈曲スプルー）
ゲートは細く短く φ2.0〜2.5 5mm
メインスプルーはφ3.2が適当
メインスプルー φ6〜8

（右図：ランナーバー）
ゲートは φ2.0〜2.5 5mm
ランナーバーはパターンに合わせアーチを付ける φ3.2以上

図6-3-4b 真空加圧鋳造機「キャスコム」（Chapter 7／Section 3参照）のワックスパターンの植立には特定の決まりはなく、屈曲スプルー法やランナーバー法などで植立することができる。図のようにスプルーの太さやワックスパターンとライナーとの距離、ワックスパターン上縁との埋没材の厚さなどに注意する[2]。

109

# Section 3　ワックスパターンから考えるスプルーイングと埋没

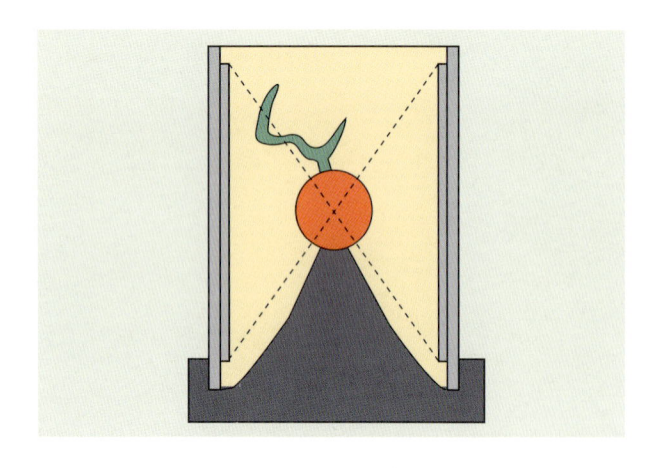

図6-3-4c　リング内に鋳込まれた金属が最後に固まるのは温度が高い中心付近であり、その付近に鋳巣が発生しやすい。そのためワックスパターンは中心付近を避けた位置に植立する。

## 埋没材の保管・管理

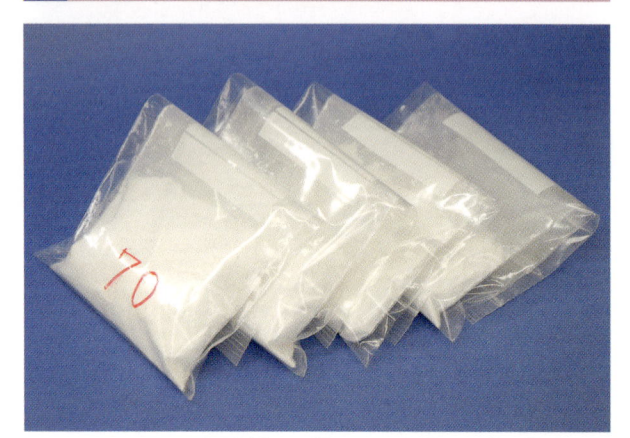

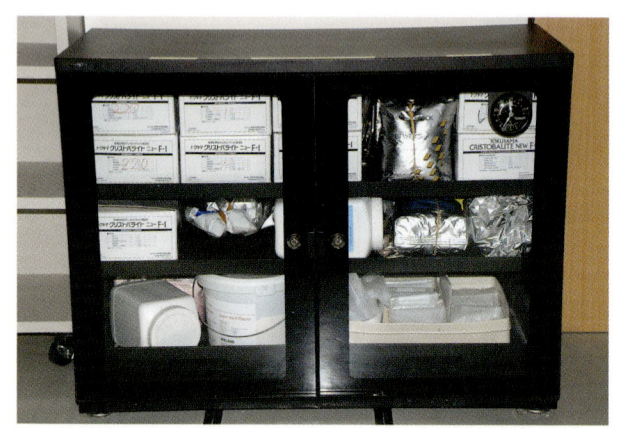

図6-3-5a、b　埋没材は、使用する環境や季節、気温や湿度などの影響を受けやすい材料である。とくに湿度の影響を受けると劣化し、正常な膨張や鋳型の強度が得られなくなる。埋没材の物性を安定化させて使用するためには、リングの大きさごとに計量した埋没材をチャック付きビニール袋に入れる。さらに除湿機内で管理、保存をする必要がある（図bの右上に見えるのは湿度・温度計である）。埋没時の水は、室温でのパターンとの温度差をなくすため、室温水を使用する（Chapter 2 / Section 3 参照）。　a｜b

## 界面活性剤の使用

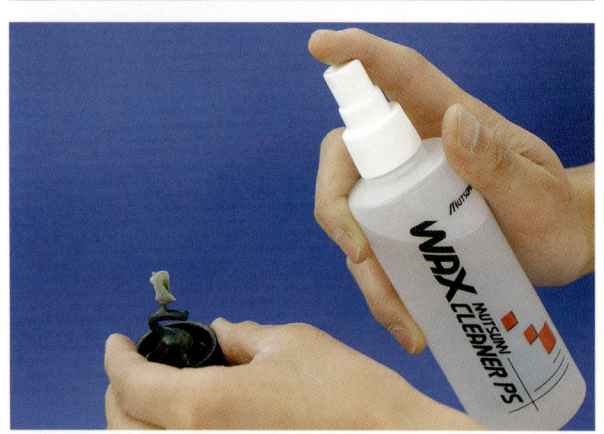

図6-3-6　界面活性剤（ワックスクリーナーPS：睦化学工業）は、埋没材泥とパターンとのなじみを良好にし、気泡の付着を減少させる目的で使われているが、使い方を誤ると埋没材の硬化が遅延したり、それらにともなう埋没材の強度の低下から、トラブルの原因になることも多いので注意が必要である。スプレー式の界面活性剤は、パターンから少し離して霧状に一層湿らす程度に噴霧する。もしパターンの内面の角にたまってしまった場合は、小筆などで拭き取ること。

## 埋没作業

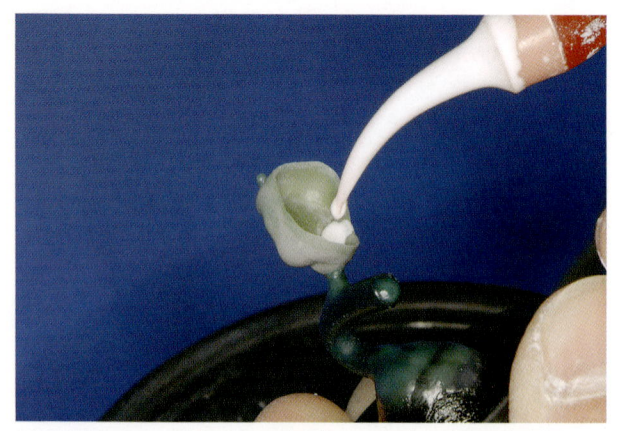

図6-3-7a　パターンの内面にバイブレーターを利用し、埋没材泥を流す。小筆やインスツルメントを使っても良いが、ガム模型製作時に、シリンジ先端に残ったガム材を利用し、埋没しても良い。筆のようになかに気泡を巻き込むこともなく、軟らかい印象材のものを使えば、万一、パターンに触れた場合も、ダメージが少ない。埋没材泥の内面への塗布は、インスツルメントなどを接触させず、先端から埋没材泥を垂らすように塗布する。

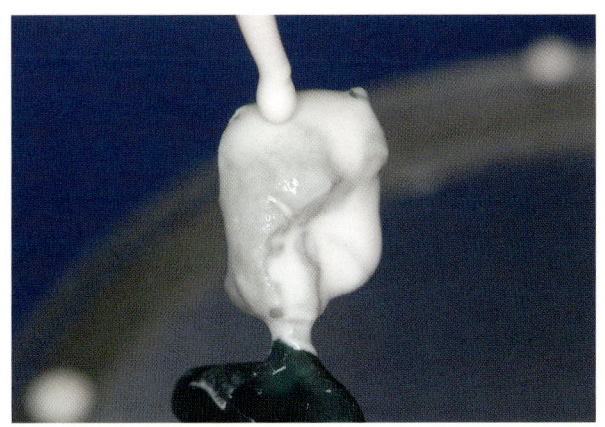

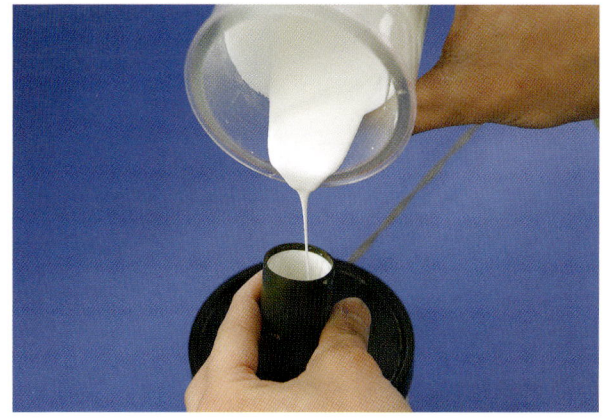

# Chapter 6　鋳造 1 ─スプルーイングから埋没まで─

図 6-3-7b、c　b：パターンを埋没材泥で一層コーティングした後、リングをワックスパターンに触れないようにフォーマーにセットする。c：ゆるやかなバイブレーターによる振動を利用し、パターンを避けるように、底面からゆっくり埋没材泥を注入し、リングを満たす。

b | c

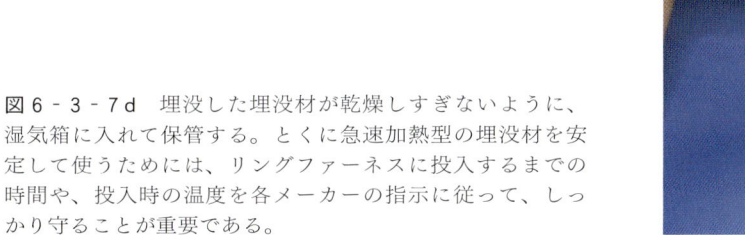

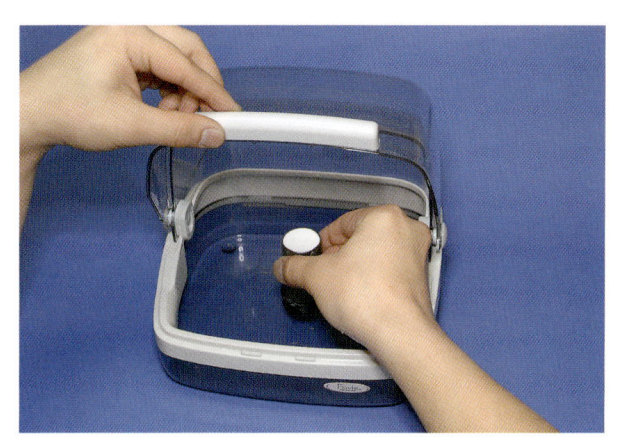

図 6-3-7d　埋没した埋没材が乾燥しすぎないように、湿気箱に入れて保管する。とくに急速加熱型の埋没材を安定して使うためには、リングファーネスに投入するまでの時間や、投入時の温度を各メーカーの指示に従って、しっかり守ることが重要である。

## まとめ

　現在、各メーカーがそれぞれの開発コンセプトを持って埋没材を開発している。したがって、われわれの周りには、日々新しく改良を加えられた埋没材が提供されることになる。

　しかし、日常臨床での埋没、鋳造作業において、本当に各材料の開発コンセプトに一致した使い方に沿った作業が行われているかと考えたとき、疑問を持たざるを得ない。

　もしかすると臨床の現場においては、便利にはなったが、トラブルも起きているのではないのだろうか。

　もう一度自分たちのシステムを見直し、過去の理論や経験に基づくだけではなく、メーカーの各開発コンセプトを十分に理解したうえで、これら埋没材の能力を最大限に引き出すシステムを構築する必要があるだろう。

**参考文献**

1．岡野京二：The Basics 卒後 5 年までに身につけたいインレー・コア・クラウン技工のコツとツボ．東京：医歯薬出版，2008．

2．株式会社デンケン編：KDF CASCOM 鋳造マニュアル；1998．

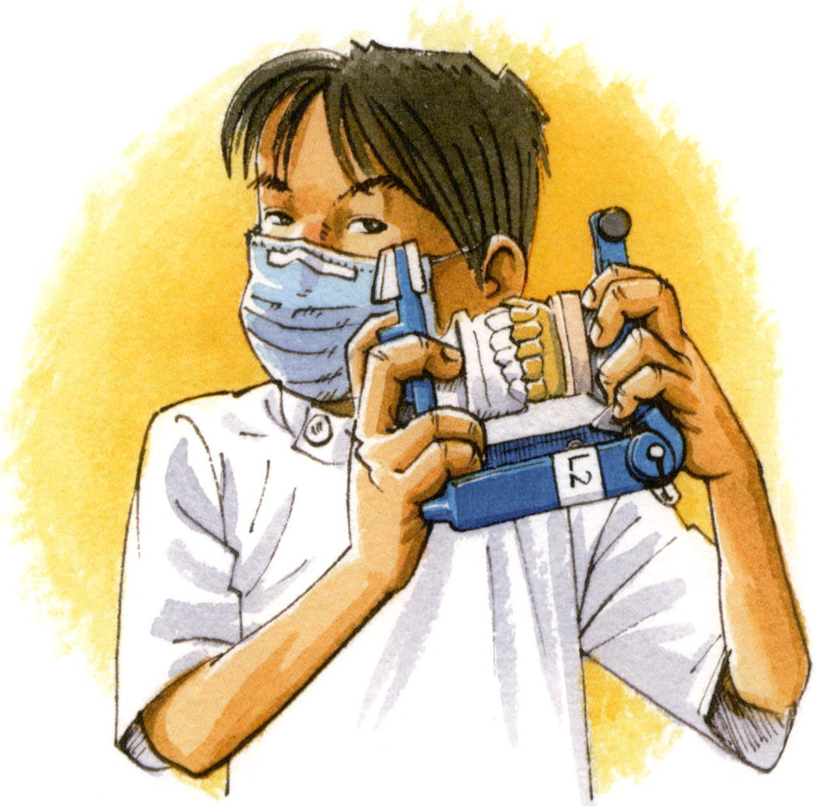
L2

# Chapter 7
# 鋳造2 ―金属の性質と鋳造から酸処理まで・遠心鋳造―

## Section 1
埋没材の特徴を考慮した掘り出しと酸処理時の注意

## Section 2
金属の性質から考える真空加圧鋳造

## Section 3
真空加圧鋳造機「キャスコム」を用いた鋳造

## Section 4
遠心鋳造機を用いた金属の溶融と埋没・鋳造

# 7-1 埋没材の特徴を考慮した掘り出しと酸処理時の注意

Chapter7/Section1

久野富雄

Key Words：サンドブラスター、酸処理、酸処理ボックス、薬品保管用ボックス

## はじめに

　一般にリン酸塩系埋没材は、クリストバライト系埋没材よりも硬いため、リングを水中に投じても、それほど軟らかくはならない。そのため鋳造体の掘り出しには困難がともなうが、ここで焦って、石膏鉗子で無理な掘り出しを行うと、鋳造体の表面に傷を付けたり、マージンを変形させてしまうこともあるので、石膏鉗子で、大まかに埋没材を取り除いた後にエアーカッターやサンドブラスターを用いて細部の埋没材をていねいに取り除く。

　ただし、サンドブラスターを使用する場合には、その操作性を向上させるために埋没材は水に浸けないほうが良い。さらにガラスビーズの大きさ（40〜50μm程度）、吹き付けの方向、空気圧の強さ（2〜3 kg/cm²）などに注意を払う。

　つぎに滑らかな表面を得るための前段階として、酸を用いて酸処理を行うが、劇薬である酸の取り扱いは、その保管も含めて日ごろから慎重に行わねばならない。

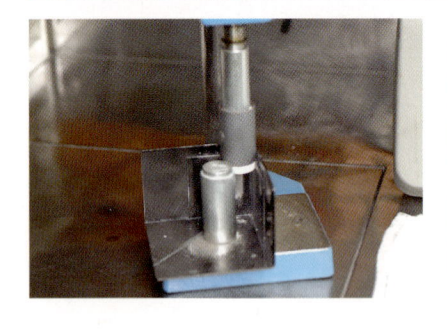

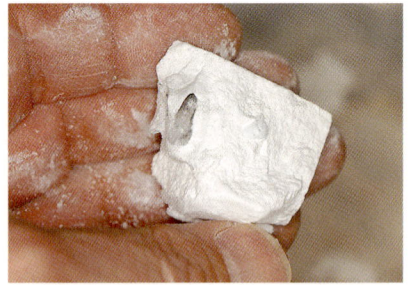

## 鋳造体の掘り出し

a | b

図7-1-1a、b　クリストバライト系埋没材を用いた場合、掘り出しは、キャスティングプレスを使用してリングより取り出した後、手指で割り出す。さらに流水下で歯ブラシなどを用いると容易かつ素早く埋没材が除去できる。

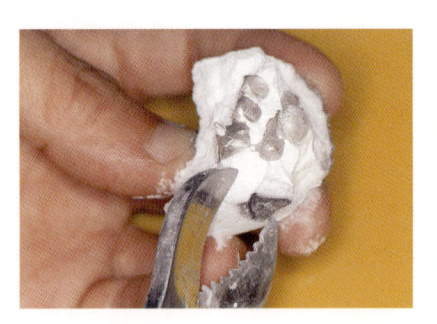

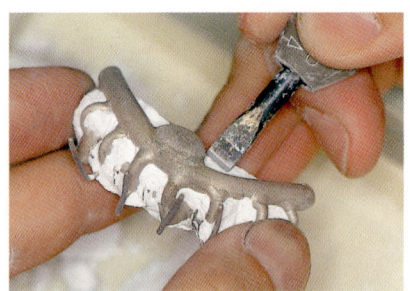

c | d
e | f

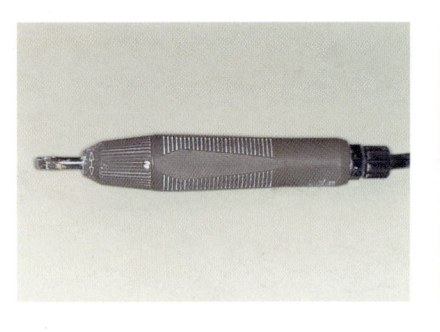

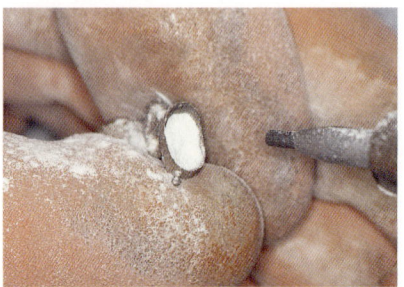

図7-1-1c　リン酸塩系埋没材は硬いため、石膏鉗子を使用し、鋳造体に傷を付けないように注意しながら大部分の埋没材を除去しておく。
図7-1-1d、e　ロングスパンの鋳造体の場合、石膏鉗子を用いて無理に掘り出すと変形の原因ともなるので、エアーカッター（KAVO-EWL社製）を使用して埋没材を除去すると良い。
図7-1-1f　つぎにマージンを変形させないよう注意しながら、サンドブラスターを使用して、付着した埋没材を除去する。ガラスビーズは40〜50μm程度のものを使用し、圧力は2〜3 kg/cm²程度で行う。

Chapter 7　鋳造2―金属の性質と鋳造から酸処理まで・遠心鋳造―

## 酸処理と酸の取り扱い

| a | b |
|---|---|
| c | d |

図7-1-2a　酸処理を行う際に酸は有害な蒸気が発生するため、酸処理ボックス(デントピア製)を使用する。

図7-1-2b　悪臭や有毒ガスの発生を抑える金属表面洗浄器(ニアシッドシステム：デグサ社製)も使用すると良い。ニアシッドシステムは、金パラジウム合金から高カラット焼付合金まで1～2分で酸化膜処理ができ、作業効率も良い。

図7-1-2c　酸は周りのものを腐食させるため、非腐食性ピンセットなどを用いて、手指に触れないよう注意して作業する。酸処理が終わったら、中和溶液である炭酸水素ナトリウム水溶液に浸けて酸を中和した後、よく水洗する。

図7-1-2d　劇薬である酸をそのまま保管すると技工室の環境を悪化させるので、安全と健康に配慮して薬品保管用ボックス(スーパードクトールJr：デントピア社製)内に保管する。

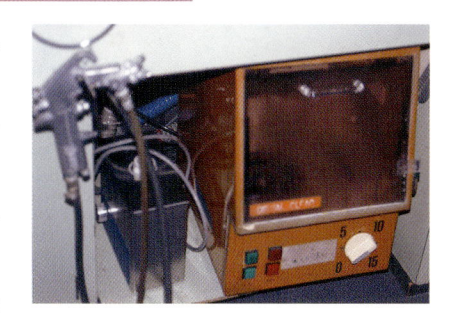

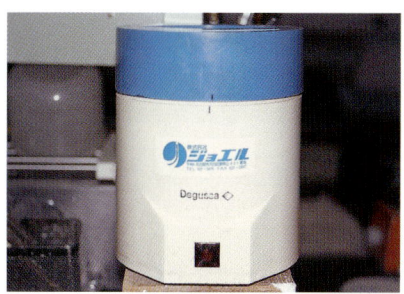

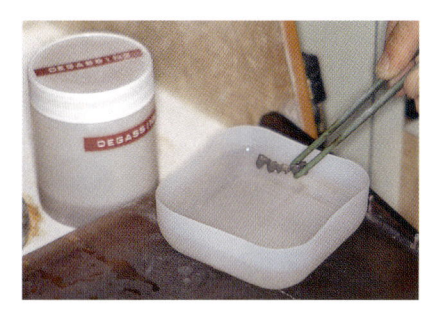

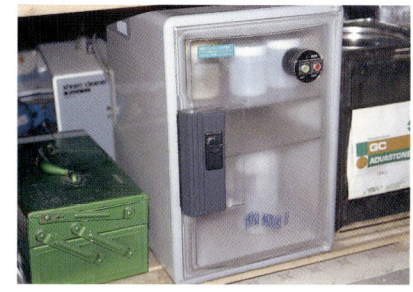

## 次回埋没作業の準備とスプルーカット

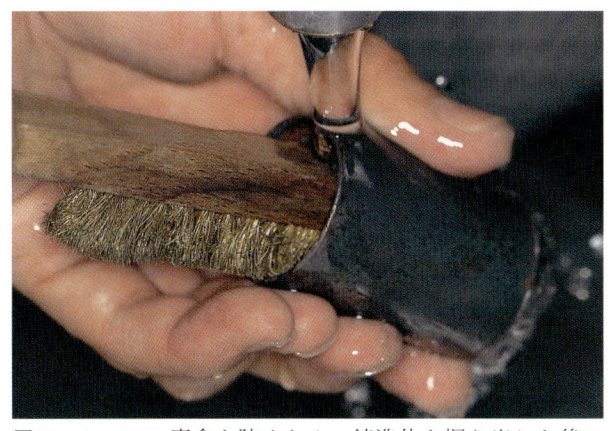

図7-1-3a　腐食を防ぐため、鋳造体を掘り出した後のリングは、スチールブラシを用いてきれいに洗っておく。こうすることで、次回の埋没作業をスムーズに行える。

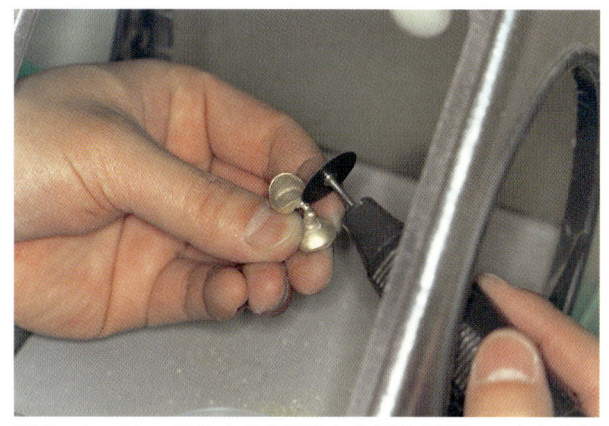

図7-1-3b　飛散する金属粉から目を保護し、また金属粉を回収しやすくするため、スプルーカットはプラスティックボックス内で行う。

## まとめ

本項でも述べたが、酸処理を行う際には、安全と健康に配慮した酸の適切な扱いを前提とした作業を行う必要がある。すなわち有害な蒸気を水によって抑制する酸処理ボックスや悪臭、有毒ガスの発生を抑えるニアシッドシステムを使用する。ただし、このシステムは、刺激臭が容器内にこもるので、蓋を開けたときに吸気しないよう注意が必要である。

今後は、酸処理ボックスとニアシッドシステムの機能を併せ持ち、かつ作業効率も良い器機の開発に期待したい。また酸は周りのものを腐食させるため、非腐食性ピンセットなどを用いて、直接手指で触れないよう注意して作業する。鋳造体は酸化膜処理が終わったら、炭酸水素ナトリウム水溶液(中和溶液)に浸けて中和させた後、流水下で洗浄する。

# 7-2

Chapter7 / Section2

佐々木雅史

## 金属の性質から考える真空加圧鋳造

Key Words：高周波真空加圧鋳造機、カーボンルツボ、金・パラクリーナー

### はじめに

真空加圧鋳造は遠心鋳造と比べると、鋳巣は入りにくいことは確かであるが、まったく入らないということではない。真空加圧鋳造機の圧力は大きいが、初期圧が弱い。この特徴を十分に理解しておかないと鋳巣が発生してしまう。

また、言うまでもなく、鋳造は金属を溶融するが、金属固有の性質を知ることなしに、作業を行うとなめられといった失敗にもつながる。つまり真空加圧鋳造機の弱点を熟知、カバーし、金属の性質を知ることが鋳造欠陥を防ぐのである。

### 高周波真空加圧鋳造機

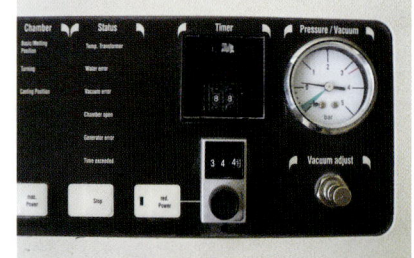

a | b

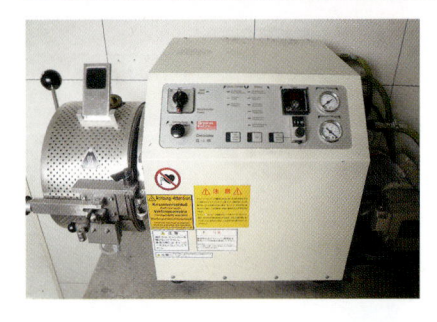

図7-2-1a、b　高周波真空加圧鋳造機は高周波の出力調整が可能であり、低融点の金属から高融点の金属まで幅広く使用でき、また溶融スピードも速いため短時間での鋳造が可能である。

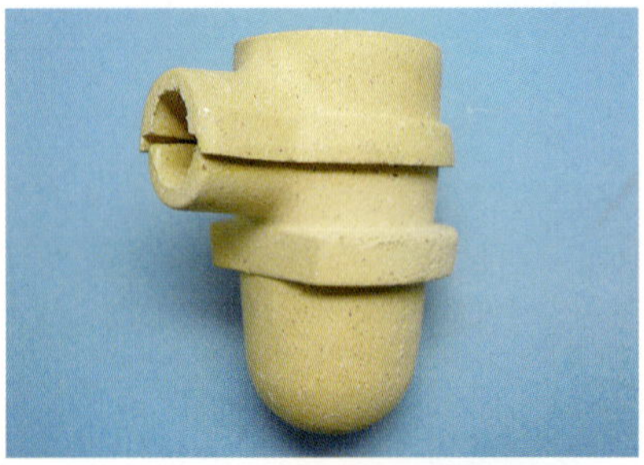

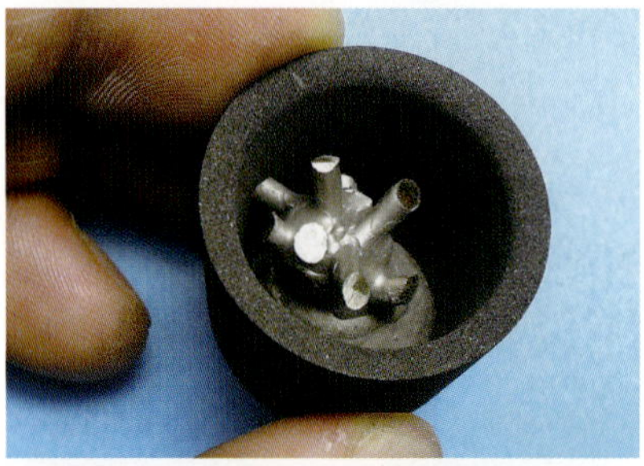

c | d

図7-2-1c、d　高周波真空加圧鋳造機のカーボンルツボは大きく金パラで80gの鋳造が可能である。湯溜りのまま、次回の鋳造に使用できるため時間のロスが少ない。

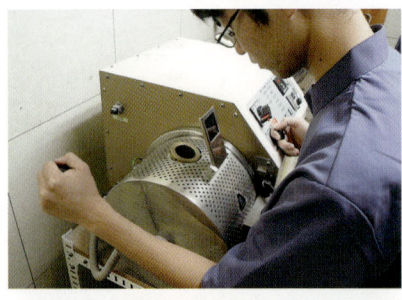

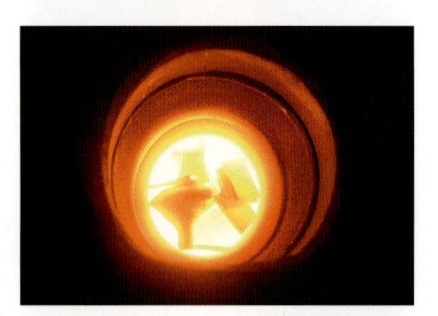

e | f

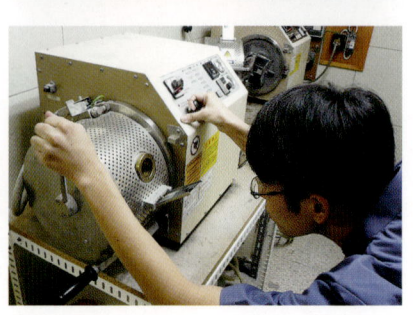

図7-2-1e、f　鋳造は金属の溶融状態を目で確認しながら行う。溶融すればチャンバーが直ちに反転を始める。その際にも金属の流入具合を目視する。

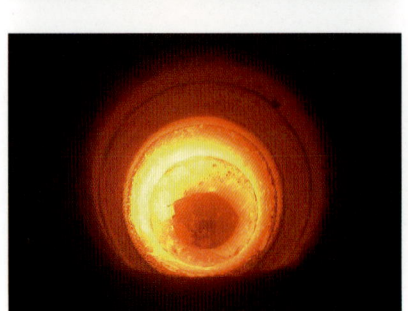

g | h

図7-2-1g、h　流入が完了したことを確認したらすばやく加圧する。

## Chapter 7　鋳造2―金属の性質と鋳造から酸処理まで・遠心鋳造―

### 金属の種類と鋳造時の注意点

表7-2-1　金属の種類と鋳造時の注意点

| 金属の種類 | 鋳造時の注意点 |
| --- | --- |
| 銀合金 | 融点は低く、液晶点と個相点の差が大きいため、流し込みでは問題が生じにくいが、鋳造時の鋳型の温度（約400℃）の管理に注意を払わなくてはならない |
| 金パラ、金合金 | 溶融したときの流動性は良く、流し込みやすいが、同時に空気も巻き込みやすい。加圧のタイミングを設定できるタイプの機械であれば、流し込み後の加圧を0.5秒に設定する。手動タイプの機械ならば、流し込みを確認後に加圧する。 |
| ポーセレンメタル（プレシャス・セミプレシャス） | 溶融したときの流動性は良いが、液晶点と個相点の差が小さいため加圧のタイミングを設定できるタイプの機械であれば、流し込み後の加圧を0.2秒に設定する。手動タイプの機械ならば、流し込み直後に加圧する。溶融温度はややオーバーぎみのほうが良い結果が得られる。 |
| 非金属（Ni-Cr、Co-Cr） | 溶融した状態では、流動性が悪く、しかも液晶点と個相点の差がかなり小さいため流し込み鋳造には不向きである。できるだけ流動性の良い金属を選択し、流し込みから加圧まで可能なかぎり短時間で終わらせる。加圧のタイミングを設定できるタイプの機械であれば、流し込み後の加圧を0.1秒に設定する。手動タイプの機械ならば、流し込みと同時に加圧する。 |

図7-2-2　真空加圧鋳造では、真空状態（約マイナス3気圧）から加圧状態（約3気圧）まで瞬時に加圧される。このことは、約6気圧の圧力がかかることを意味し、6気圧の空気が溶融した金属と一緒に流し込まれることとなる。このとき、空気は溶融された金属と鋳型の隙間から入り込もうとするため、クルーシブルを付与することで、鋳造体への空気の巻き込みを防止する（Chapter 6／Section 2参照）。

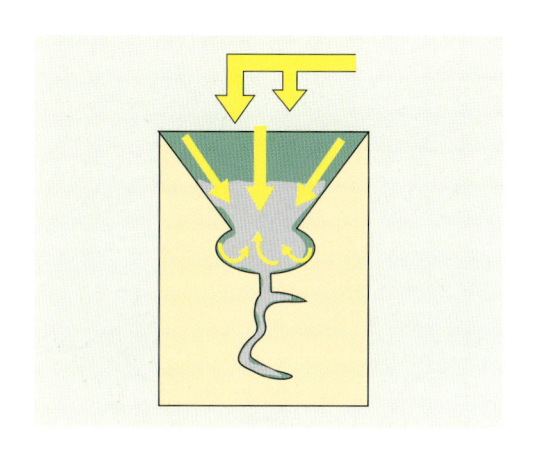

### 埋没材の除去

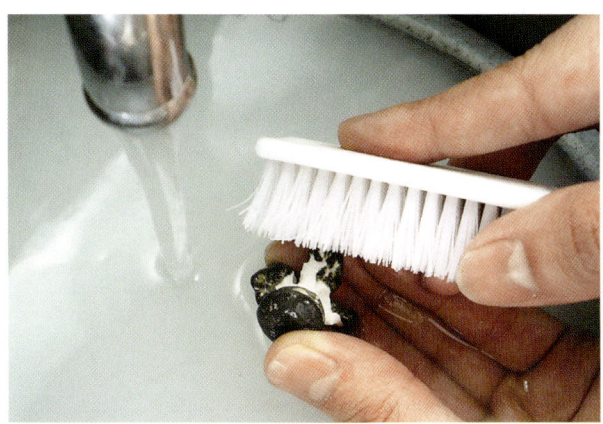

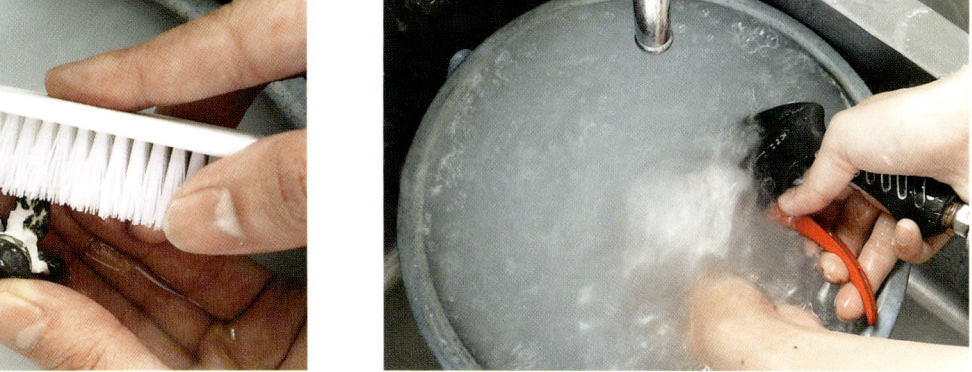

図7-2-3a　鋳造後、鋳型を手で持てるくらいまでに冷却したら、埋没材が泥化するまで水中に置く。その後ブラシで大まかに埋没材を除去する。タワシよりも大型の手洗い（ハンド）用のブラシのほうが埋没材を良く除去できる。
図7-2-3b　ブラシで除去しにくいクラウンの内側などは、少々手荒だが水中でエアーガンを吹き付けると一挙に除去することができる。
図7-2-3c　上記の方法で短時間で埋没材を完全に除去した鋳型。

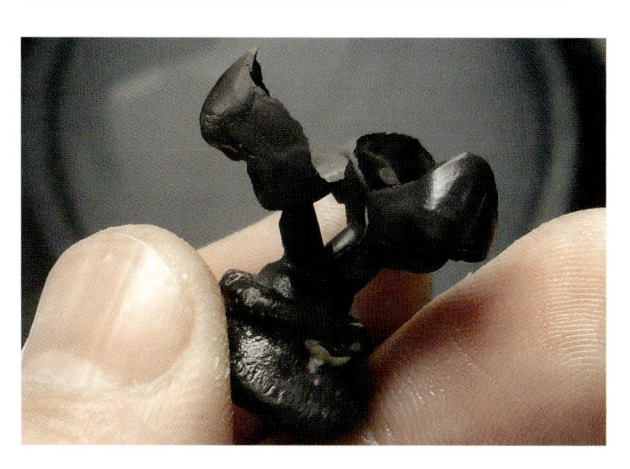

Section 2　金属の性質から考える真空加圧鋳造

### 酸処理

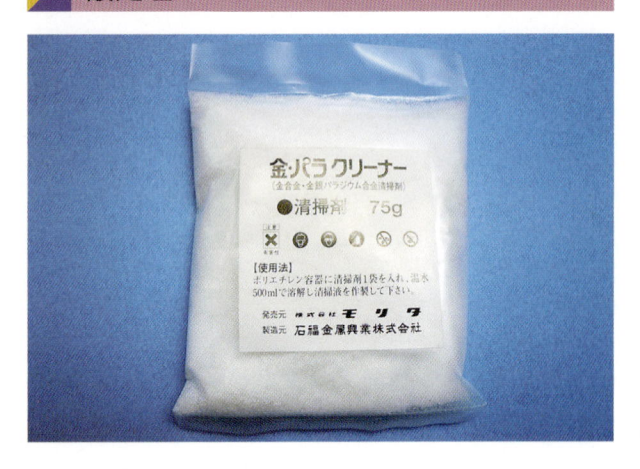

図 7-2-4　酸処理は無害の金・パラクリーナーを使用する。メーカー指示に従い濃度は厳守する。濃度が高すぎると金属内の銅イオンが鋳型の表面に流出して赤っぽくなる。効率良く作業を行うため金・パラクリーナーをあらかじめ温めてから使用すると酸化膜を早く除去できる。

### 鋳造欠陥の原因

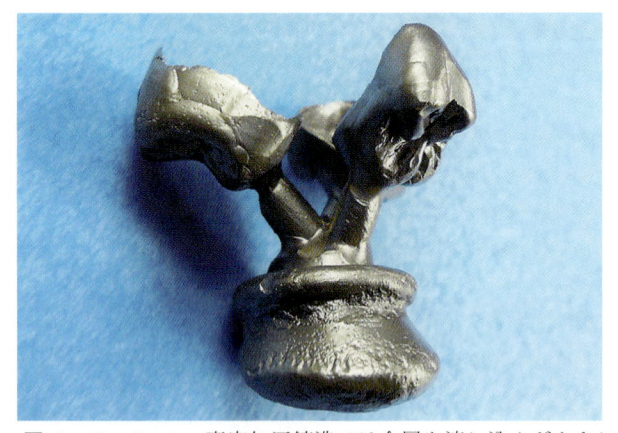

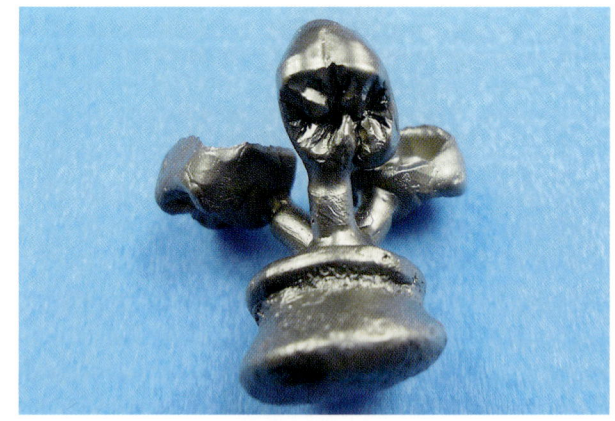

図 7-2-5a、b　真空加圧鋳造では金属を流し込んだときに、空気が中央からではなく、鋳型の周りから巻き込まれるために、鋳造後の湯溜り部は丸くなる。
a｜b

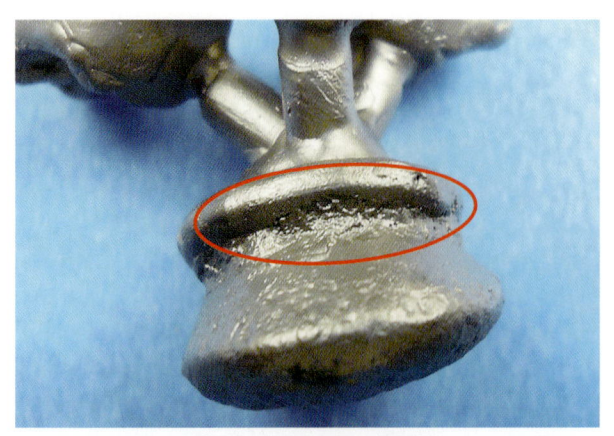

図 7-2-5c　クルーシブル部に空気が入った痕跡がある。その付近に金属の荒れを確認できる。

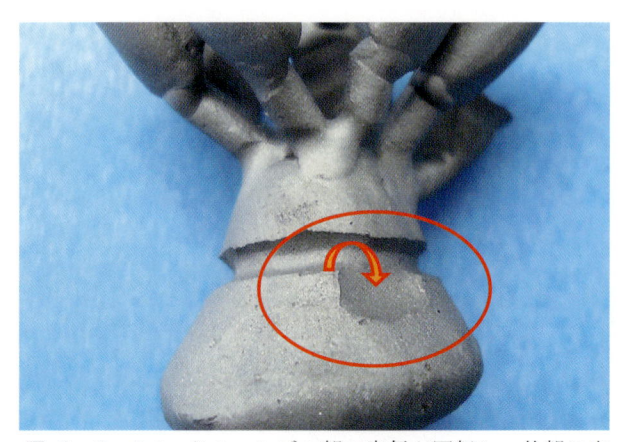

図 7-2-5d　クルーシブル部で空気が回転し、外部に出ようとした痕跡がうかがえる。

# Chapter 7 鋳造 2 ─金属の性質と鋳造から酸処理まで・遠心鋳造─

### スプルー線のカットと研磨

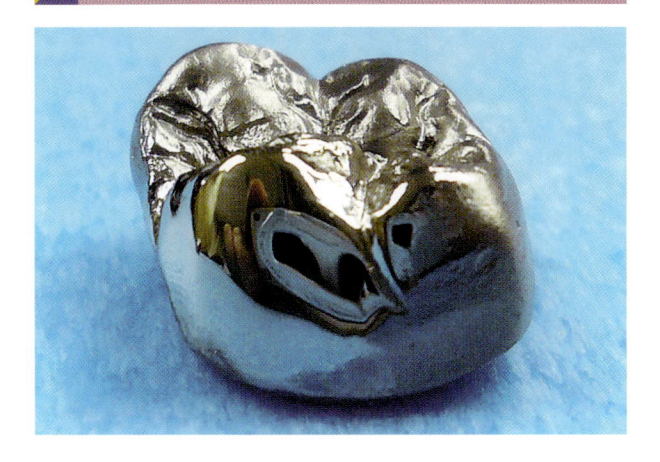

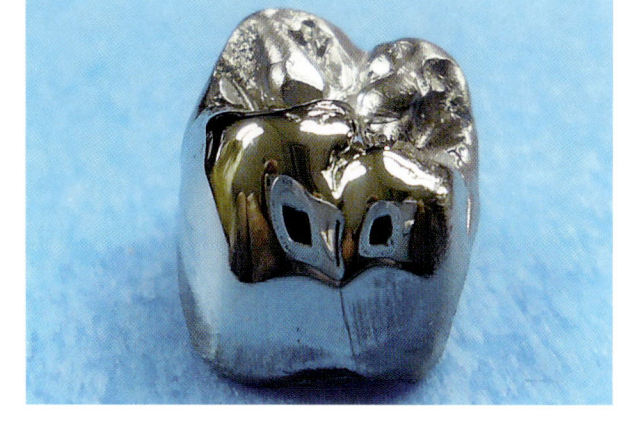

a | b
---|---
 | c

図7-2-6a～c　スプルー線をカットした部分のみを研磨した3本のクラウン。その部分はかなりの肉厚部であったが、まったく鋳巣や鋳造体の荒れを確認することはできない。

### まとめ

　本項で述べたように真空加圧鋳造の成功と失敗の分岐点は、鋳造の原理原則を守るか、また扱う歯科用金属の性質を十分に理解しているか、さらに歯科技工士がその相互関係をいかに利用するかにかかっていると言っても過言ではない。誰でもせっかく時間をかけてつくり上げたワックスパターンを鋳造の失敗によって、無駄にはしたくないものである。

　また鋳造後の処理ではいかにして早く研磨、仕上げ作業に移れるかをつねに考えておきたいものである。作業効率をアップさせることも、歯科技工士の課題である。

　なお、もっとも重要なことは、鋳造の失敗には必ず原因があるので、失敗しても苦手意識を持つことなく、その原因を突き止めて、そこから知識の習得と技術の向上を図ることが、鋳造上達への近道であることを付け加えておく。

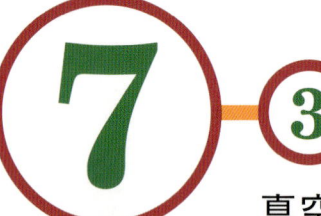

## Chapter 7 / Section 3

東垣外 英彦／滝沢琢也／陸　誠

# 真空加圧鋳造機「キャスコム」を用いた鋳造

**Key Words**：真空加圧鋳造機、鋳造リング、急速加熱、溶融温度、金属管理表、鋳造記録表

## はじめに

　歯科技工において、鋳造という工程は現在に至るまでなくてはならない作業である。近年、貴金属合金からチタン合金までと幅広い金属を扱う一方、インプラントやアタッチメントワークでの複雑な鋳接をはじめ、パターン材としてレジンを使う機会も多い。

　それゆえに、パターン材料も複合化し、それらに対応すべく開発される埋没材の性能向上に助けられている一面もある。

　しかし、それにともない鋳造技術においても、また一段と複雑化し、高度な技術が要求されるようになった。そこで、本項では、比較的誰でも安定した鋳造体が得られる、真空加圧鋳造機「キャスコム」を使ったシステムを解説していきたい。

## 真空加圧鋳造機

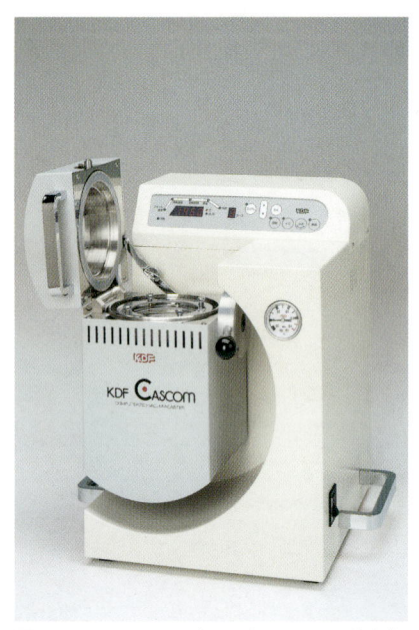

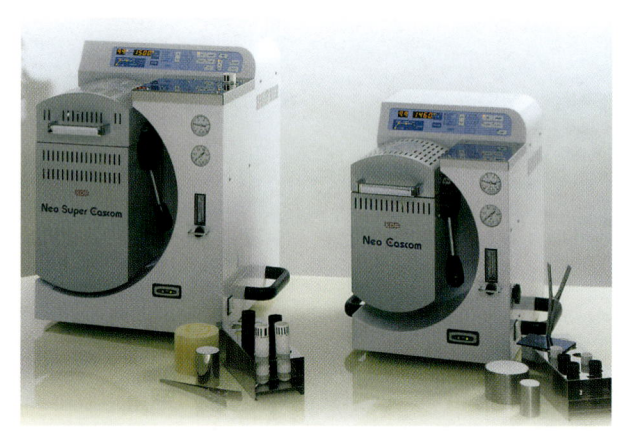

図7-3-1a、b　(株)デンケンの真空加圧鋳造機。a：「キャスコム」。発売から十数年が経過し、b：「ネオスーパーキャスコム」や「ネオキャスコム」などのバージョンアップ型が登場しているが、基本構造はほとんど変わらず、信頼できる鋳造機である。

a｜b

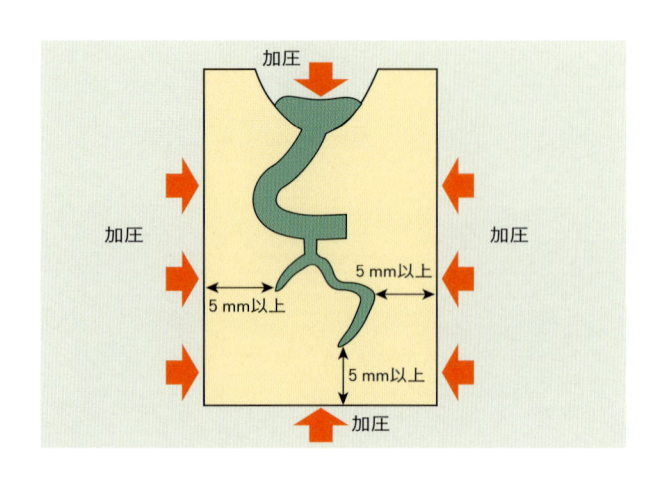

図7-3-1c　真空加圧鋳造機の基本的な鋳造原理[1]。まず鋳型内を吸引により減圧させ、溶湯を流入する。つぎに図のように鋳型の全方向から加圧(鋳造圧)する構造となっている。真空加圧鋳造では加圧前に鋳型内を減圧させるため、鋳型内に金属が鋳込まれる際の空気による逆圧は、遠心鋳造と比べ非常に少なく、それを考慮したスプルーイングは必要ない。しかし、埋没材が薄いと逆圧によるトラブルが起こることがあるため、スプルーイング時にはリング外側から5mm以上の間隔(機械によって異なる)が必要である。

# Chapter 7　鋳造 2 ―金属の性質と鋳造から酸処理まで・遠心鋳造―

## 鋳造リングの取り扱い

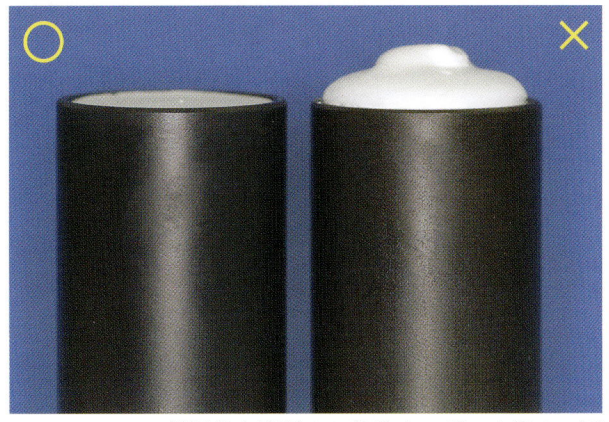

図7-3-2a　機械的な問題から鋳造リングの上縁は、図中左のように埋没材がはみ出さないようフラットにしなければならない。右のように上縁が盛り上がっているとチャンバーの蓋がうまく閉まらず、エアー漏れを起こし、鋳造圧がかからず、トラブルの原因となる。

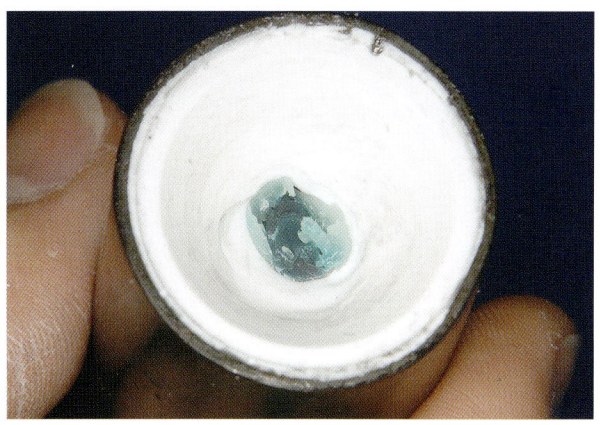

図7-3-2b　鋳造リングからフォーマーを外した際、鋳造時の埋没材の巻き込みを防ぐために、湯口などをチェックする。リング外枠に埋没材が付着している場合などは、きれいに拭き取り、リングファーネス内も汚れないように注意する。

## 急速加熱（ヒートショック）時の注意点

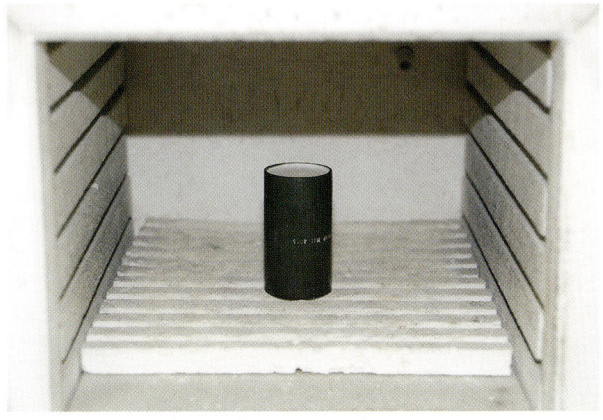

図7-3-3a　急速加熱にかぎらず、できるだけリングは均一に加熱する必要がある。そのため鋳造リングを炉内の中央付近へ置く。凸凹状の炉床板を使用し、炉内の熱の対流を良くすることも、均一な加熱のために有効である。

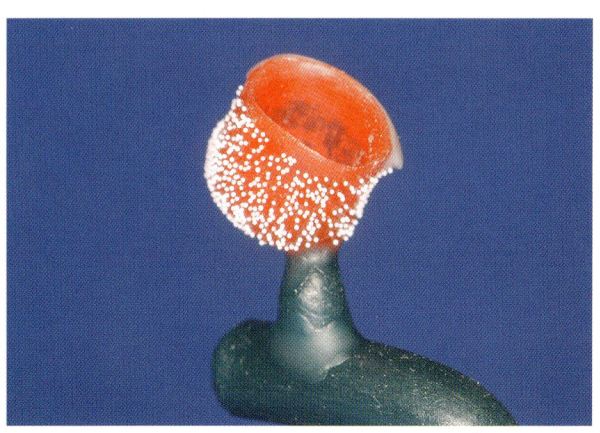

図7-3-3b　パターンレジンなどレジン・プラスティック素材を使用したパターンを焼却する場合は、素材の膨張による埋没材の破折などのトラブルを防ぐためにも、急速加熱は行わず従来法の加熱法で行うほうが安全である。

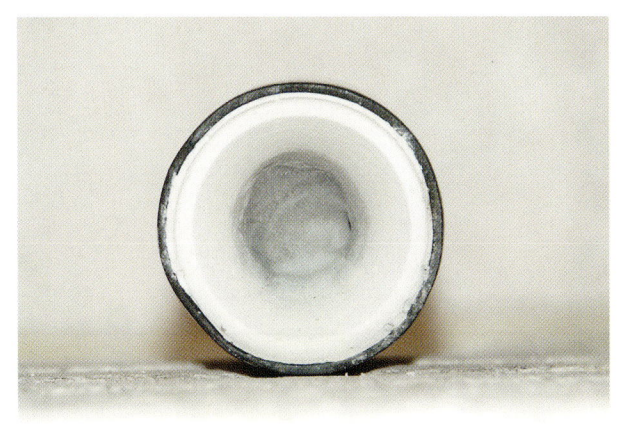

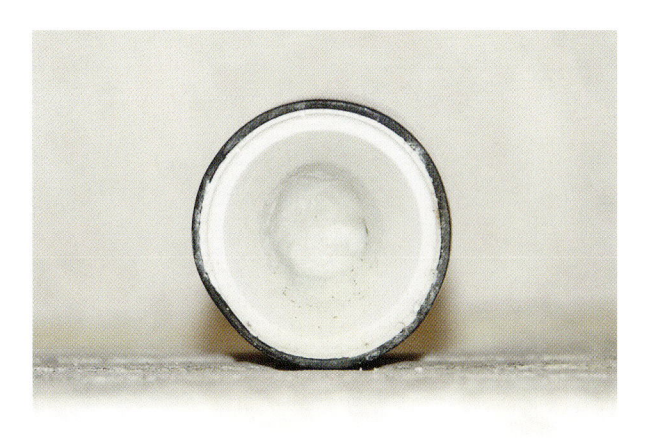

図7-3-3c、d　急速加熱を行うとき、リングファーネスにリングを入れると、ファーネスの温度が大幅に下がってしまう。リングの焼却時間はファーネスに入れた時間からではなく、ファーネスが設定焼却温度になった時点からの時間であることを忘れてはならない。c：ファーネスに入れた時点から30分後の埋没材の状態。d：ファーネスが設定焼却温度に至った時点から30分後の埋没材の良い焼却状態。cの埋没材は焼却不足であるのがわかる。

c | d

121

# Section 3　真空加圧鋳造機「キャスコム」を用いた鋳造

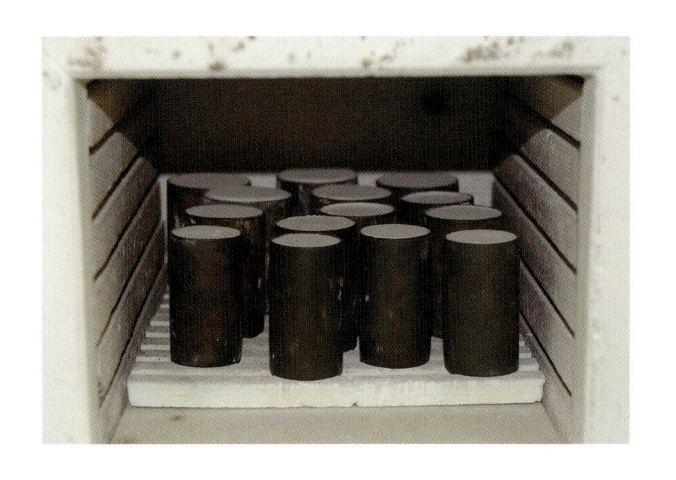

図7‐3‐3e　鋳造リングの焼却時間は標準的な個数と大きさであれば、メーカー指定値で問題ない。しかし、リングの数が増えたり、リングが大きくなると、ファーネス内の加熱効率が悪くなるため、焼却時間を延長させる必要がある。延長の目安は、湯口を観察して、完全にワックスが焼却され、埋没材が黒っぽい色から白っぽい色になるのをひとつの目安とする。

## 金属の溶融とルツボの取り扱い

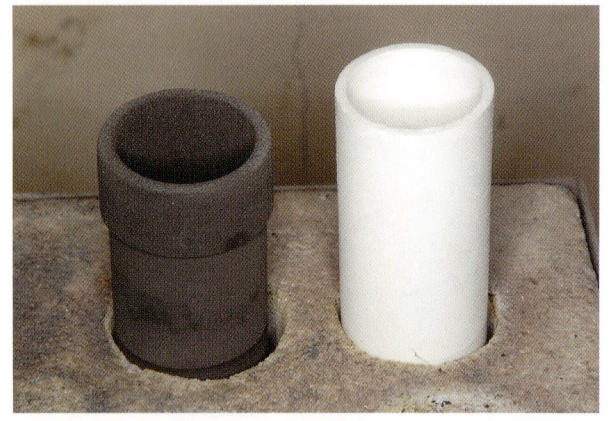

図7‐3‐4a　本項で取り上げている「キャスコム」には専用ルツボとして「カーボンルツボ」と「セラミックルツボ」が付属している。低溶の金銀パラジウム合金や金合金、白金加金などはカーボンルツボにて鋳造を行う。しかしパラジウム含有焼付け用合金は、顕著なガス吸蔵性があり、カーボンルツボを使用した場合、溶融中に$CO \cdot CO_2$を吸蔵し、陶材焼成中に気泡として発生してしまうので、パラジウムが50％以上含有されている焼付け用合金の溶融には、セラミックルツボを使用することをメーカーは推奨している。

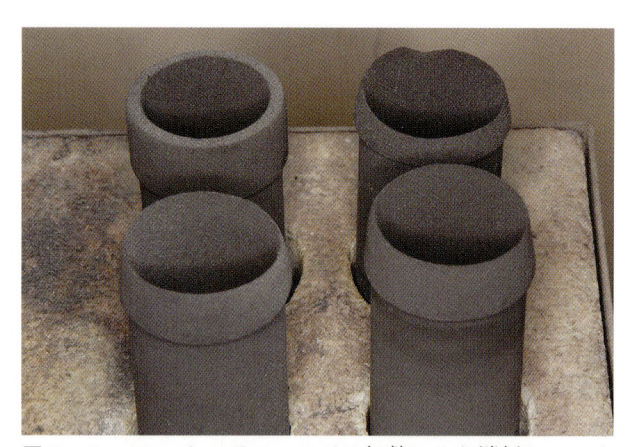

図7‐3‐4b　カーボンルツボは加熱により消耗していくので、鋳造回数を記録しておき定期的に交換する必要がある。金属漏れなどの事故を起こさぬため、ルツボの上部が薄く擦り減った、あるいは底が薄くなったルツボを使用することのないようにつねに確認を怠らない。また異種金属の混入による物性劣化を防ぐため、金属ごとにルツボを区別して使用することも必要である。

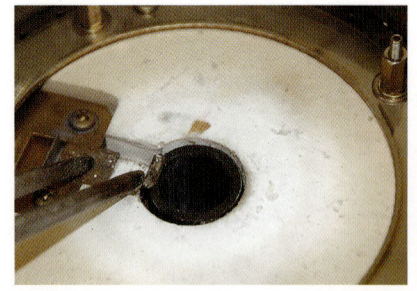

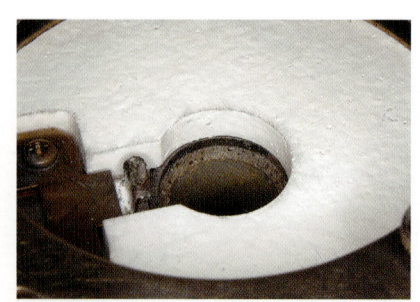

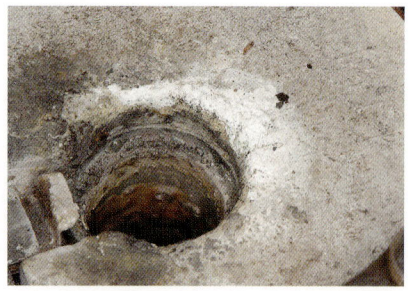

図7‐3‐4c～e　ルツボに金属を入れて溶融を開始するが、効率良く溶融するために、ルツボの底の1ヵ所にできるだけ金属をまとめて置く。つぎにルツボを鋳造機内の所定の位置にセットするが、リングとルツボの間隙を維持し、鋳造圧が有効にかかるようにストッパーは必ずかける。ルツボ上面の周りを囲むレトルトの角が欠けたり、崩れたりしていると、金属の漏れが発生するので、欠損の状況によっては、リペアー材で修復するか、交換しなければならない。

c|d|e

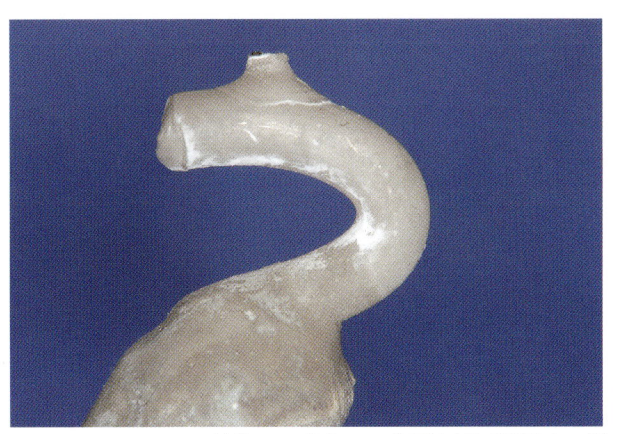

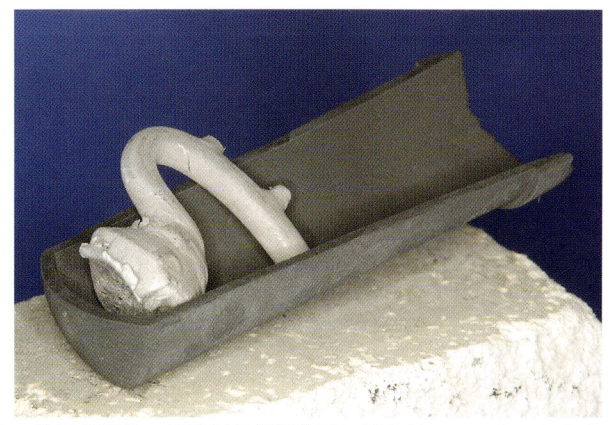

# Chapter 7　鋳造2―金属の性質と鋳造から酸処理まで・遠心鋳造―

図7-3-4f、g　f：鋳造に一度使った金属を再び使用する場合には、前回使用時の埋没材が使用金属に焼き付いていないかを十分に確認し、埋没材の巻き込みを防止するために、サンドブラストなどで除去しておく。g：再び使用する金属がルツボに入らない場合は、不要となったカーボンルツボを縦に切断し、そのなかで金属をブローパイプなどで溶融することにより金属の酸化を防ぎながら良好な形状にすることができる。　f｜g

表7-3-1　金属の種類による設定温度表[2]

| 設定<br>金属種 | スタート温度 | 溶融温度 | 溶融時間<br>（分・秒） | 鋳造タイミング<br>（秒） | 冷却時間<br>（分・秒） |
|---|---|---|---|---|---|
| 金合金<br>（白金加金） | 設定する溶融温度より<br>約100℃低い温度 | 金属メーカーが液相温度としている温度より50～100℃高い温度 | 2～3分 | 0.3秒以下 | 1.00 |
| 銀合金 | | | 1～2分 | 0.3秒以下 | 1.30 |
| 金銀パラジウム<br>合金 | | | 2～3分 | 0.3秒以下 | 1.00 |
| 陶材焼付用<br>貴金属合金 | 設定する溶融温度より<br>約200℃低い温度 | 金属メーカーが液相温度としている温度より100～130℃高い温度 | 2～3分 | 0.2秒以下 | 1.00 |
| 陶材焼付用<br>準貴金属合金 | | | 2～3分 | 0.2秒以下 | 1.00 |
| 陶材焼付用<br>パラジウム系合金 | 設定する溶融温度より<br>約250℃低い温度 | 金属メーカーが液相温度としている温度より200℃高い温度 | 2～3分 | 0.2秒以下 | 1.00 |

鋳造機には取り扱い説明書に基づいて鋳造工程をプログラムしておくが、機械が表示する温度は構造上ルツボ内の金属温度ではないため、溶融温度設定を少し高くする必要がある。注意することは、冷却時間で鋳造後、金属が冷却し流動性がなくなるまでの時間となるのだが、銀合金のように鋳型温度と金属の溶融温度が近いものや、金属の量が著しく多いときは、少し長めに設定しなければならない。どのような溶融法においても、多少のオーバーヒートは考えられるが、最小限に抑える意味から、溶融温度の設定は慎重に行いたい。基本的な温度設定とキャストプログラムは上の表を参照されたい。

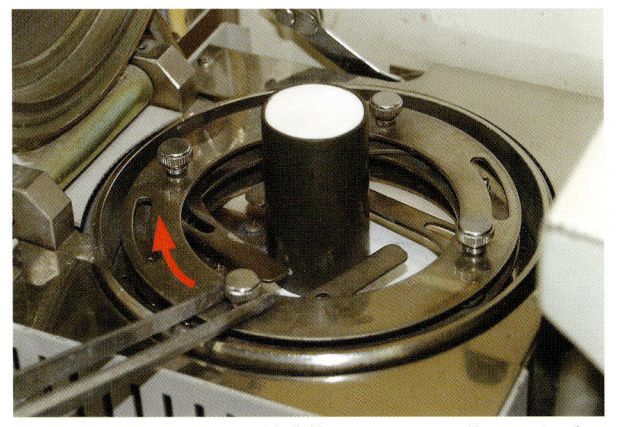

図7-3-4h　リングを鋳造機にセットする際は、必ずセンターロック機構を利用し、湯口がセンターになるようにセットする（矢印）。鋳造が1回終わるごとに、金属のこぼれた破片や埋没材のかけらなどが、キャスコムのレトルト内や周りに散らばっていないか注意しながら清掃を行い、つぎの鋳造を行う。

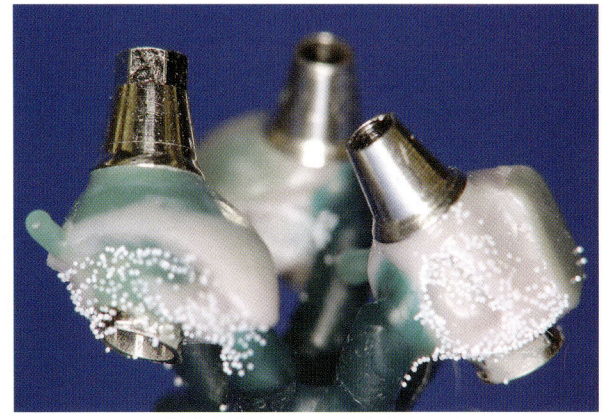

図7-3-4i　特殊な鋳造として銀合金とアタッチメントやインプラントパーツの鋳接などは、700℃で完全焼却後に、Agはリング温度を500℃に下げ、適切な係留時間経過後、鋳造前にリングファーネスから出し、リングを少し冷ましてからキャストする。また、鋳接物などはリング温度を730℃まで少し上げて設定する。鋳接はなめられを起こしやすいので、リングを冷やさないで、いかに素早く鋳造作業を行うかがポイントである。

123

### Section 3　真空加圧鋳造機「キャスコム」を用いた鋳造

#### 鋳造体の掘り出し

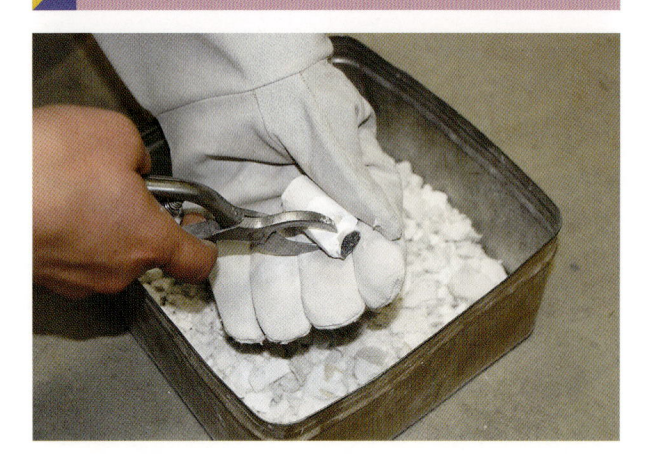

図7-3-5　埋没材からの鋳造体の掘り出しは、室温まで放冷した後、クリストバライト系埋没材であれば石膏鉗子などを使い慎重にリングから取り出し、後は手で割り出す。このとき鋳造時に埋没材へ付着した金属のリサイクルを考慮し、埋没材の回収に努める。

#### 酸処理

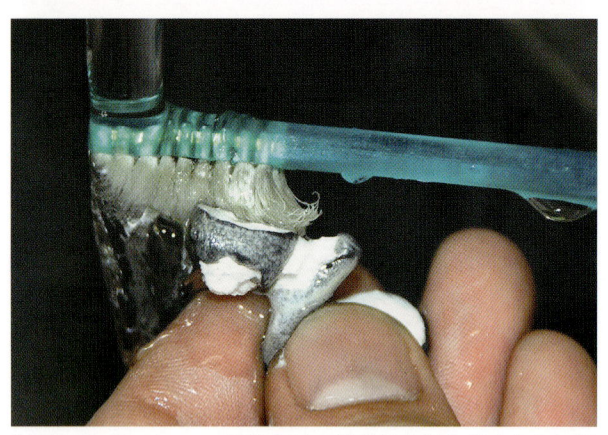

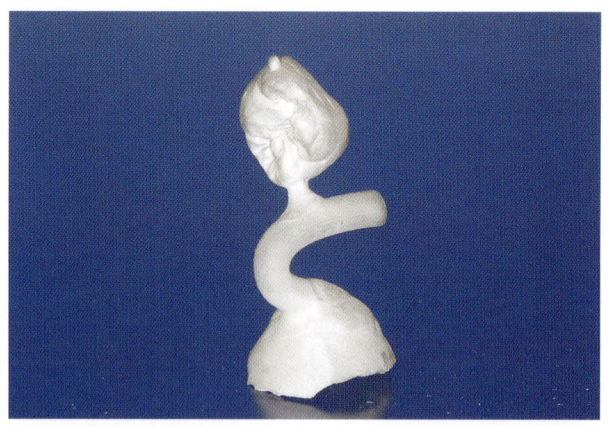

図7-3-6a、b　a：低溶金属の鋳造体を掘り出すときには、サンドブラストを使用すると、圧力でマージン部などの薄い部分が変形することがあるので、酸処理を行う前に、歯ブラシなどを使って水洗した後、スチームクリーナーなどを使って埋没材を除去し、ニアシッドシステム（DENTSPLY-Sankin：デグサ社製）にて酸処理を行う。リン酸塩系埋没材のように硬度のある埋没材は、リングを叩いて取り出すと、リングと鋳造物両方を変形させる要因となるため、鋳造体に傷を付けないよう注意しながら、鉗子などで砕くように掘り出し、サンドブラスターなどで埋没材を除去する。b：酸処理が終わり、酸化膜が除去された状態の鋳造体（キンパラS 12：石福金属）。

a|b

#### スプルーカット

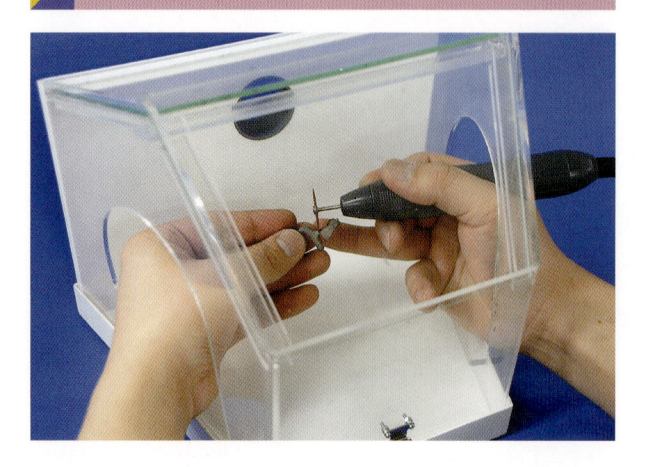

図7-3-7　スプルーカットはなるべく鋳造体に近いところで、スプルー線にレジンディスクなどを直角に当てる。すべらせてマージンを傷付けたり豊隆を落としすぎたりしないように注意する。金属を切ったり、削ったりする作業を行うときは、金属粉やディスク片の飛び散りなどから目を保護し、さらに金属回収を容易にするためプラスティックボックスなどを使用する。有限な資源を大切に使いたいものである。

# Chapter 7　鋳造2―金属の性質と鋳造から酸処理まで・遠心鋳造―

## 金属管理表と鋳造記録表

a
b

| 金属管理表 | | | | | | | | | H. 年 月 日 |
|---|---|---|---|---|---|---|---|---|---|
| | HB II | ECH | アトラス | バイオE | 12%pd | PGA21 | 20K | 18K | P-3 |
| ポット残 | | | | | | | | | |
| 金属出庫 | | | | | | | | | |
| 出　庫 | | | | | | | | | |
| 使　用 | | | | | | | | | |
| 残　量 | | | | | | | | | |
| 目　減 | | | | | | | | | |
| 出　庫 | | | | | | | | | |
| 使　用 | | | | | | | | | |
| 残　量 | | | | | | | | | |
| 目　減 | | | | | | | | | |

| 鋳造番号 | 模型番号 | HB II | ECH | アトラス | バイオE | 12%pd | PGA21 | 20K | 18K | P-3 |
|---|---|---|---|---|---|---|---|---|---|---|
| | | | | | | | | | | |
| | | | | | | | | | | |
| | | | | | | | | | | |

| 鋳造記録表 | | | | | | | H. 年 月 日 |
|---|---|---|---|---|---|---|---|
| フォーマーNO | リングサイズ | メタルの種類 | 量 | 分　類 | 備　考 | 名前 | |
| | 特　大　中　小 | | | A　預　持 | | | |
| | 特　大　中　小 | | | A　預　持 | | | |
| | 特　大　中　小 | | | A　預　持 | | | |
| | 特　大　中　小 | | | A　預　持 | | | |
| | 特　大　中　小 | | | A　預　持 | | | |

図7-3-8a、b　一度に多くの鋳造を行うことが多い場合には、管理表をつくり活用すると良い。これらシートにリングごとの金属の種類や使用量、注意事項などを記載することで、鋳造時のトラブルを軽減することができる。a：金属管理表。b：鋳造記録表。

## まとめ

　以前に比べて、歯科用鋳造機においても急速な自動化が進み、鋳造は誰にでも容易にできて、正確な鋳造体が得られる時代となってきた。このように術者が直接関与する工程が少なくなり、機械にゆだねる部分が多くなると、今後、鋳造作業の核心は機材の保守・管理に移っていくであろう。

　また鋳造機の自動化も様々な形で進歩しているので、近い将来においては、精度の良い鋳造体を得るために、自動化された鋳造機の利用法のみにとどまらず、もっと広範囲の工程までのシステム化が要求されてくるかもしれない。

　しかし、現状においては、鋳造は日常の技工作業のなかで、個人の技術の差によるばらつきや、トラブルの発生しやすい工程であり、臨床的鋳造理論が確立されてきたものの、いまだ解決されていない課題も多い分野であるということも忘れてはならない。

### 参考文献

1．松風歯科クラブ編：デンタルエコー．Vol.146；2006.
2．株式会社デンケン編：KDF CASCOM 鋳造マニュアル；1998.

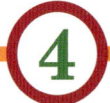

# Chapter7 / Section4

滝沢琢也／陸　誠

## 遠心鋳造機を用いた金属の溶融と埋没・鋳造

Key Words：遠心力、チル（冷やし金）、ベントの付与、ハイドロスプルー、金属の比重、ブローパイプ、フラックス

### はじめに

現在の精密鋳造に近い技術が提案されたのは1900年頃だといわれ、1世紀以上もの歴史を持っている。CAD/CAMテクノロジーが発達してきた現代の歯科技工においても、鋳造という工程は前項でも述べたとおり依然として必要である。

近年ハイテクを利用した様々なタイプの自動化された鋳造機が出てきている反面、現状においても、ブローパイプを用いたガスと圧搾空気による遠心鋳造が主流であることは否定できない。

そこで本項では、毎日の臨床のなかで、比較的誰でも安定した鋳造体を得ることができる遠心鋳造機を用いたシステムを解説していきたい。

### 遠心鋳造機の種類（縦型／横型）

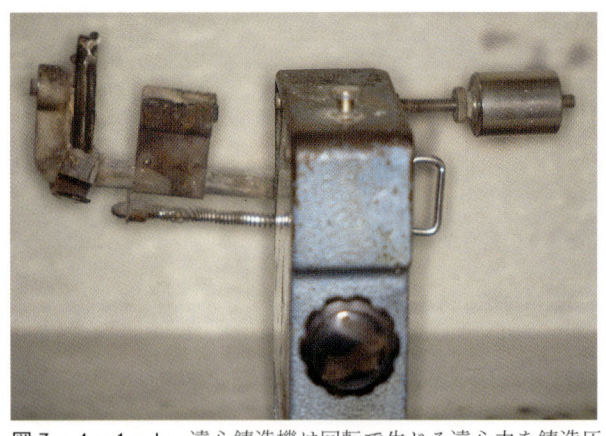

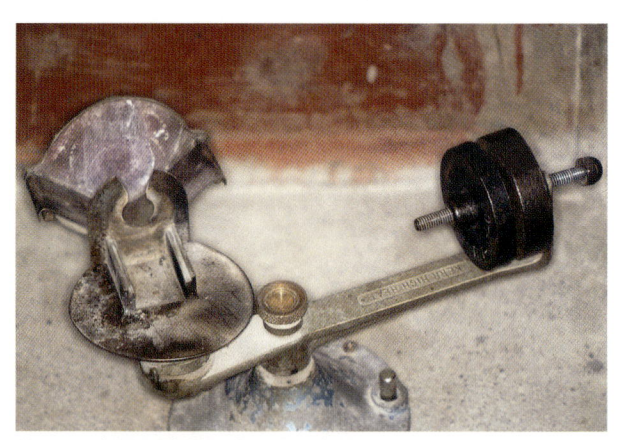

図7-4-1a、b　遠心鋳造機は回転で生じる遠心力を鋳造圧として利用し、金属を鋳型に流し込む方法である。大きく分けてa：縦型とb：横型がある。両方ともばねを回転源としているもので、基本的には大きな違いはない。一般的にはaの縦型のものはbの横型に比べ、初速に安定感があるが、鋳造床のリングのような大きなものに対しては対応が難しい。反面、横型の場合、初速は縦型に比べ劣るところもあるが、リングの大きさを選ばず、幅広く活用できるというそれぞれの特徴がある。　a｜b

### 遠心鋳造の原理

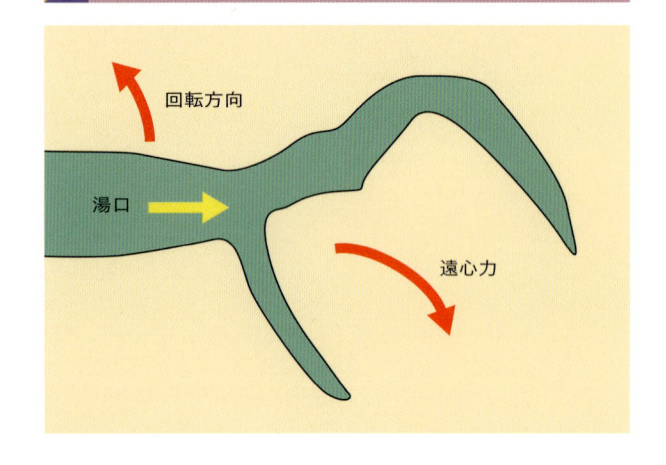

図7-4-2　鋳造圧として遠心力を使うため、パターン植立時においても形状により、回転方向からの金属湯の流れを考慮する必要がある。遠心鋳造は初期の鋳造圧は強いが、その持続性はあまりなく、その結果、初期鋳造圧への依存度が高い。スプルーの基本形は、「太く短く」であるが、鋳型内に金属が鋳込まれる際、鋳込まれる金属と鋳型内の空気がスムーズに置換するようなスプルーイングや必要に応じたベントの設計が必要になる[1]。

# Chapter 7 鋳造2 ―金属の性質と鋳造から酸処理まで・遠心鋳造―

## 鋳造リングへの記録と湯口の取り扱い

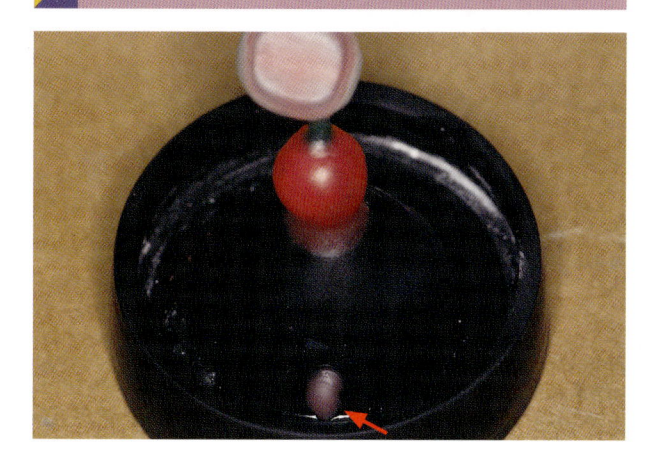

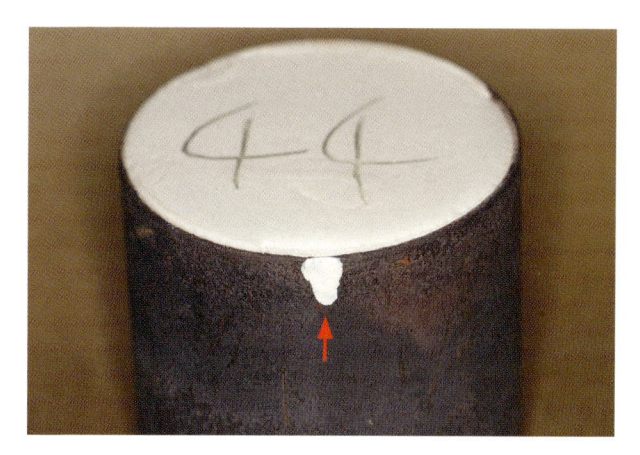

| a | b |
|---|---|
| c |   |

図7-4-3a、b　鋳造リングの回転方向を限定する必要がある場合は、リングやフォーマーに方向がわかるようにするため、マーク(矢印)が必要である。a：フォーマーへのマーク。b：リングへのマーク。

図7-4-3c　円錐台の湯口部分をいかにきれいにしておくかで、埋没した湯口のスムーズさも決まってくるわけだが、この部分に金属名を書いたりすると、気泡が入ったり、シャープな角ができ、埋没材の巻き込みなどの鋳造欠陥の原因となるので注意したい。湯口を削ったり、調整することは厳禁である。

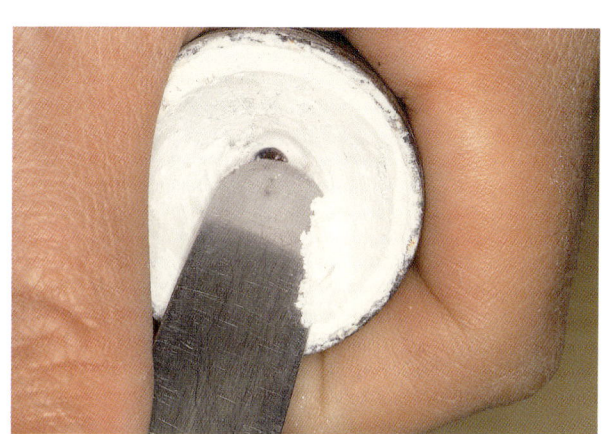

## 鋳造欠陥を防ぐための工夫

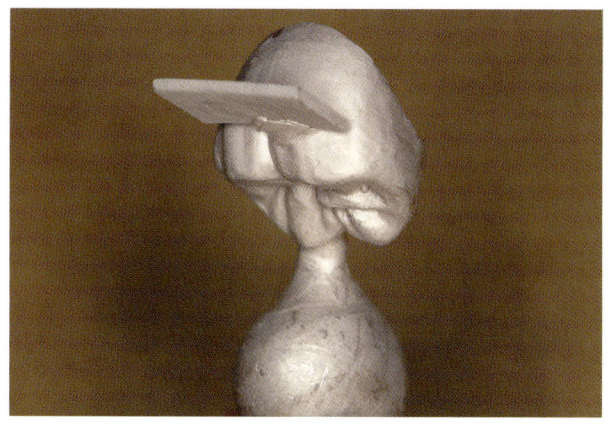

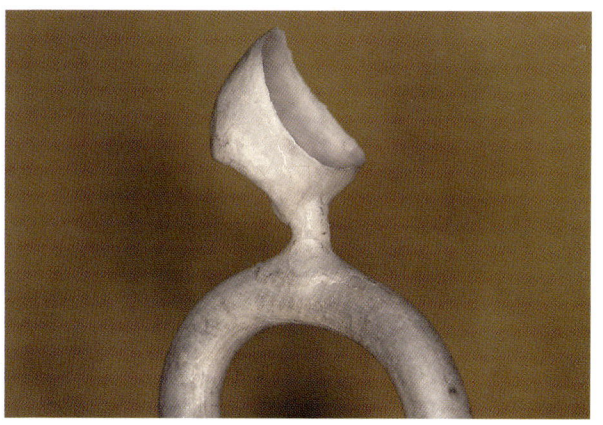

図7-4-4a、b　ワックスパターンの形状によっては、チル(冷やし金)によって溶湯の凝固に指向性を与える。またa：鋳造時の鋳型内の空気の流出を助けるベントの付与や、b：ハイドロスプルー(森本敏夫氏考案)[2]などの利用も鋳造欠陥を少なくする手段として有効である。

a | b

表7-4-1　鋳造金属必要量一覧表

| ワックス重量(g) |  | 0.25 | 0.50 | 0.75 | 1.00 | 1.25 | 1.50 | 1.75 | 2.00 | 2.50 |
|---|---|---|---|---|---|---|---|---|---|---|
| 製品名 | 製品自体の比重 | 鋳造金属必要量(g) |  |  |  |  |  |  |  |  |
| キンパラ S12 | 11.3 | 2.8 | 5.7 | 8.5 | 11.3 | 14.1 | 16.9 | 19.8 | 22.6 | 28.3 |
| PGA21 | 16.6 | 4.1 | 8.3 | 12.5 | 16.6 | 20.8 | 24.9 | 29.1 | 33.2 | 41.5 |
| PGA 3 | 15.4 | 3.9 | 7.7 | 11.6 | 15.4 | 19.3 | 23.1 | 27.0 | 30.8 | 38.5 |
| K20 | 16.7 | 4.2 | 8.4 | 12.5 | 16.7 | 20.9 | 25.1 | 29.2 | 33.8 | 41.8 |
| K18 | 15.3 | 3.8 | 7.7 | 11.5 | 15.3 | 19.1 | 23.0 | 26.8 | 30.6 | 38.6 |

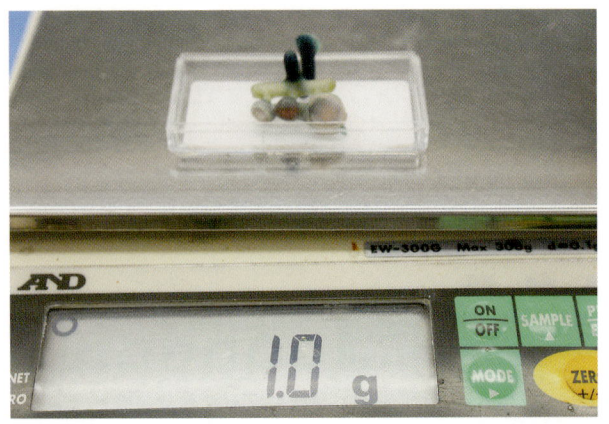

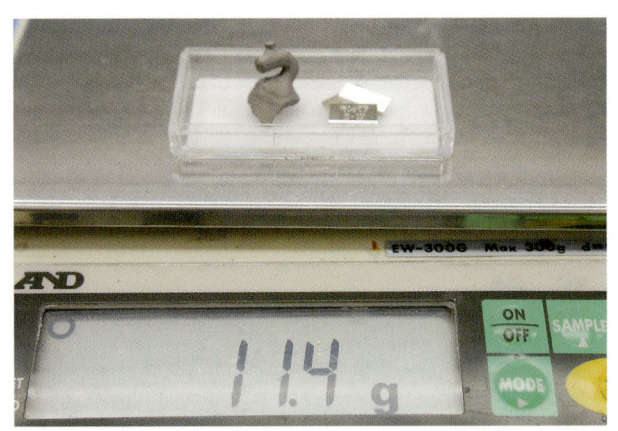

## Section 4　遠心鋳造機を用いた金属の溶融と埋没・鋳造

図7－4－4c、d　鋳造金属の準備であるが、一度鋳造した残り金属を再び使用する際、埋没材やフラックスなどの巻き込みの原因になるようなものは、あらかじめサンドブラストなどできれいにしてから、鋳造することが大切である。また溶融を繰り返すことによる金属物性の劣化（微量添加元素の減少）を防ぐため、新しい金属を30％以上加えたうえで使用することが望ましい。鋳造時のメタルの量は重要で、ミスをすると大きな鋳造欠陥を招いてしまう。鋳造時のメタルの量の目安としては、白金加金などの場合、通常の大臼歯1本当たり約3gと計算し、スプルーの形状を考慮し、全体の2.5〜3倍の金属量が必要である。ワックスと使用する金属の比重を知っておけば、ワックスパターンの重量から適量な金属量を算出することができる。なお上図c、d間の金属量の算出はつぎのとおり。ワックス重量（1.0g）×キンパラS12の比重（11.3）＝11.3（前掲表7-4-1の赤い部分を参照）。これに若干のおし湯金属を加え、鋳造する。

c|d

## 遠心鋳造機の準備

a|b
c|d

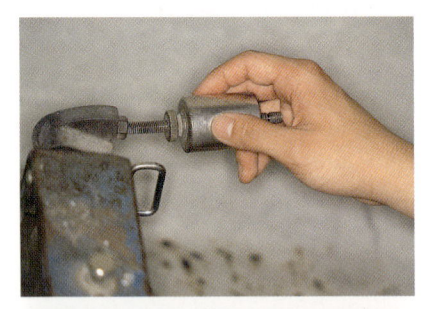

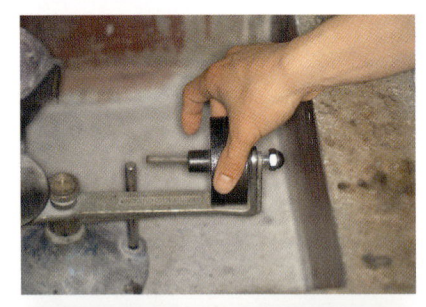

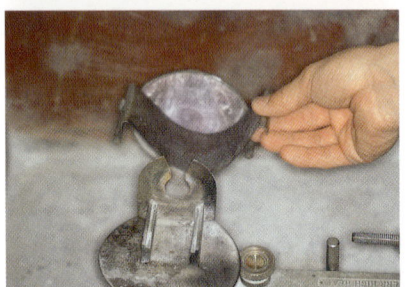

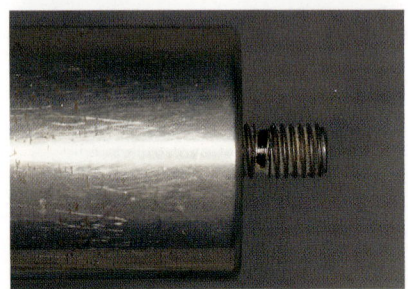

図7－4－5a〜d　a、b：遠心鋳造機は回転を利用することから、鋳造するリングの重量とアームのバランスをとることが必要になる。縦型、横型（a：縦型、b：横型）ともに手順としてはほぼ同じである。c：機種によってはリングの大きさにより、リング受けを変更しなければならないものもある。いずれにせよ、回転がスムーズでないと、金属溶融後の鋳造時の金属の飛散などのトラブルになることも多い。d：一見手間のようであるが、決まったリングで一定量の埋没材にて埋没するのであれば、一度セットし、バランス錘の位置などをリングごとに記録しておけば毎回合わせる手間はない。

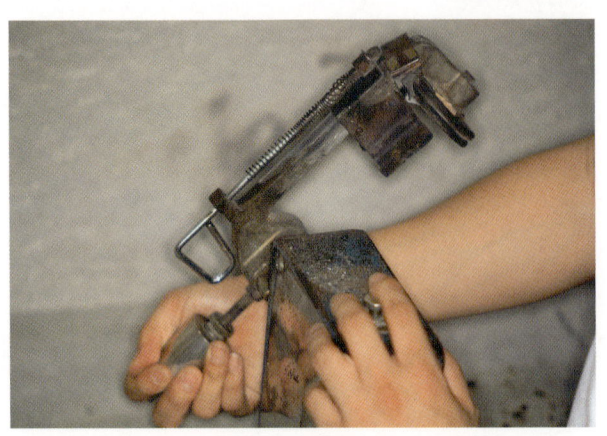

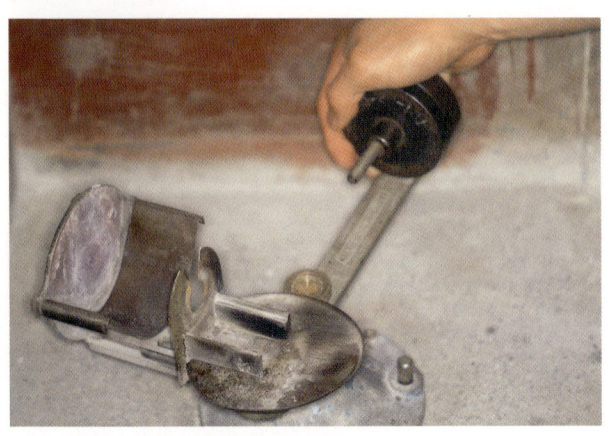

図7－4－5e、f　e：縦型、f：横型である。両方ともアームを3〜4回、回転させてばねを巻き、ストッパーをかける。アームを回す回数は、金属の凝固時間や流動性など金属の性質や鋳造物の形態により、多少の考慮が必要である。

e|f

Chapter 7 鋳造2 ―金属の性質と鋳造から酸処理まで・遠心鋳造―

### 金属の溶融

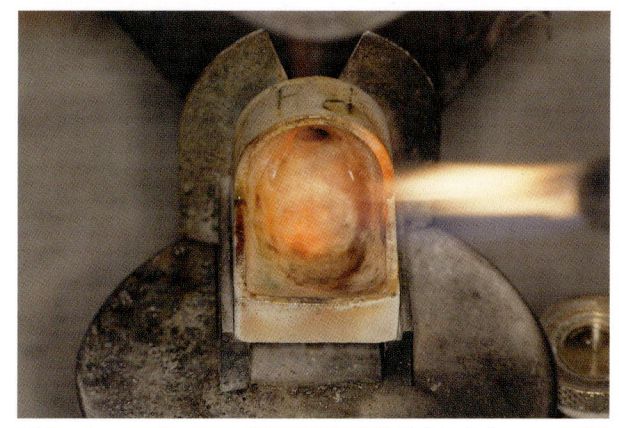

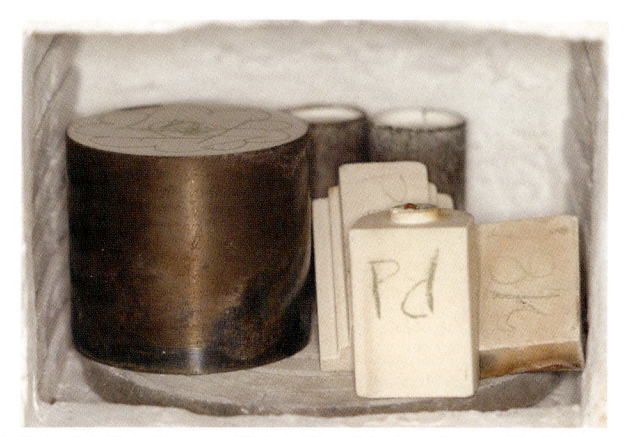

図7-4-6 a、b　ルツボにて金属を溶融するとき、ルツボの予備加熱が不十分であると、溶融の際、金属の熱がルツボに奪われてしまい、溶融が上手くいかないことになる。a：あらかじめルツボを溶融前にブローパイプにて加熱する。またはb：リングファーネスでリングを加熱する際、ルツボも一緒に加熱しておくと良い。また異種金属の混入による物性劣化やトラブル防止のため、用いる金属により区別して使用することが大切である。

a｜b

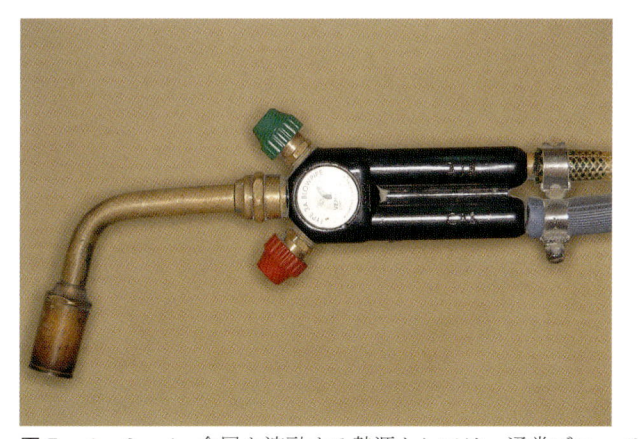

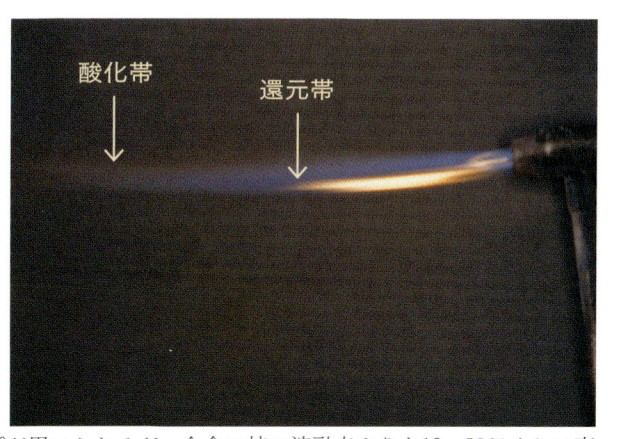

図7-4-6 c、d　金属を溶融する熱源としては、通常ブローパイプが用いられるが、合金の持つ溶融点よりも10～20％ぐらい高い温度が熱源として必要だといわれている。ブローパイプの種類によって多少の差があるが、おおよそ1,250～1,350℃の温度である。ただし、それは炎の位置によって大きく変わる。鋳造には炎の性質から還元帯を利用するが、ほぼ炎の最高温度に近く、金属の酸化を防ぎ、表面を還元性の雰囲気にすることができる。このような理由からブローパイプの空気量の調整は溶融作業の良否を左右するので十分な注意が必要である[3]。

c｜d

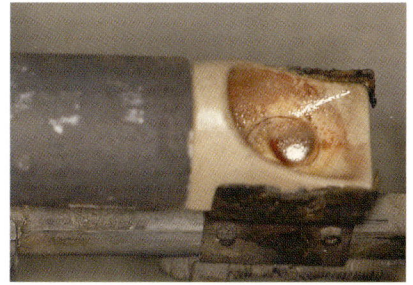

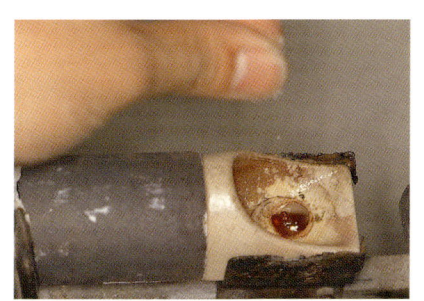

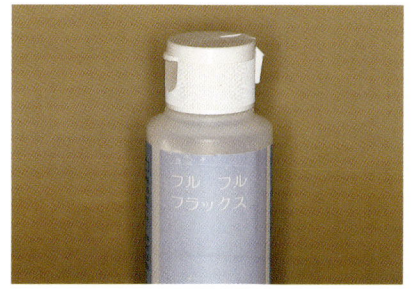

図7-4-6 e～g　e：金属の溶融については、金属の種類により、鋳込む「タイミング」が取りやすいものや難しいものがあるが、一般にオーバーヒートは良くないといわれている。確かに加熱しすぎによる利点はあまり考えられない。反対に溶融不足であれば、なめられなどの大きな鋳造欠陥をすぐに起こしてしまう。還元帯を使って金属を溶融していても、金属によっては表面に酸化物が生成され、溶融状態の判断を不明確にするものもある。現実には経験と勘に頼る部分が多い。f、g：溶融金属の表面に生成された酸化物を取り除き、酸化防止する目的でフラックスが使用される。フラックスは金属の溶融点に近いものを選択するが、最小限の使用に抑えないと鋳造体に巻き込まれることがある。

e｜f｜g

129

## Section 4　遠心鋳造機を用いた金属の溶融と埋没・鋳造

### 遠心鋳造機による鋳造と鋳造体の完成

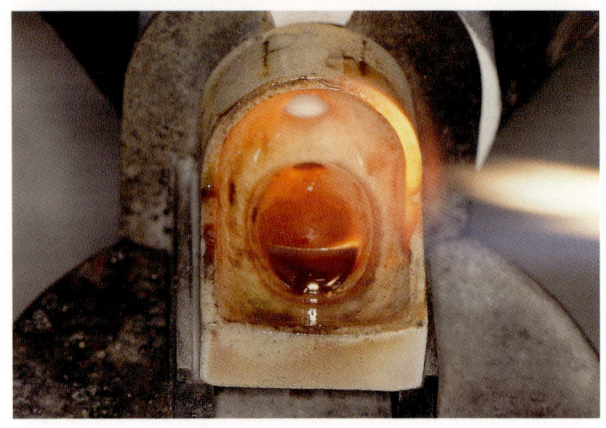

図7-4-7a　金属の溶融が進み、鋳造(鋳込む)をするタイミングであるが、溶融面が光沢のある玉状となり、回転し始めたら、若干の振動を与えて、金属全体が溶融されていることを確認した後、アームロックを解除し鋳造する。

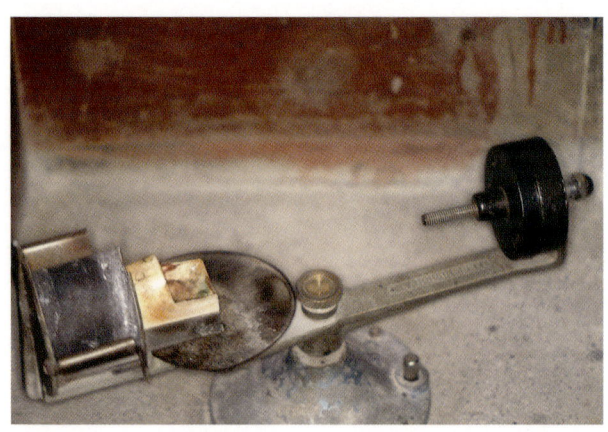

図7-4-7b　鋳造時のアームの回転は、金属が凝固するまで遠心力を得られるように、急に止めたりしないことが大切である。

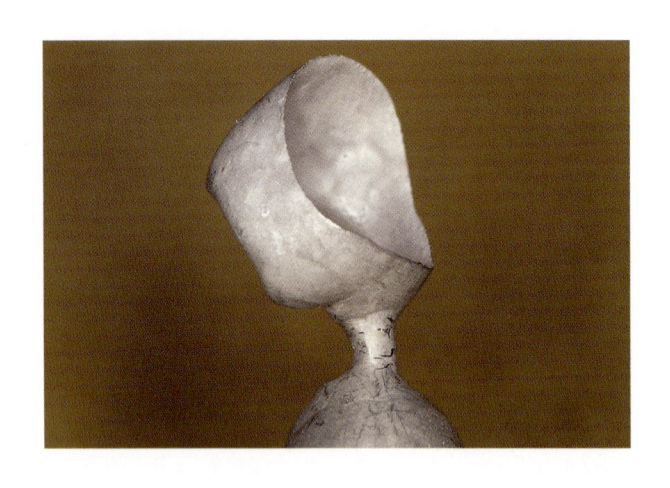

図7-4-7c　完成し、酸処理された鋳造体。

### まとめ

　遠心鋳造にかぎらず、鋳造については、経験に頼る部分があることは事実だが、人為的な失敗を極力排除し、誰が鋳造しても安定した鋳造体を得たいものである。

　そのために埋没材などの管理や鋳造の条件、またワックスパターン植立位置やスプルーの形態などの規格化、器材や溶融金属の統一化を図り、それに基づいたシステムを構築することが必要であろう。

　本項で取り上げた遠心鋳造機を用いた鋳造を行う場合、鋳型内の空気をいかにスムーズに金属と置換させるかが、鋳巣のコントロールをはじめとした作業上の大きなポイントであり、とくに複雑なケースなどは、この点に十分配慮することが必要であろう。

参考文献
1. 高橋重雄：鋳造方法とそのしくみ―遠心鋳造法―. In：伊集院正俊, 高橋重雄(編). 歯科技工別冊／歯科鋳造のすべて. 東京：医歯薬出版, 1993；18-21.
2. 森本敏夫：鋳造欠陥を起こさないスプーリング―従来の鋳造欠陥のウソと実際―. QDT. 1995；20(2)：63-78.
3. 仲居　明：鋳造欠陥を防止する―融解―. In：伊集院正俊, 高橋重雄(編). 歯科技工別冊／歯科鋳造のすべて. 東京：医歯薬出版, 1993；130-135.
4. 重村　宏：遠心鋳造の可能性と限界―森本鋳造論を検証する―. QDT. 1995；20(3)：49-68.

# Chapter 8
# 適合と咬合調整

## Section 1
適合の精度を向上させるクラウンの調整法

## Section 2
内・外面の適合と咬合調整

# 8-1 適合の精度を向上させるクラウンの調整法

*Chapter8 / Section1*

久野富雄

**Key Words**：技工室の環境、適合調整、咬合調整

## はじめに

通常、酸処理後のクラウンの表面および内面は肉眼で確認できない気泡や鋸歯状のマージン部が多くある。このような場合は、シリコンホイールや適合検査剤を使用して、オーバーマージン部および鋸歯状のマージン部のバリ状部分を実体顕微鏡下で削除しすぎないよう慎重に調整し、隣接面コンタクト、咬合調整などを行ったうえで、適合精度を向上させる。

しかし、せっかく最終適合を終えても、うっかり硬い床の上にクラウンを落としてしまい変形などの適合不良を引き起こしてしまっては作業の画竜点睛を欠くこととなる。

そこで、マージンの変形防止（あるいは金属焼付ポーセレンのクラックの防止）の一助として、技工室の床にクッション性のあるカーペットや絨毯を敷くことを推奨したい。

またこれは変形や破折の防止以外でも、落としたワックス片などもカーペットの毛先が長ければ、毛先の上に落ちた形となり、掃除機などで容易に清掃できることや、技工室内のほこりや石膏などの粉塵がカーペットの毛のなかに捕らえられ舞い上がらないなど、技工室の環境を整備するという意味でも有益である。

## 技工室の環境

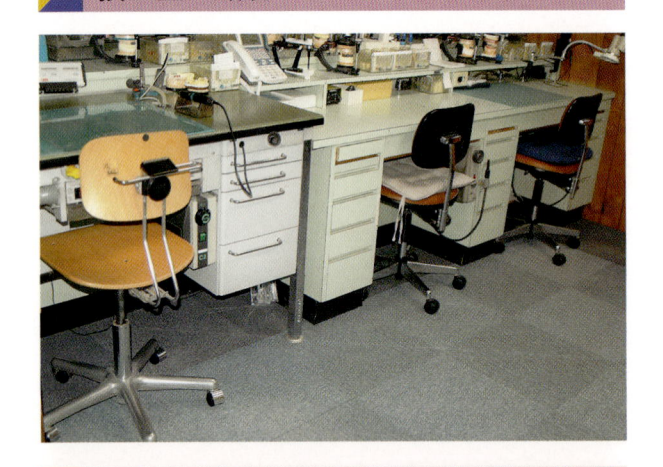

図8-1-1　カーペットを床に敷いた技工室。カーペットにはクッション性があるので、床に模型や補綴物などを誤って落としても破損することが少ない。一度敷いたカーペットは5年程度の使用が可能である。

## マージン部の調整

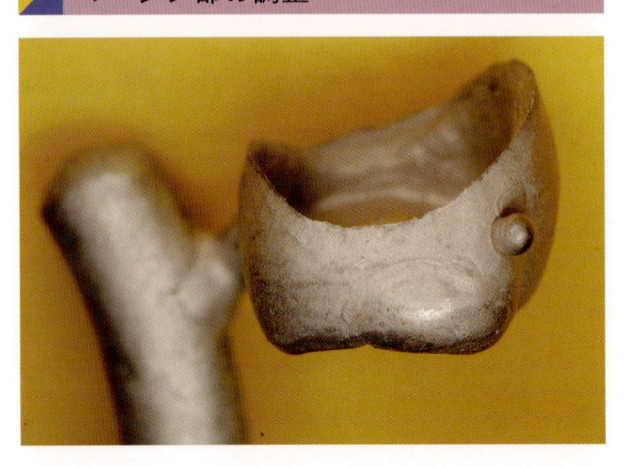

図8-1-2a　酸処理後のクラウンのマージン部。マージン部の最終適合は、軟質ワックスを使用して軟化圧接法にて行うが、このとき、支台歯形成がいかにスムーズな面に仕上がっているかにもよるが、ややオーバー気味に仕上げる場合が多い。短くしすぎたマージンは再製作を余儀なくされるため、この危険を避けるためである。

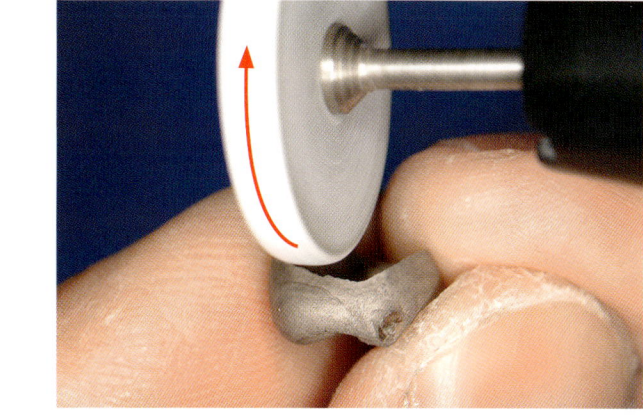

Chapter 8 適合と咬合調整

図8-1-2b クラウンの適合調整は、シリコンホイールを使用してマージン部のオーバーマージン部および鋸歯状のマージン部のバリ状部分を、実体顕微鏡下で削除しすぎないよう慎重に調整する。また、シリコンホイールの回転方向は内面から外側の方向に低速で回転させる。逆方向に回転させると内面に削り込んでしまいマージン部の適合不良を引き起こすことになる。

## クラウン内面の調整

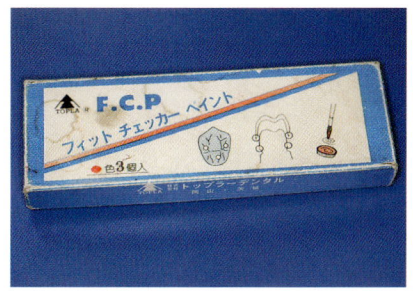

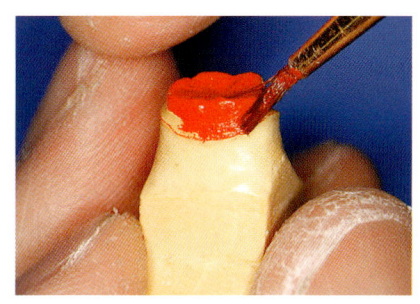

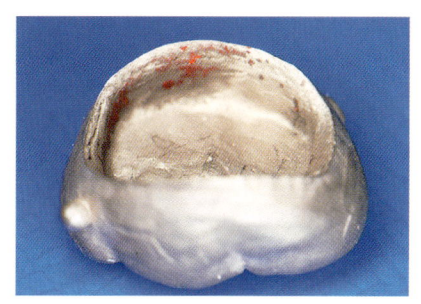

図8-1-3a〜c クラウンの内面は、実体顕微鏡を用いてチェックする。埋没時の気泡などによる小突起物がある場合は、フィッシャーバーなどを用いて削除する。フィットチェッカーペイント（TOPLA社製）などの適合検査剤を使用し、マークされた当たりの強い部分を調整し、歯型への適合を確認する。

a|b|c

## 隣接面コンタクトの調整

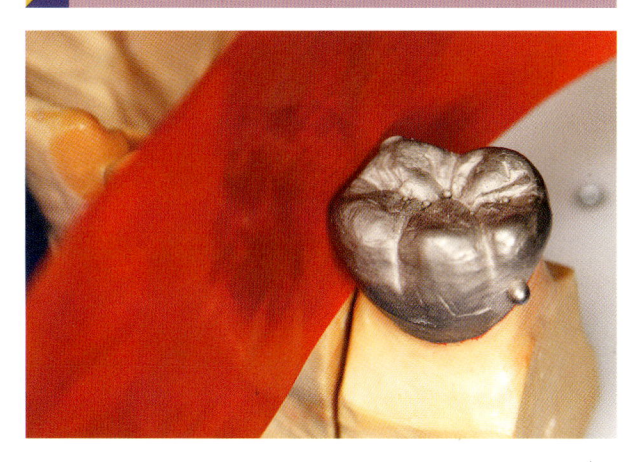

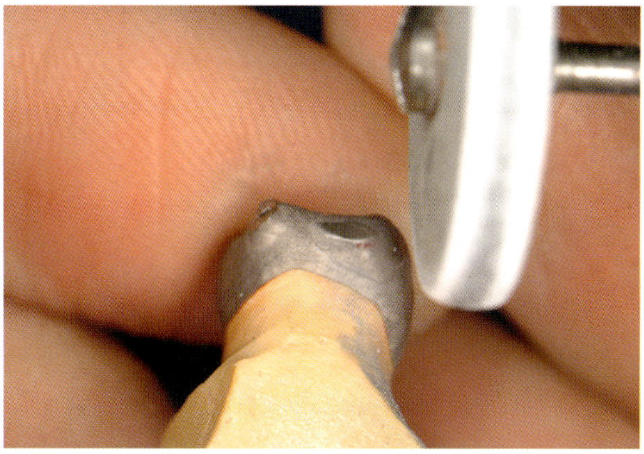

a|b
c

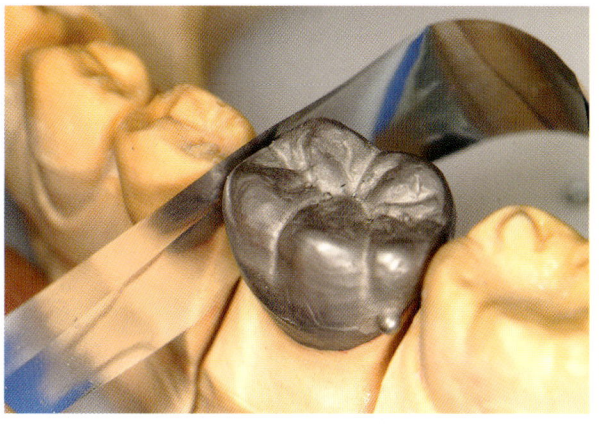

図8-1-4a クラウンの適合調整終了後、隣接面コンタクトの調整を行う。最初は咬合フォイル（レッド・片面用 12μm：GHM社製）を用い、印記された部分を調整していく。
図8-1-4b 調整には、カーボランダムなどの目の荒いタイプを用いるのではなく、シリコンホイール（ポリソフトなど）を使用し、ある程度の面接触（縦1mm×頬舌径2mm程度）となるように調整する。
図8-1-4c 隣接面コンタクトは、メタルストリップス（8μm）を用いるが、これが切れることなく、抵抗があっても抜ける程度の強さに最終調整する。微調整は目の細かい茶色のシリコンポイントを使用して慎重に行う。

133

# Section 1　適合の精度を向上させるクラウンの調整法

## 咬合調整

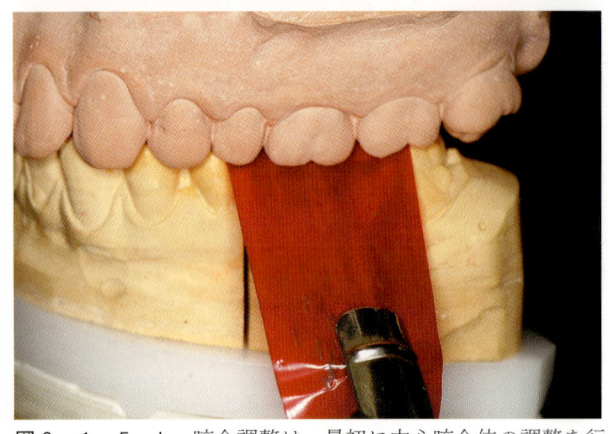

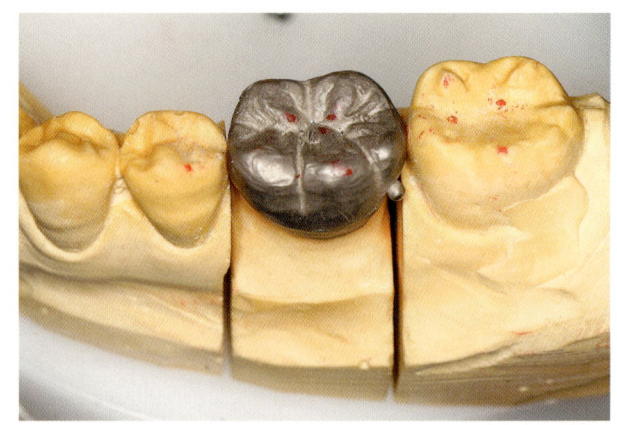

図8-1-5a、b　咬合調整は、最初に中心咬合位の調整を行う。咬合フォイル(レッド・片面用8μm)を咬ませる。　a|b

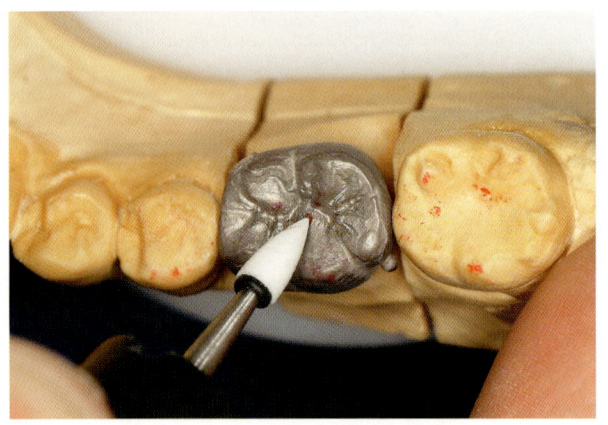

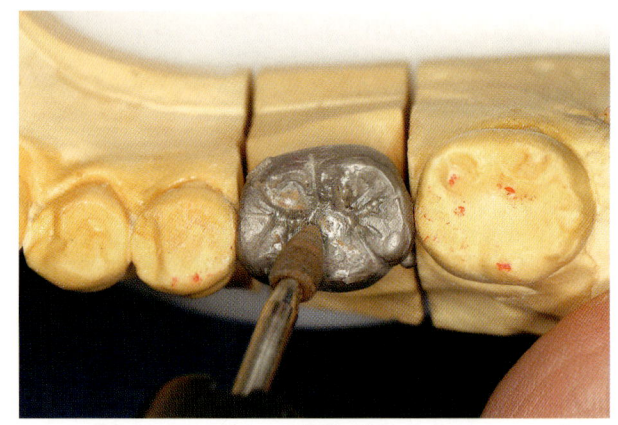

図8-1-5c、d　c：カーボランダムポイント、またはホワイトポイント(松風社製)などを用いて調整を行う。d：インサイザル・ピンがインサイザルテーブルより0.1mm以下の間隙(コピー用紙1枚程度)になった時点で、研磨用の茶色のシリコンポイントを用い、慎重に咬合調整を行う。　c|d

## 中心咬合位と側方運動の調整

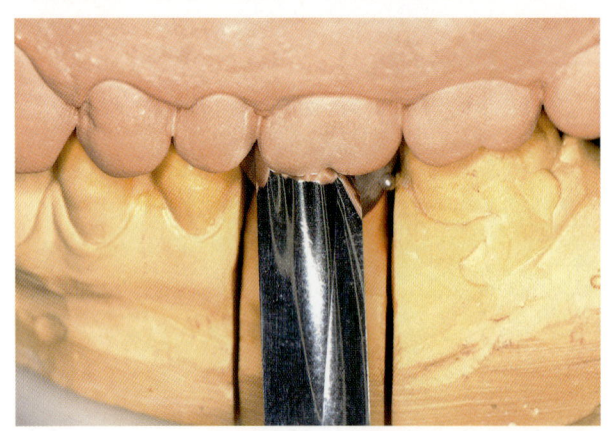

図8-1-6a　中心咬合位の場合もコンタクト調整の場合と同様に、メタルストリップスを咬合させた状態で、これが切れることなく、抵抗があっても抜ける程度の強さに調整する。

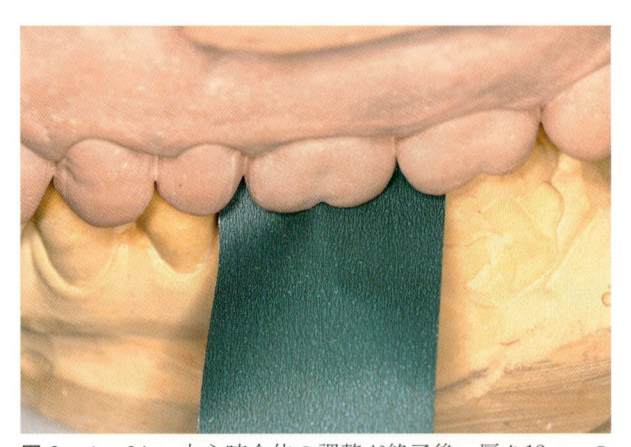

図8-1-6b　中心咬合位の調整が終了後、厚さ12μmの赤色の咬合フォイル(GHM社製)にて中心咬合位を印記した後に、12.5μmのグリーン色の咬合フォイル(GHM社製)を咬合させて側方運動の調整に移る。このとき、中心咬合位と側方運動時の咬合フォイルによるマークが重なった部分は削合してはいけない。

## 削合調整

図8-1-7 側方運動にて印記されたグリーン色のみの部分を慎重に削合調整する。ワックス・アップ時に咬合接触状態を十分にチェックしているため、側方運動によるマークはごく一部であり、ほとんど認められない。

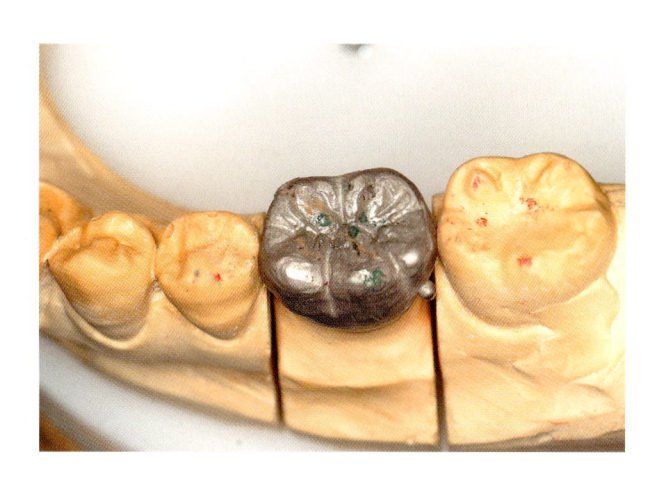

### まとめ

クラウン製作において、適合調整も重要な作業であることは言うまでもない。とりわけコンタクト調整は、ダウエルピンや既製トレーを用いるなどの模型の製作方法による違い、残存歯列による違いなどにもっとも左右される作業でもある。

作業用模型によっては、分割された支台がコンタクトの強さにより押されて移動する場合もあり、とくに第一大臼歯の遠心コンタクトは、第二大臼歯が押され遠心移動しやすく、コンタクトが緩いとの指摘を担当の歯科医師より受けることがある。

この原因として考えられることは、第二大臼歯の歯冠長が長かったりすると、印象時に近心コンタクトがなく移動を起こすということが考えられる。このような現象が起きることが予想される場合は、担当の歯科医師と相談して、第二大臼歯の近心コンタクトを少し遠心方向に調整しておくと良い。

# 8-2 内・外面の適合と咬合調整

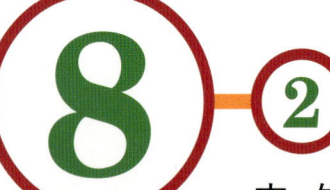

Chapter8 / Section2

東垣外 英彦／滝沢琢也／陸　誠

**Key Words**：実体顕微鏡、気泡、オーバーマージン、フィットチェッカー、コンタクトエリア、咬合紙

## はじめに

本書で述べられている一連の技工作業の最終目標は、患者の口腔内に調和した補綴物を製作することにある。

その前段階での作業用模型によく適合したクラウンを製作することは歯科技工士の責任の範囲であることを、深く認識しなければならない。

クラウンの適合には、内面の適合と外面の適合がある。内面の適合とは、鋳造体の内面およびマージンと支台歯の関係のことであり、外面の適合とは隣接歯との関係、咬合関係などである。とくに内面の適合に関しては、補綴物としての良否が問われる大切なポイントであることは言うまでもない。

本項では内・外面双方の適合調整についての基本的作業を確認したい。

## 内面の適合の調整作業

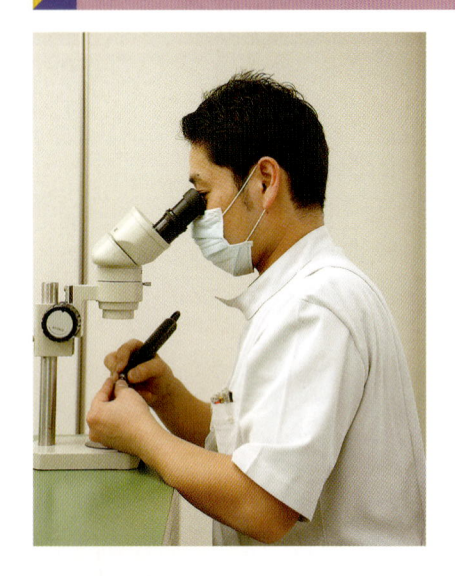

図8-2-1a　支台歯への適合の第一歩として、実体顕微鏡を10～30倍で使用し、気泡やオーバーマージンなどの除去を確実に行う。

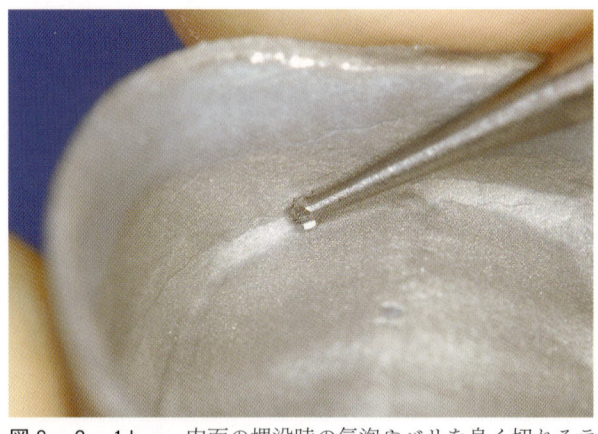

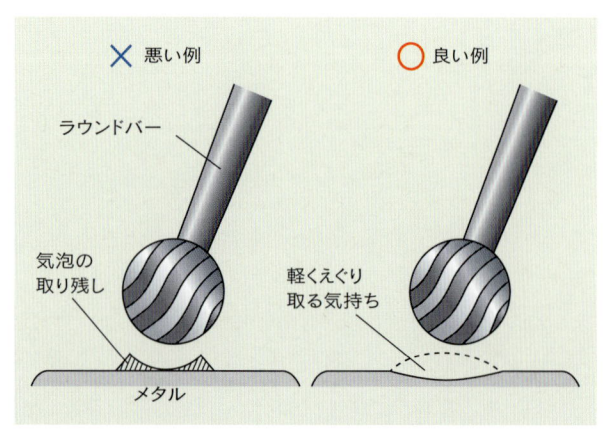

図8-2-1b、c　内面の埋没時の気泡やバリを良く切れるラウンドバーや、ラウンドフィッシャーバーなどで除去するときには、表面を削るのではなく、cに示したように軽くえぐり取るような感じで行い、取り残しのないように確実に除去する。気泡やバリの形状や大きさ、位置によって切削器具を選択するが、これを誤ると、内面の形状を変えてしまい、適合精度を下げることになってしまうので慎重な切削器具の選択が要求される。

b | c

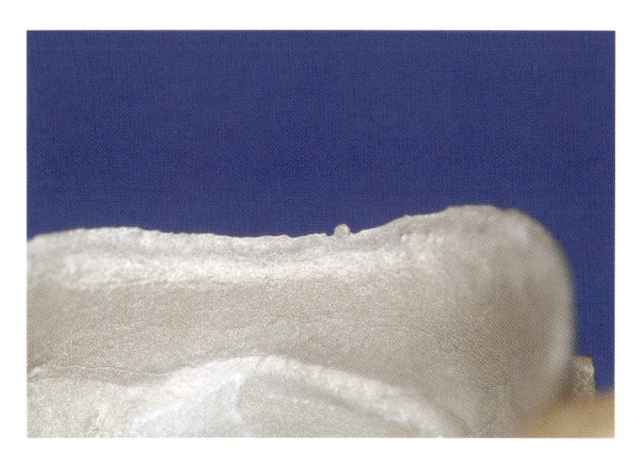

Chapter 8 適合と咬合調整

図8-2-1d　内面の気泡やバリを取ったからといって、調整途中のクラウンを支台歯に戻してしまうと、オーバーマージンなどが支台歯に強く当たり、破損させてしまう。このような支台歯への無造作な試適は絶対に避けなければならない。

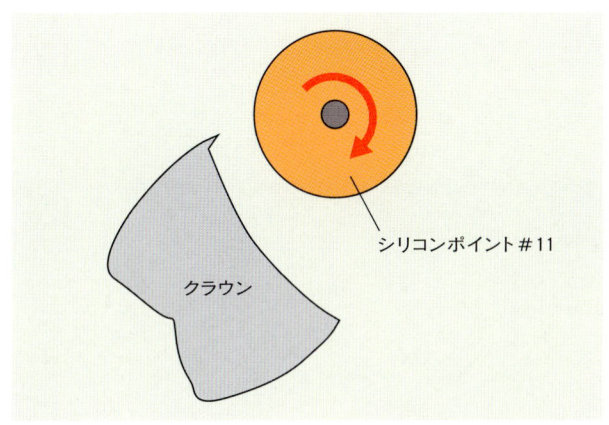

シリコンポイント#11
クラウン

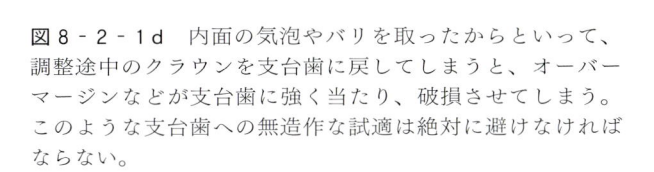

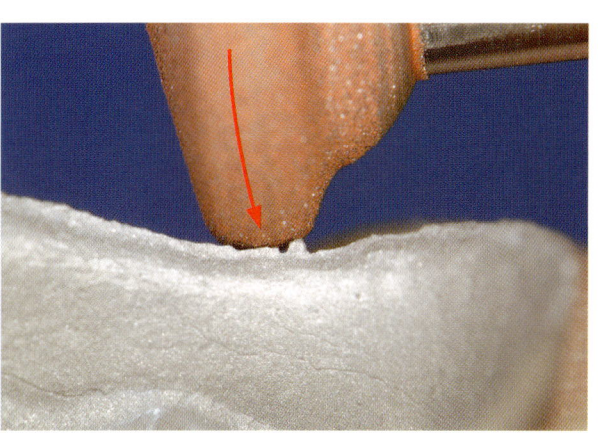

図8-2-1e、f　実体顕微鏡で鋳造体の内面を観察し、オーバーマージンと確認できるものを整理した後に、部分ごとに確認しながら確実に微細なバリなどを除去していく。その際、円盤状の茶色のシリコンポイントを少し小さくドレッシングしたものを使い、マージンを内面に曲げないような回転方向で行う。

e | f

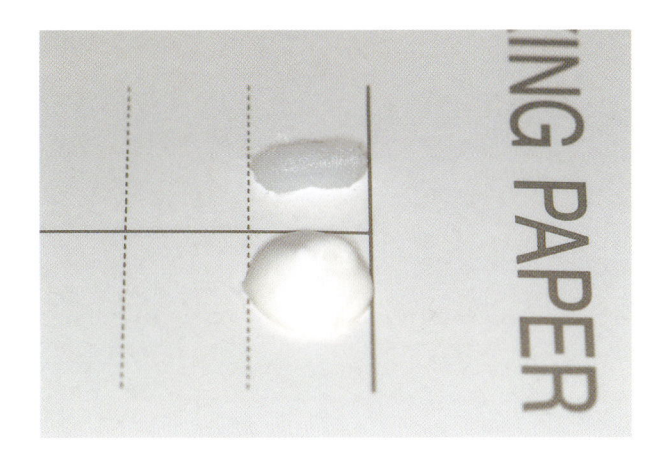

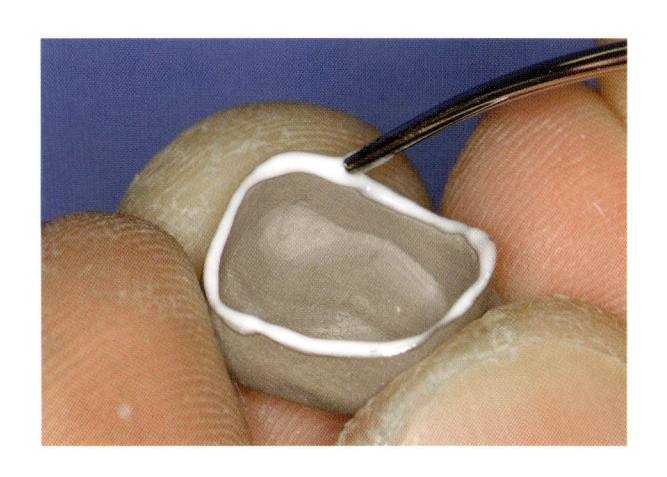

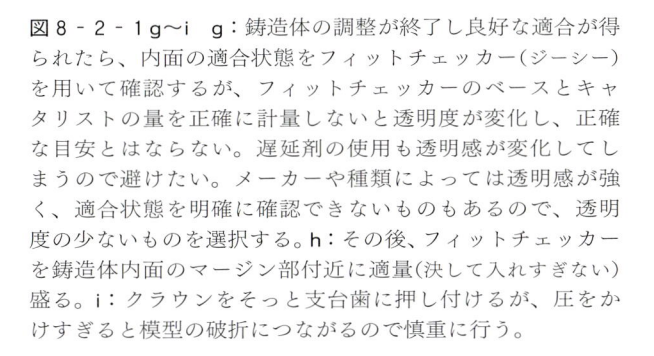

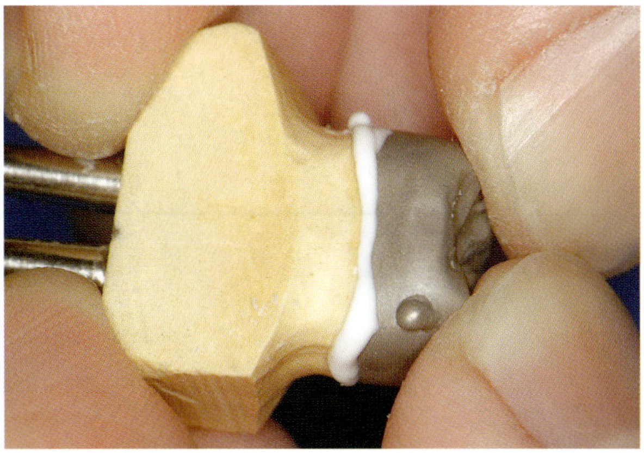

g | h
　　i

図8-2-1g〜i　g：鋳造体の調整が終了し良好な適合が得られたら、内面の適合状態をフィットチェッカー(ジーシー)を用いて確認するが、フィットチェッカーのベースとキャタリストの量を正確に計量しないと透明度が変化し、正確な目安とはならない。遅延剤の使用も透明感が変化してしまうので避けたい。メーカーや種類によっては透明感が強く、適合状態を明確に確認できないものもあるので、透明度の少ないものを選択する。h：その後、フィットチェッカーを鋳造体内面のマージン部付近に適量(決して入れすぎない)盛る。i：クラウンをそっと支台歯に押し付けるが、圧をかけすぎると模型の破折につながるので慎重に行う。

137

## Section 2　内・外面の適合と咬合調整

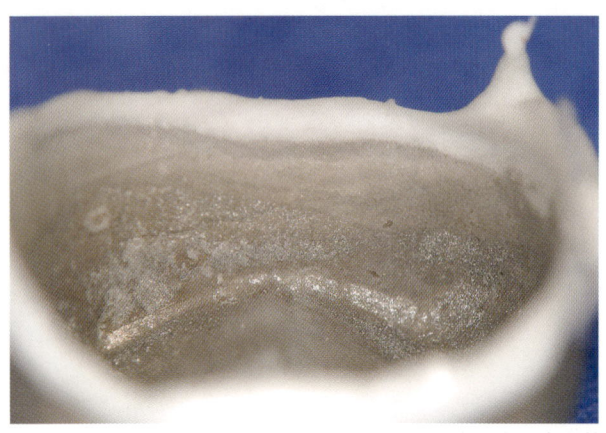

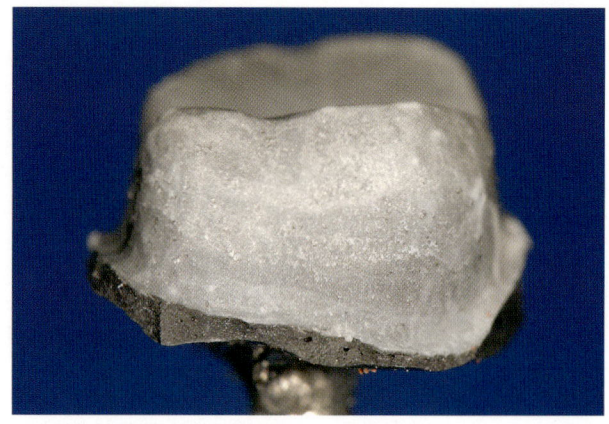

図8-2-1j、k　j：フィットチェッカー硬化後、支台歯を静かに抜き取り、鋳造体内面の適合状態を確認する。このとき、金属がきれいに透けて見えるぐらいを目安とする(50μm前後)。k：フィットチェッカーの上にブラックシリコン(バイトチェッカー：ジーシー)を注入し、鋳造体から外して見ると確認しやすく、記録としても保存することができる。ブラックシリコンの上にフィットチェッカーが薄く均一にコーティングされ、セメントスペースも十分に確保されていることを確認することができる。このように各ステップを正確に行うことによって、セメントスペースまでも含めた内面の適合の状態をコントロールできる[1]。　j｜k

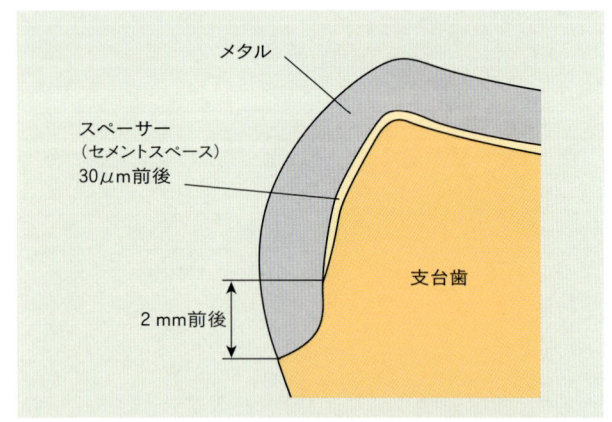

図8-2-1l　現在一般的に使われている接着剤を用いたときの模式図である。30μmのスペースは場合によっては、内面の不適合の範囲に入ってしまう。内面に意図的にスペースをつくることは簡単である。しかし、これらのレベルをコントロールするには、歯面にかぎりなく適合させる技術を身につけることが必要になってくる。適合のレベルが上がってくるにしたがって、とくに複数歯などにおいては、スペーサーの塗布だけでは、安定したセメンティングは困難なものとなり、接着剤の流出孔などの対策が必要になることもある。

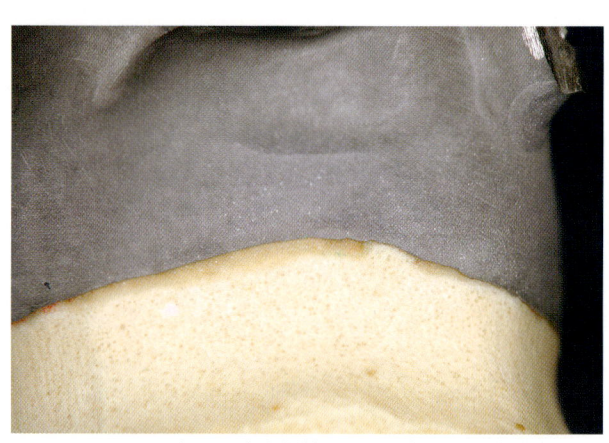

図8-2-1m　内面の適合調整がすべて終了した鋳造体。

### 外面の適合の調整作業

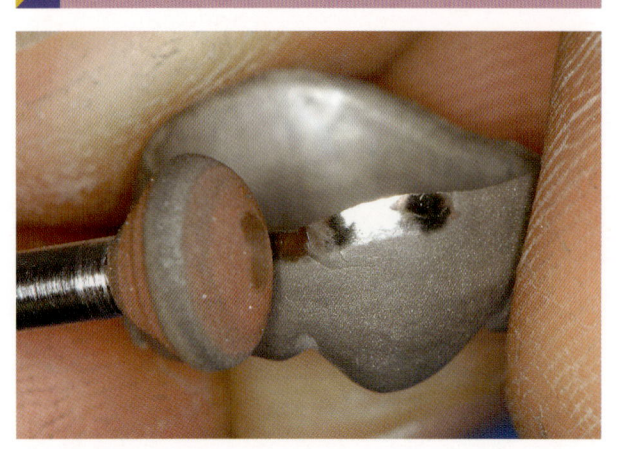

図8-2-2a　マージン部の調整を行う。オーバーマージン調整後に小さくドレッシングした茶色のシリコンホイールを用いてマージンを仕上げるつもりで、シャープに仕上げる。このときシリコンホイールはマージンを曲げない方向に回転させる(図8-2-1e参照)。

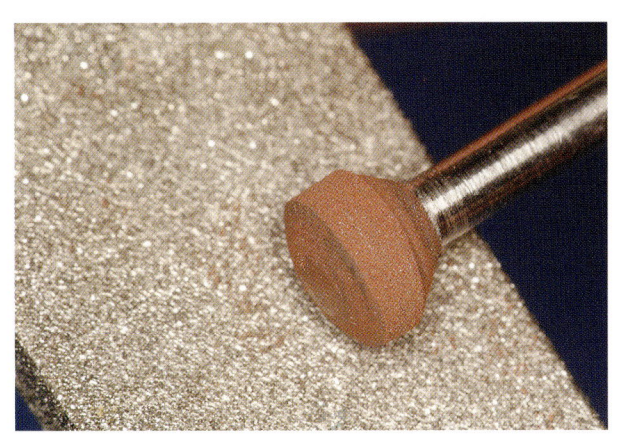

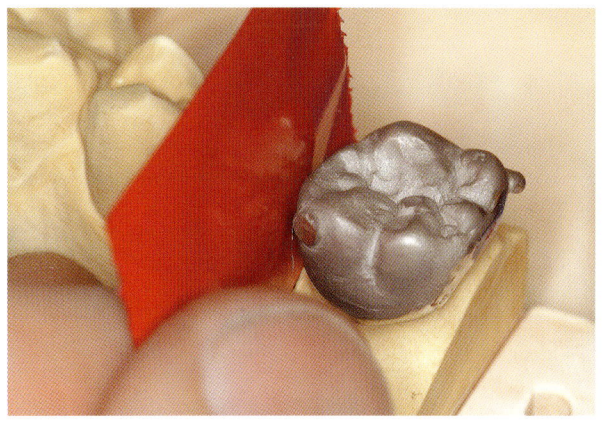

Chapter 8　適合と咬合調整

図8-2-2b、c　b：コンタクトエリアの調整を行う。このときのコンタクトの強さ、位置、形状が大切である。茶色のシリコンホイールを平らにドレッシングして使用する。c：咬合紙（12μm：ハネル社製）を介在させ、近遠心片面ずつ行い、強さと形状をさらに確認しながら、数回に分けて調整していく。両面を微調整するときの目安は、咬合紙がちぎれず、軽い抵抗を持って、抜ける程度とする。

b | c

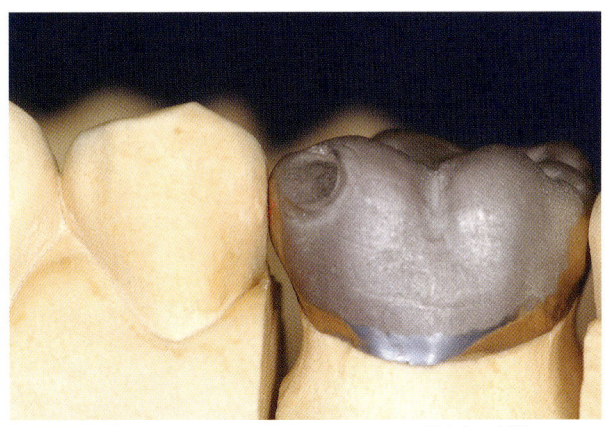

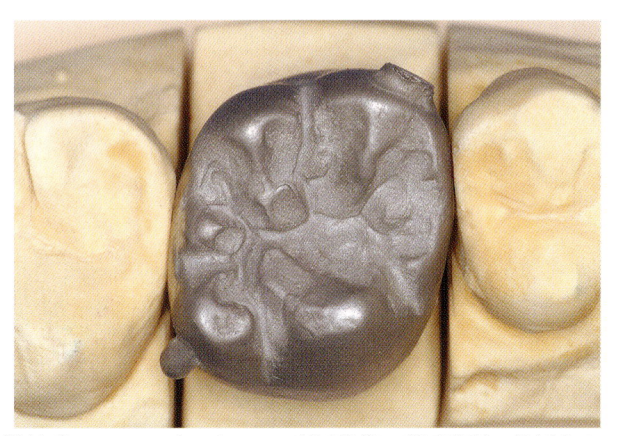

図8-2-2d、e　d：コンタクトエリアの位置、形状については、隣接歯とのエンブレジャーや摩耗状態、歯冠乳頭の位置などを参考に決める。e：支台歯に収めるときや咬合紙の抵抗感など、いつも同じ力加減での操作を心がけ、手指に変化を感じながら、作業をしなければならない。

d | e

## 咬合の調整作業

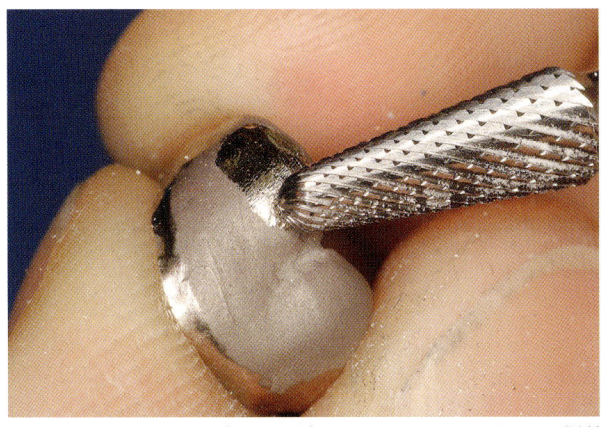

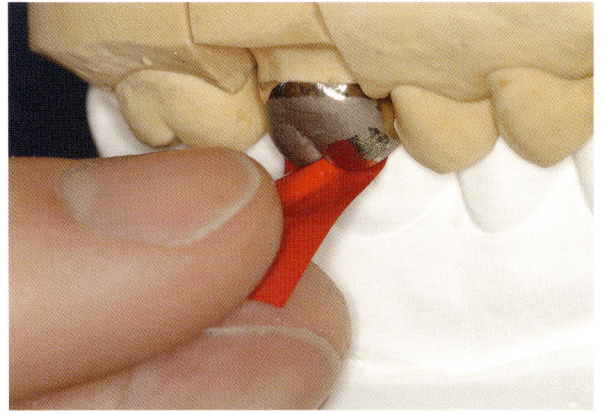

図8-2-3a、b　スプルーの跡をカーバイドバーなどで調整した後、残存歯の咬合状態を確認しながらバイト調整を行う。a | b

139

# Section 2 　内・外面の適合と咬合調整

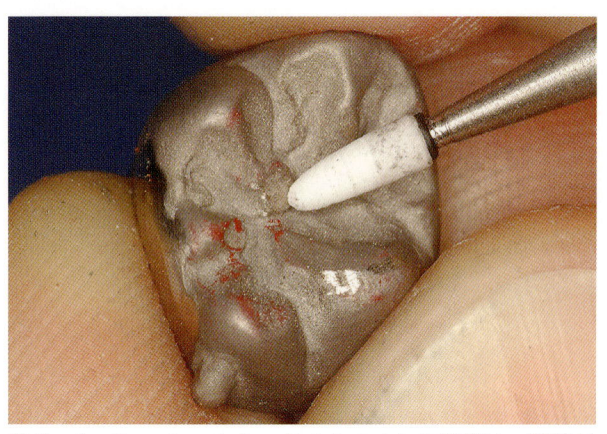

図8-2-3c　セントリックでのバイトの調整は、調整量と場所により、カーバイドバーやホワイトポイントなどで調整後、シリコンポイントにて微調整していく。

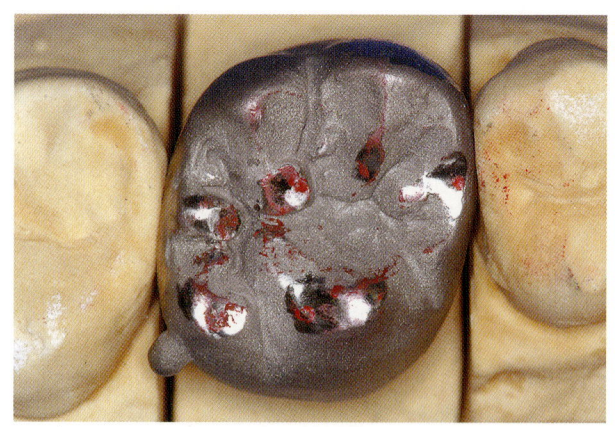

図8-2-3d　歯と鋳造体との間に、コンタクトエリア調整時と同様に咬合紙を用いて、残存歯の咬合状態を確認しながら、目的とする咬合状態になるよう調整をする。咬合紙の大きさは、隣接歯まで覆う大きさだと、咬合時に多方面から力が加えられてしまい、クラウンの接触点が不明瞭な印記を引き起こす。

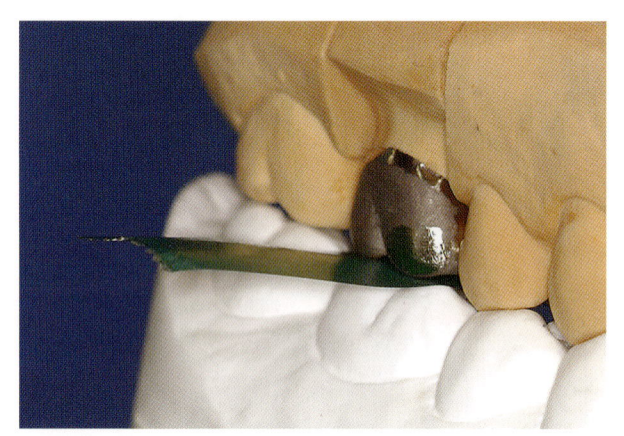

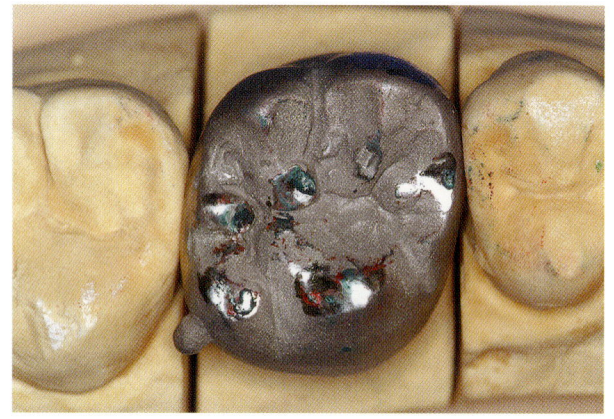

図8-2-3e、f　前方運動、側方運動時に対しては、ワックス・アップ時に干渉しないように十分注意して調整しているが、この段階でもセントリック調整時は違う色の咬合紙を用いて、再確認を行う。　　　　　　　　　　　　　　　　e|f

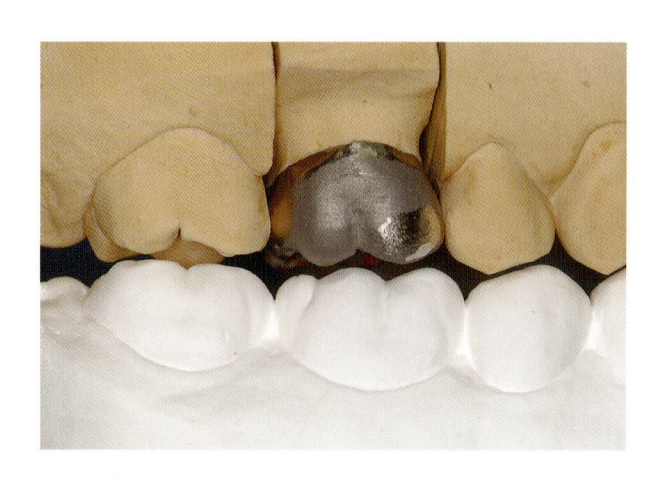

図8-2-3g　ディスクルージョンの量などが、周りの歯牙に調和していることを再確認しておく。

Chapter 8　適合と咬合調整

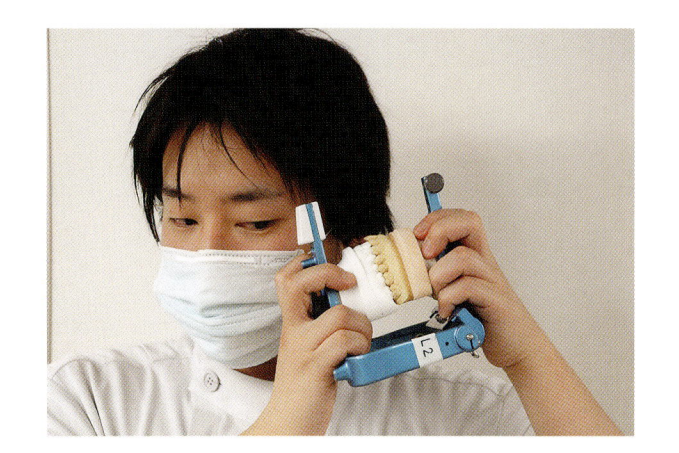

図8-2-3h　咬合器に装着させた状態で上下の模型を軽くタッピングさせてみる。一度咬合紙でチェックをしていても、補綴物を入れない模型だけの音と、補綴物を入れたときの音の感じを聞いてみる。何となくまだクラウンが調整しきれていない状況が発見できるひとつの方法である。

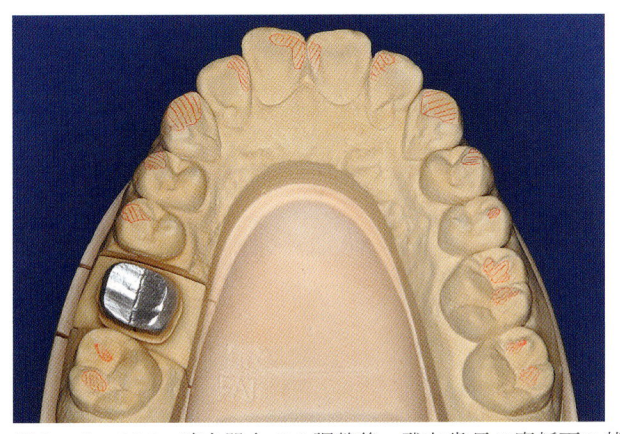

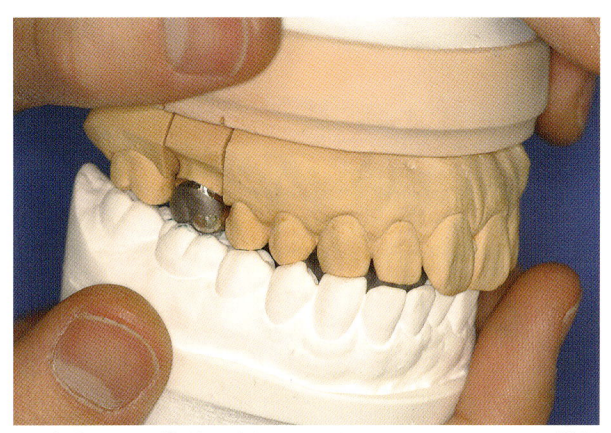

図8-2-3i、j　咬合器上での調整後、残存歯牙の摩耗面の状態などを参考にし、模型を咬合器から外し、フリーハンドで微調整をする。この作業により平均値咬合器では再現できない、患者固有の運動を予測し、さらに調整を行うことで、口腔内での調整が少なく、より調和したクラウンを製作することができる。

i｜j

### まとめ

　近年、実体顕微鏡を使っての技工作業は日常臨床のなかに急速に普及しつつある。同様なことは歯科医師の診療にも起っている。

　それゆえ、支台歯形成段階のマージンフィニッシュの状況や印象採得後の確認はもちろん、一昔前に比べ、総合的な適合のレベルも、周辺各種材料・機材の発展も相まって、飛躍的に向上し、またレベルアップも要求されるようになった。

　歯科技工士は、直接患者の口腔内を見る機会があまりないため、模型上での補綴物の製作作業中、最終セットされる口腔内という生体の状況を忘れがちである。

　より良い補綴物製作にあたっては、口腔内環境をつねに考えて、生体の体温を感じながら技工作業を行いたいものである。

参考文献
1．丸森英史：鋳造修復物の適合向上を求めて．歯界展望．1983；61(4)：707-718．

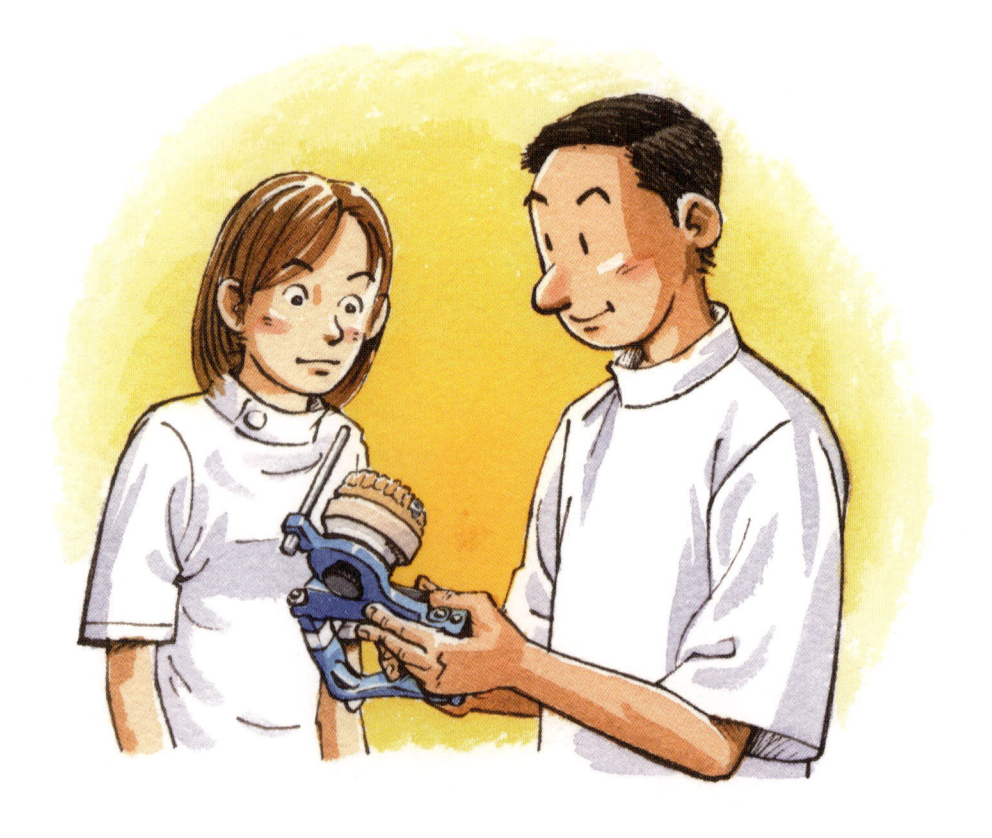

# Chapter 9
# 研磨・仕上げ・最終チェック

## Section 1
各種ポイント、バーを用いた研磨と最終チェック

## Section 2
研磨時の注意点と洗浄から納品まで

# 9-1 各種ポイント、バーを用いた研磨と最終チェック

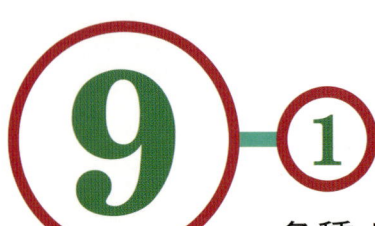

Chapter9 / Section1

久野富雄

Key Words：マイクロフィッシャーバー、ホワイトポイント、シリコンポイント、鹿皮バフ、研磨用鉗子

## はじめに

クラウンの研磨は、単に見栄えを良くするものではなく、食物残渣の付着や舌、粘膜、隣接歯の損傷を防ぐため、咬合面接触部、隣接面接触部の面荒れや比較的大きな傷を取り除き、艶出しを行う作業である。しかし、このとき、ワックス・アップ時の形態を損なうことなく、またマージン部を変形させることなく行わなければならない。どこかを研磨しすぎると、ワックス・アップからのやり直しとなり、それまでの作業が無駄になってしまうため、慎重な作業が要求される。

## 各種ポイント、バー類

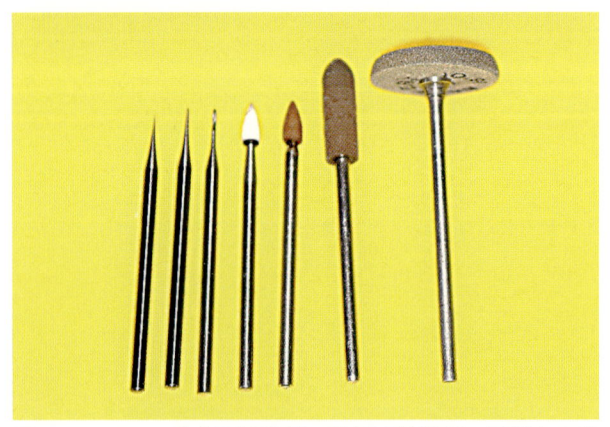

図9-1-1a 咬合面接触部、隣接面接触部の面荒れや傷を取り除く荒研磨に用いる各種ポイント。図中左よりマイクロフィシャーバー（2本）、フィッシャーバー、ホワイトポイント、シリコンポイント（小型）、シリコンポイント、シリコンホイール（ポリソフト）。

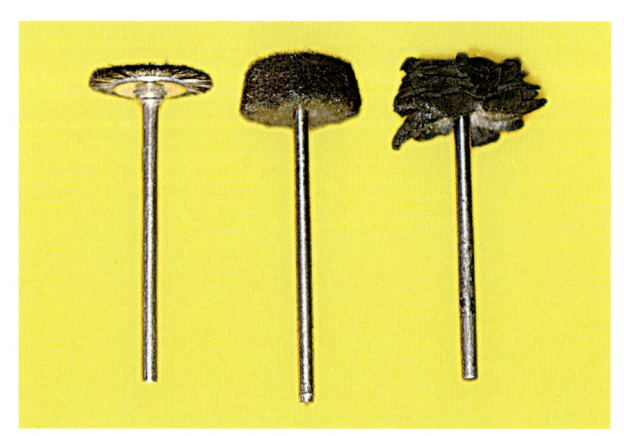

図9-1-1b 艶出し研磨に用いる各種ポイント。図中左よりロビンソンブラシ、フェルトホイール、鹿皮バフ。

## 咬合面接触部の研磨

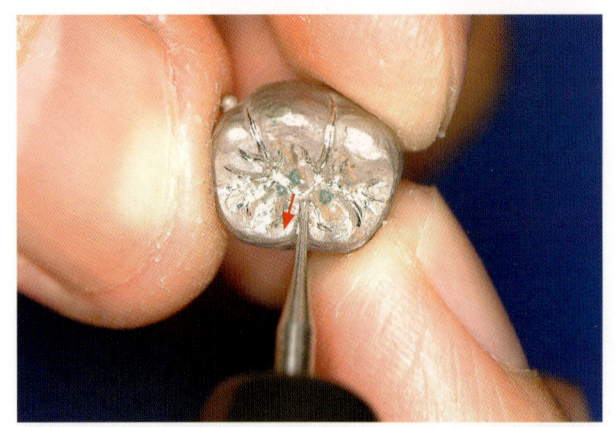

図9-1-2a 最初にマイクロフィッシャーバーを用いて主溝や副溝の溝底を研磨して整える。窩から辺縁隆線に向かって力を抜くような気持ちで引き出すように研磨する（矢印）。

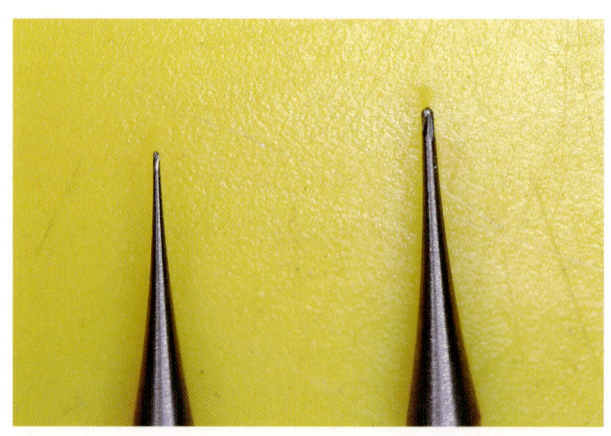

図9-1-2b マイクロフィッシャーバー（井上アタッチメント社製）の小と中（大、中、小の3種類用意されている）。切削部がバーの先端のみに設定されており、周りを傷付けることなく主溝や副溝を整えながら研磨できる。

# Chapter 9　研磨・仕上げ・最終チェック

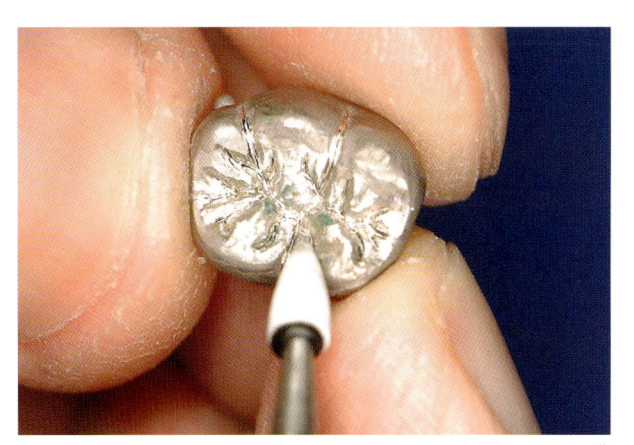

図9-1-2c　ホワイトポイント（松風社製）を用いて、主溝や副溝の周りや、咬合面接触部以外の隆線の表面で面荒れと思われる箇所を一層削り整える。

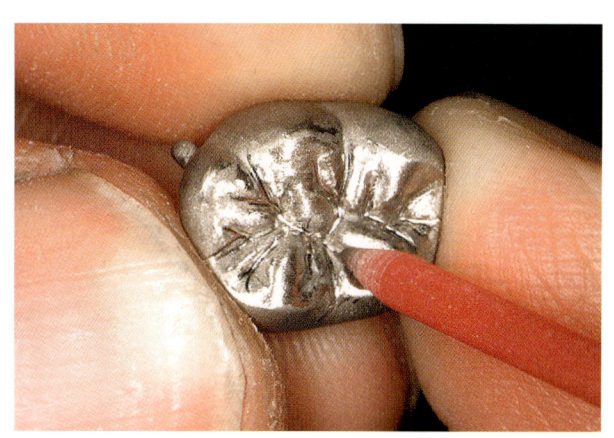

図9-1-2d　ホワイトポイントで整えにくい副隆線などは、セラミックスティックを用いて荒研磨すると良い。セラミックスティックは荒いものから細かいものまであるので用途に応じて選択する。

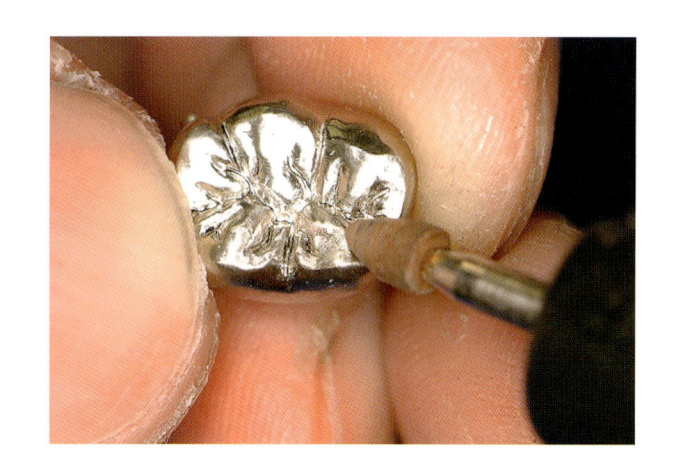

図9-1-2e　茶色のシリコンポイント（No28：松風社製）などを用い、ホワイトポイントにて切削された主溝や副溝の周りを低速回転で研磨した後、咬合面接触部に注意して隆線の研磨を行う。

## 隣接面接触部の研磨

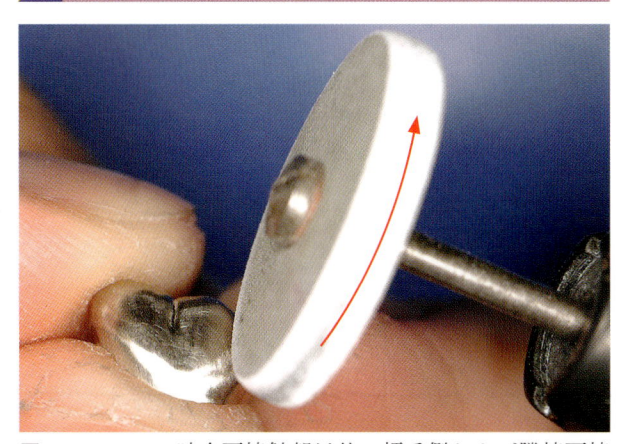

図9-1-3a　咬合面接触部以外の頬舌側および隣接面接触部を荒目のシリコンホイール（ポリソフトなど）を使用して、大きな傷を取り除いていくが、ワックス・アップ時のクラウンの形態を損なわないよう、また隣接面接触部の形態を小さくしすぎたり、強度を低下させることがないように慎重に行う。

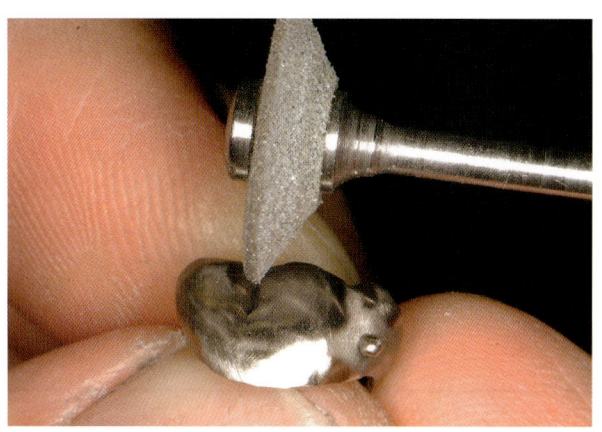

図9-1-3b　頬側面溝や舌面溝などの溝は、シリコンホイールをそろばんの玉状に薄く加工したものを用いて、溝の幅が広くならないよう注意して研磨する。

145

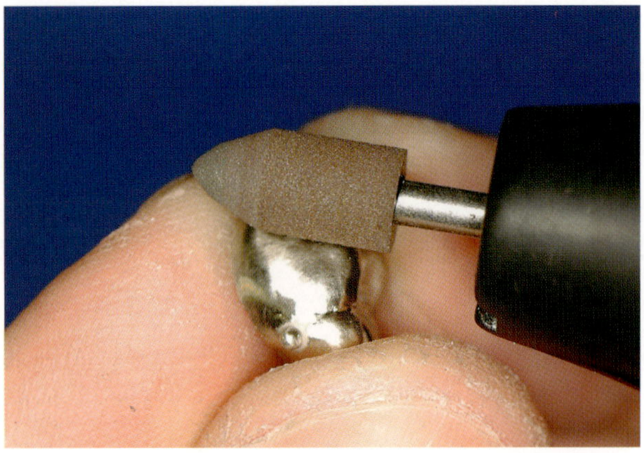

## Section 1　各種ポイント、バーを用いた研磨と最終チェック

図9-1-3c　大きな傷を取り除いた後、ブラウンのシリコンポイント（No13：松風社製）を用いて、マージンおよび隣接面コンタクトに注意しながらポイントの腹の部分を使ってホイール研磨時の凹凸を取り除くよう研磨する。

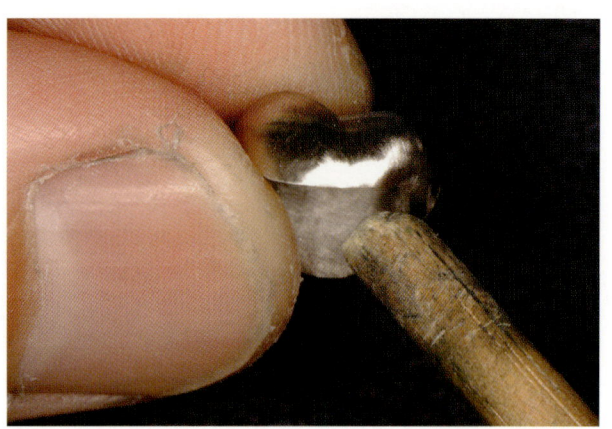

図9-1-3d　クラウンなどの小物の研磨を行う場合、指だけで保持するよりも割りばしなどのスティックを内面に入れて作業を行うと、補綴物をしっかり保持でき容易に作業ができる。

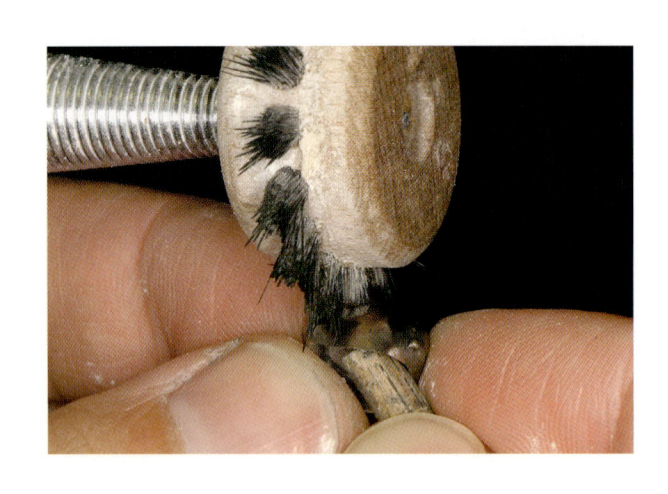

図9-1-3e　頬側面および舌側面の広い部分のシリコンホイールやシリコンポイントによってできた凹凸をレーズブラシを用いて滑らかな面に仕上げる。

### 主溝や副溝の最終研磨

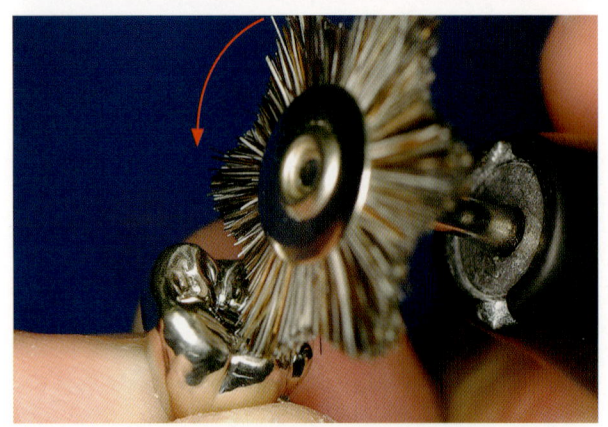

図9-1-4a　主溝や副溝の最終研磨はロビンソンブラシを使用するが、溝の深さや咬合面接触部の大きさによりブラシの長さを調整する。ブラシに研磨材を付けて、溝の中央から咬頭方向に合わせ、たたくように研磨する。

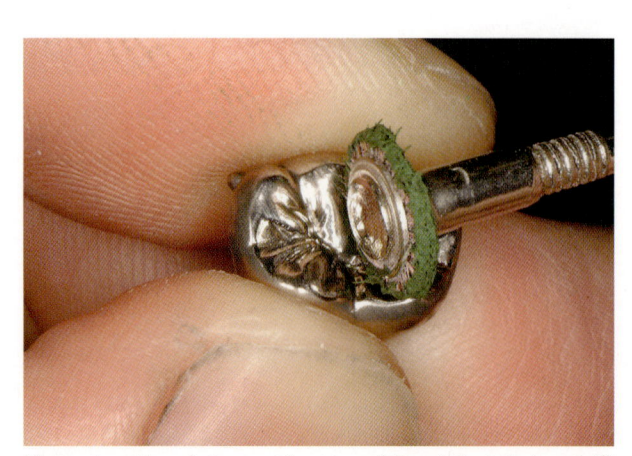

図9-1-4b　大きいロビンソンブラシが入らなかった溝の奥は、小さいロビンソンブラシを使用すると研磨できる。

## Chapter 9　研磨・仕上げ・最終チェック

### 艶出し研磨と咬合状態の確認

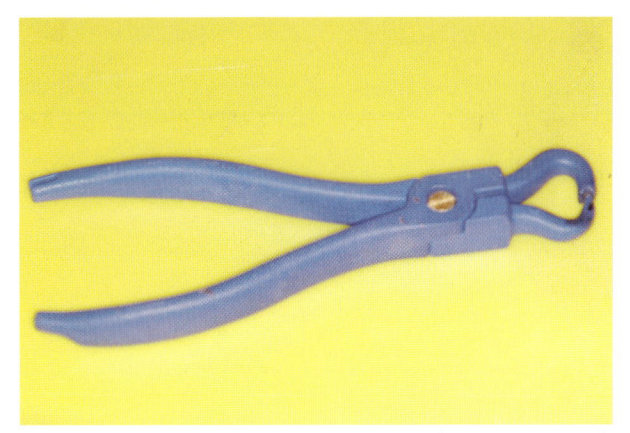

図9-1-5a　研磨用鉗子を用いると研磨の際に生じる摩擦熱や汚れから手指を保護でき、さらに作業効率が向上する。またしっかりとクラウンを保持できるので、誤って飛ばしてしまうこともない。

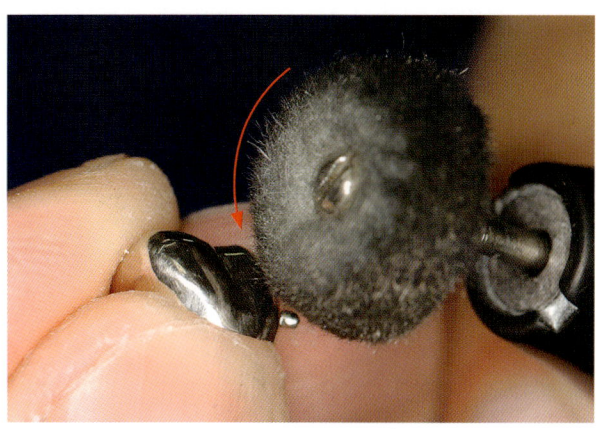

図9-1-5b　フェルトホイールに研磨材(ルージュ)などを付け、艶出し研磨を行う。クラウンの外縁を研磨するときのフェルトホイールの回転方向は、マージンに引っかけて変形を起こさぬよう咬頭頂からマージン方向に回転させる。

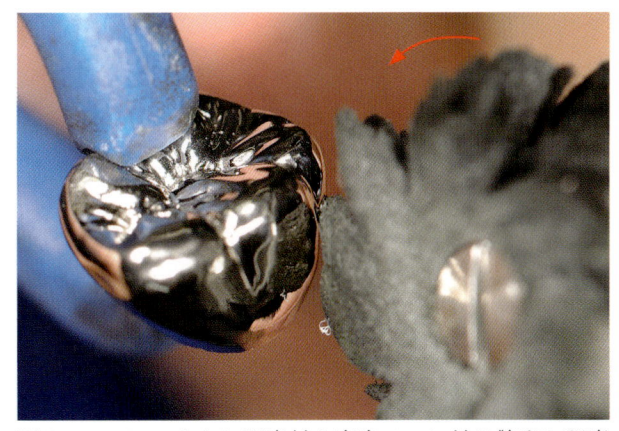

図9-1-5c　さらに研磨材を鹿皮バフに付け艶出し研磨を続けるが、むらのない均一な艶出しを心がける。なお、このときも摩擦熱や汚れから手指を保護するため、研磨用鉗子にてクラウンを保持しておく。

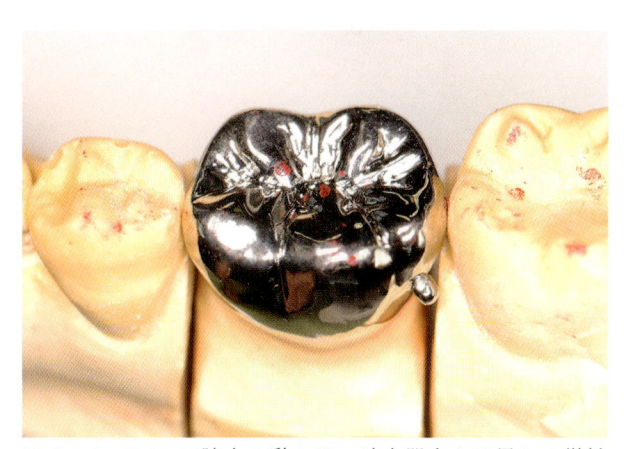

図9-1-5d　口腔内の動きは、咬合器上とは異なる微妙な動きをする。そのため仕上げ研磨が終了したら、咬合器から模型を外し、フリーハンドでもう一度、咬合状態を確認するとクラウンの精度をさらに向上させることができる。

### まとめ

　仕上げ研磨は大きく分けて、表面荒れや傷を取り除く荒研磨と滑らかな表面を得るための艶出し研磨に分けられるが、どちらも微細な調整を要求される。

　そのため煩雑と思われても、シリコンポイント、シリコンホイール、鹿皮バフといった各種ポイント、バーなどの用途に応じた使い分けを十分に理解しておくことが必要である。

　なお研磨にかぎったことではないが、各種研磨用器材の汚れや破損がないかなど、日ごろからの器材の点検が失敗のない研磨を行う出発点であることを付け加えておく。

## Chapter9 / Section2

塚田大基／滝沢琢也／陸　誠

# 研磨時の注意点と洗浄から納品まで

**Key Words**：カーバイドバー、ホワイトポイント、シリコンホイール、レーズ、ロビンソンブラシ、革バフ、超音波洗浄機、殺菌処理

## はじめに

　研磨は歯科技工作業のなかの最終段階の工程であるが、単にきれいに表面を磨けば良いというものではない。その目的は補綴物の表面性状の安定を図ることにある。

　つまり補綴物に対して、口腔内環境での化学的な反応をはじめプラークの付着などを抑制する表面性状を与えることであり、口腔衛生的な観点から考えても、非常に重要な作業である。

　またここに至るまでの過程において、正確な印象採得、ワックス・アップ、そして適合などと、多くの精密な工程を経ている。しかし金属を過不足なく、マージンや咬合を高いレベルで調整・研磨する工程ほど難しいものはない。

　この工程での失敗は、今まで行ってきた作業がすべて振り出しに戻ることを意味する。それゆえにベテランの歯科技工士でも、もっとも緊張する作業なのである。

### 外形の調整

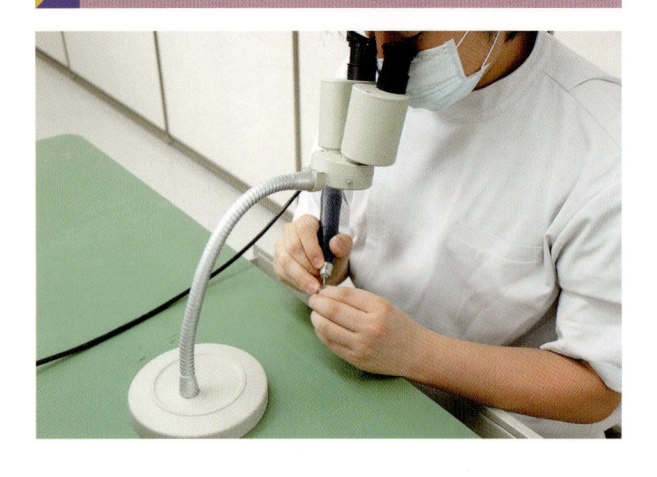

図9-2-1a　適合作業や隣接面、咬合の調整が終了したら、研磨作業へ移る。まず咬合面のグルーブの調整を行う。実体顕微鏡（8～10倍）を使ってグルーブのなかにある小さな気泡や埋没材の肌荒れした部分などを小さなラウンド状のカーバイドバーなどで取り除きながら調整をする。

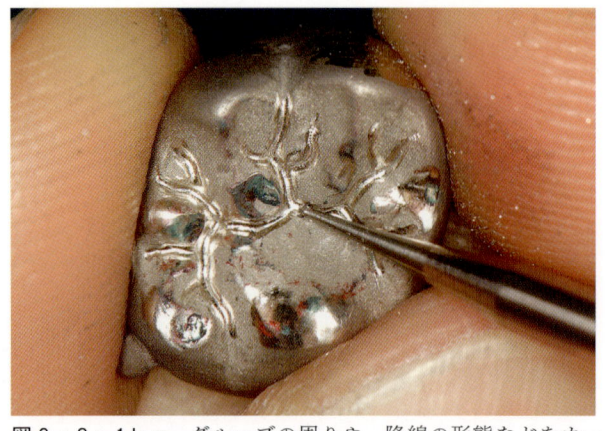

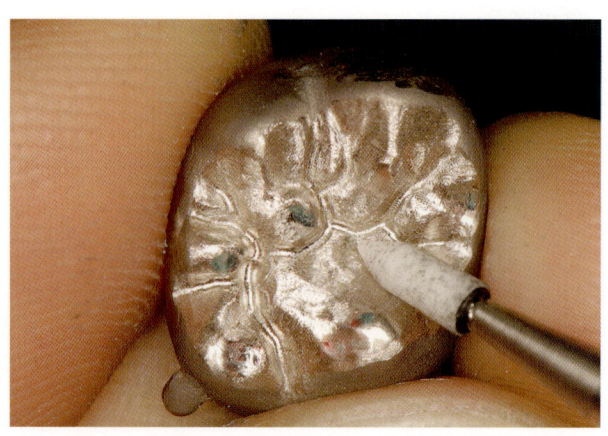

図9-2-1b、c　グルーブの周りや、隆線の形態などをカーバイドバー、ホワイトポイント♯44（松風）、セラミックのスティックポイントなどで整える。ポイントは目の荒いものから細かなものになるように、計画的に作業することが大切である。　　b｜c

Chapter 9 　研磨・仕上げ・最終チェック

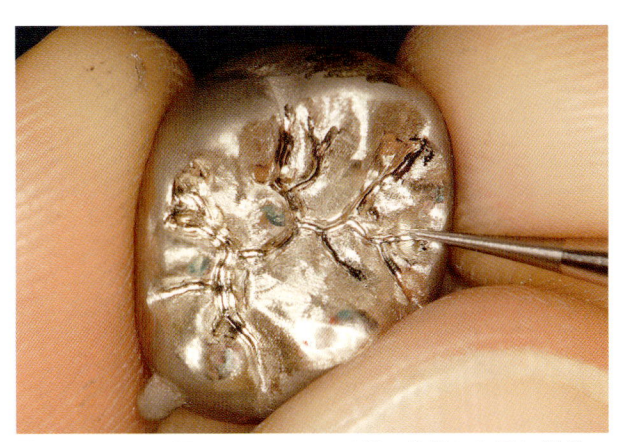

図9-2-1d　図9-2-1bの工程で使用した同じ形状のバーであるが、少し切削能力の落ちたバーで同じ作業を繰り返す。溝の傷を取るようにならし研磨を行う。必要に応じて溝の周りや、副隆線なども再度調整し、ならしておく。

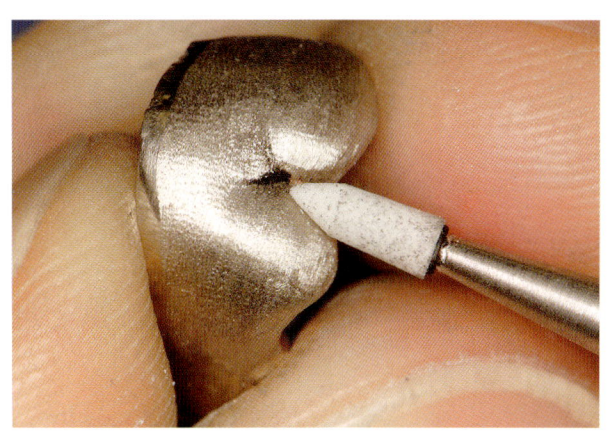

図9-2-1e　軸面においては、スプルーカットの跡を移行的に整えながら、形態の修正を行う。傷の深さにより、ホワイトポイントやセラミックポイントなどで、スムーズな面になるよう仕上げる。

## 荒研磨

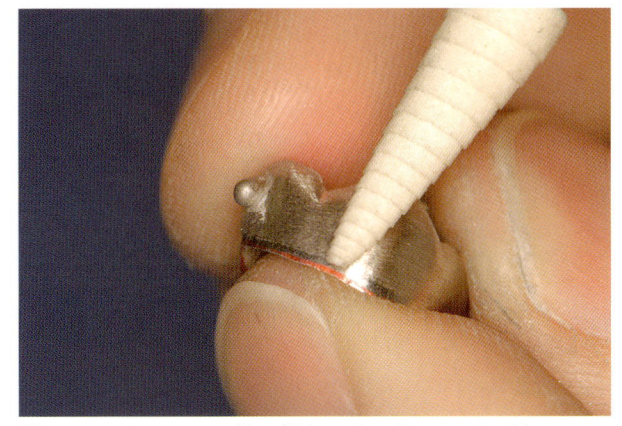

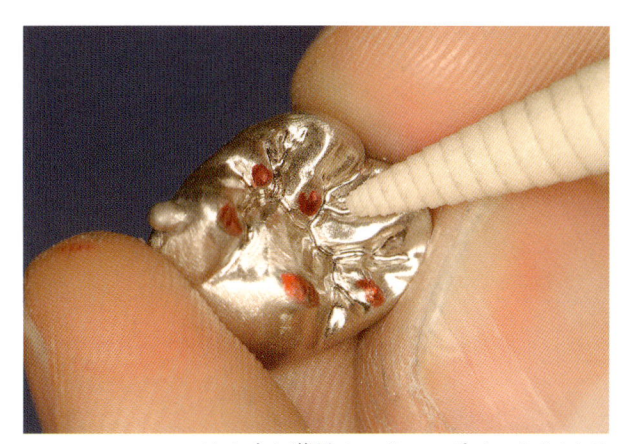

図9-2-2a、b　a：目の細かいサンドペーパー（ウルトラコーン ミニソフト：シンエイ）や少し荒目のシリコンポイント（正宗＃13：日新デンタル）などを使って歯冠の軸面や咬合面をならすようにスムーズに荒研磨する。このとき咬合の接触点や隣接のコンタクトなどに触れることがないよう注意が必要である。b：研磨する際、慣れないうちは、コンタクトエリアや咬合の接触点などをマジックなどでマークすることで、正確に研磨を行うことができる。　　　　　　　　　　　　　　　　　a｜b

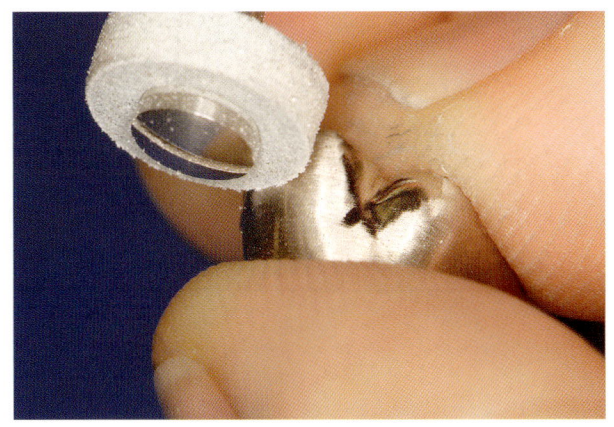

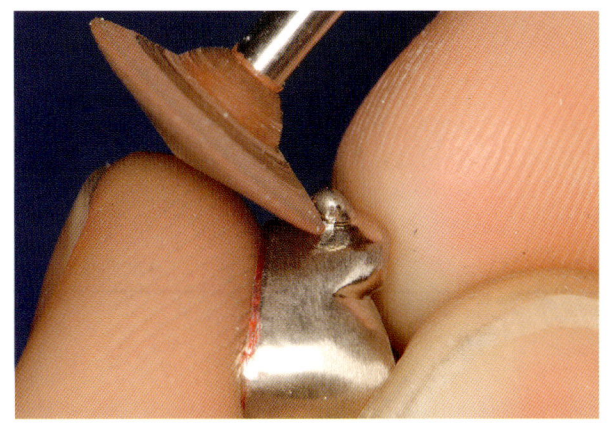

図9-2-2c、d　c：咬合面以外の軸面については、シリコンホイール（ポリソフト：レンフェルト社：日本歯科商社）やセイコーホイール（晴光社）を使い、ポイントは大から小へ変えていく。d：シリコンポイント（茶・＃10：松風）でリムーバルノブの周りや頬側溝などを研磨する。とくにマージン部はホイール状や砲弾型のポイントなどで慎重に研磨調整する。　　　　　　　　　　　　　　　　　c｜d

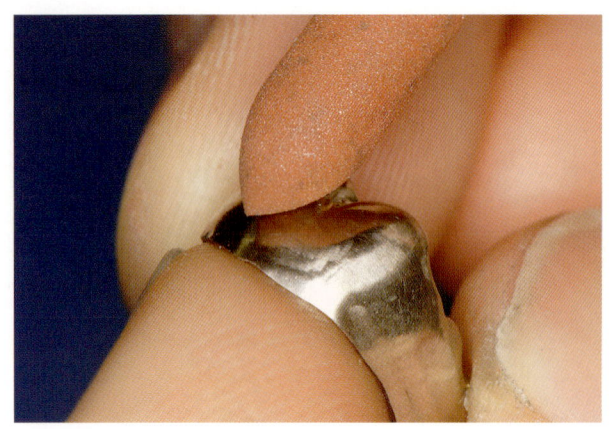

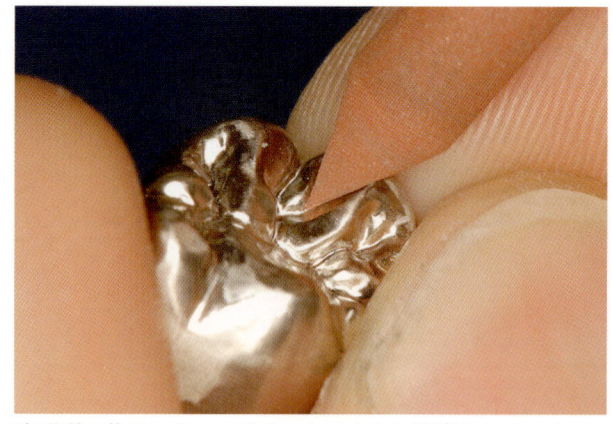

## Section 2　研磨時の注意点と洗浄から納品まで

図9-2-2e、f　e：全体をシリコンポイント（茶・#13：松風）などの砲弾型の茶のシリコンポイントでならし研磨をしていくが、ここでは歯冠の形態を変化させないように微小な傷を軽く取る。f：咬合面の溝やグルーブの周辺は、シリコンポイントを形状に合わせてドレッシング（ダイヤモンドドレッサー：松風）をして使用する。
e｜f

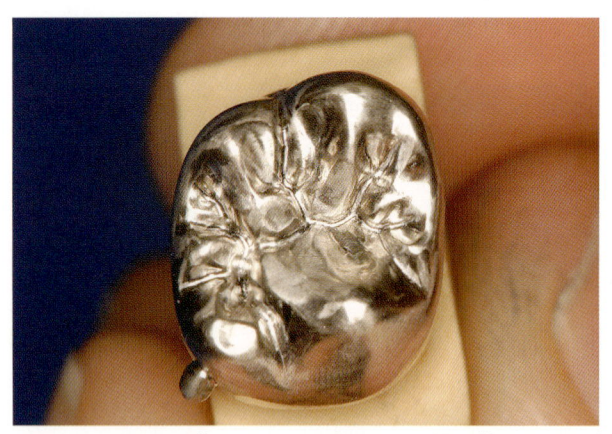

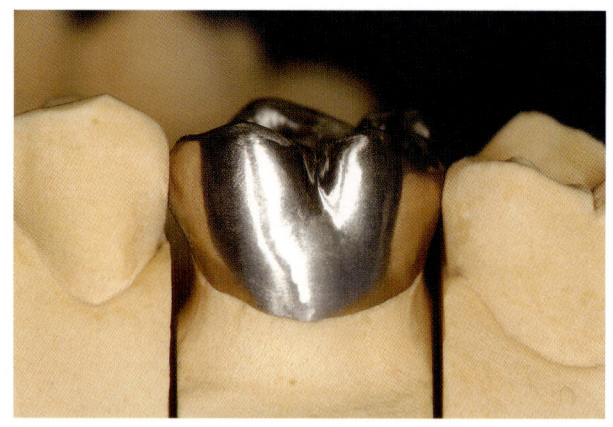

図9-2-2g、h　茶のシリコンポイントを用い軸面および咬合面全体の研磨が終了したところ。研磨作業で大切なことは、荒い研磨材から細かな研磨材へと順を追って研磨すること。また各工程で使用するバー、ポイントなどの器具を決めて、一工程、一工程きっちりと進め、決して前の工程に戻らないことである。
g｜h

### 最終研磨

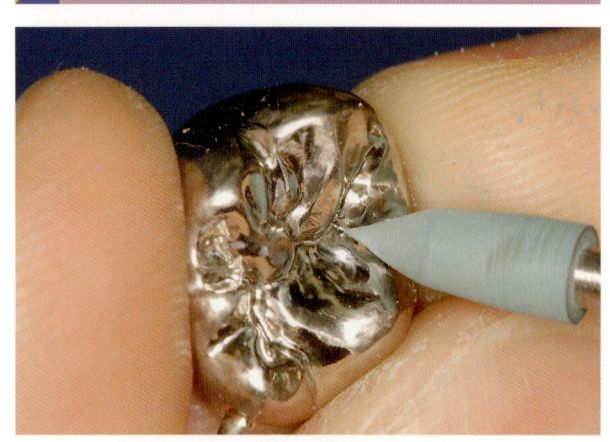

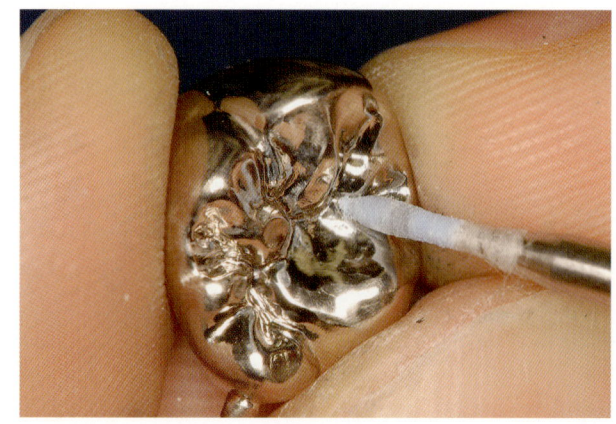

図9-2-3a、b　研磨の難しい咬合面の溝などは、シリコンポイント（青・#13：松風）で、砲弾型の先端をドレッシングしたものや使い古しのバーなどを針状に加工したものにワッテを絡ませ、研磨材（マルチブルー：大榮歯科産業）を付け一段と細かい研磨をする。
a｜b

Chapter 9 研磨・仕上げ・最終チェック

## レーズやブラシを用いた溝の研磨

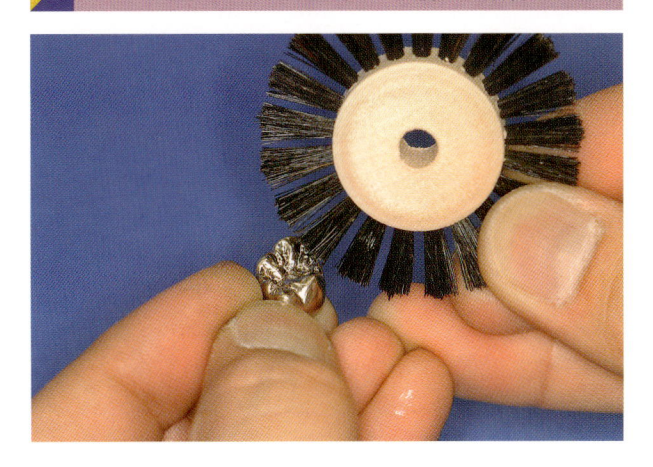

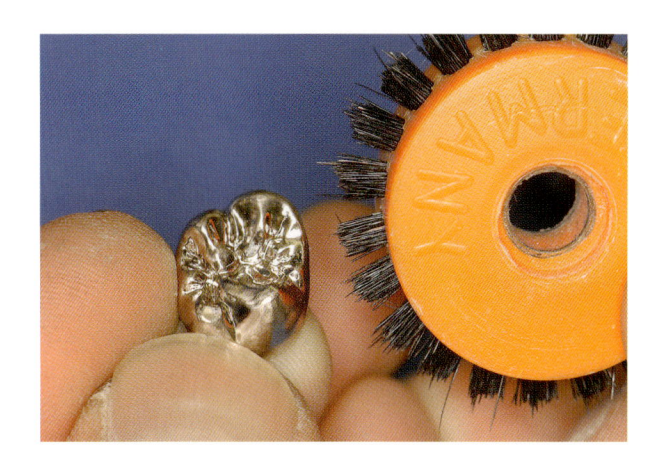

a | b
--|--
　| c

図9-2-4a〜c　a：レーズや高速レーズでの研磨は、ブラシが大きく死角が多いので、研磨している部分の目視が難しい。また高速で回転するので、咬頭や隆線などの高い部分の研磨がオーバーになりやすいので注意する。b、c：レーズのブラシもロビンソンブラシ（ミニ・ロビンソンブラシ：マートリーダー）でも共通であるが、小ぶりのものを選択し、ブラシの先を少し加工して、シャープにしたり、咬合面の大きさにより、ブラシの長さを調整すると咬合面の溝の細部まで磨きやすくなる。

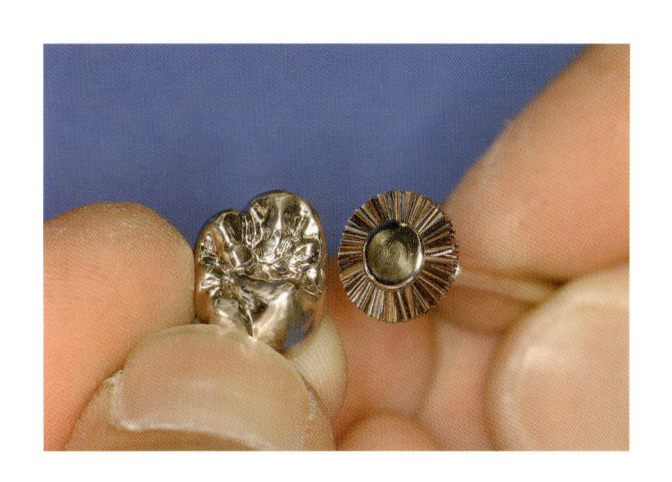

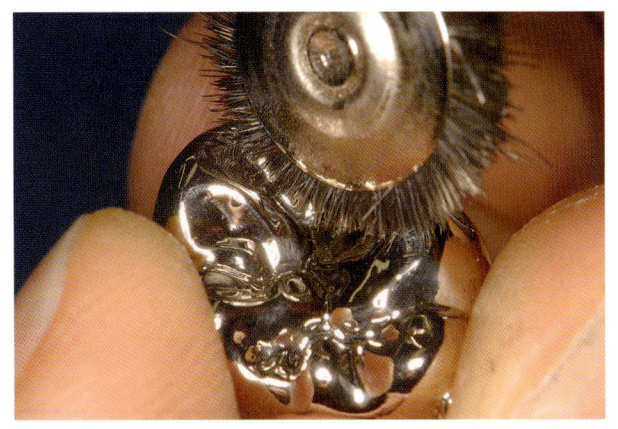

図9-2-4d　ロビンソンブラシ（アボットロビンソンブリストルブラシ：バッファローデンタル）に研磨材を付けて、クラウンの溝に沿う方向に研磨していく。咬合面においては高い隆線や咬頭などが比較的早く研磨ができ、研磨をしすぎる傾向にあるので、溝の奥を磨くような意識で研磨をする。最終研磨においては、いかにきちっと荒研磨ができているかで、結果が大きく変わってくる。

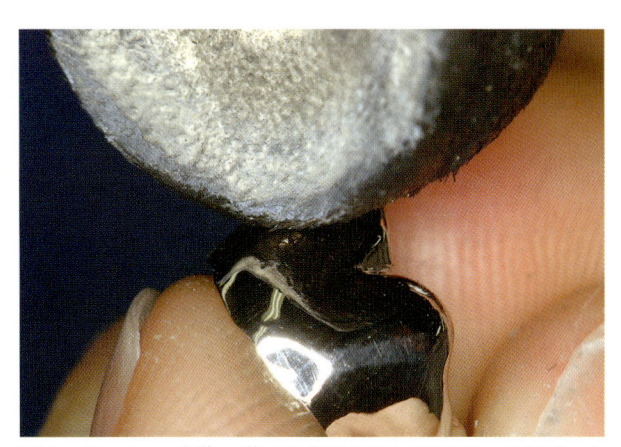

図9-2-4e　全体に革バフ（HAMOIS WHEEL：日新デンタル）や布バフに研磨材を付け最終艶出し研磨を行う。あまり強く当てると逆に曇ってしまうので、注意が必要である。

## Section 2　研磨時の注意点と洗浄から納品まで

### 洗浄時の注意点

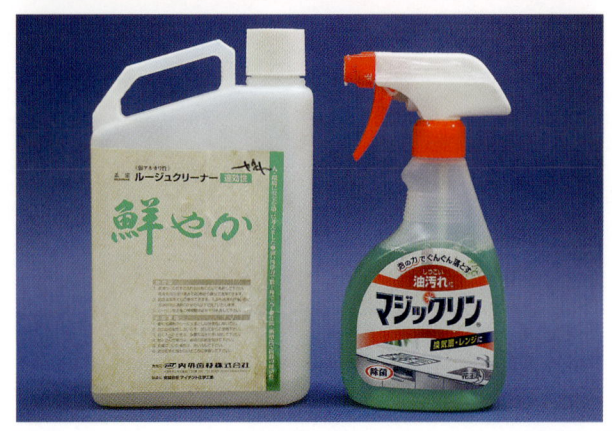

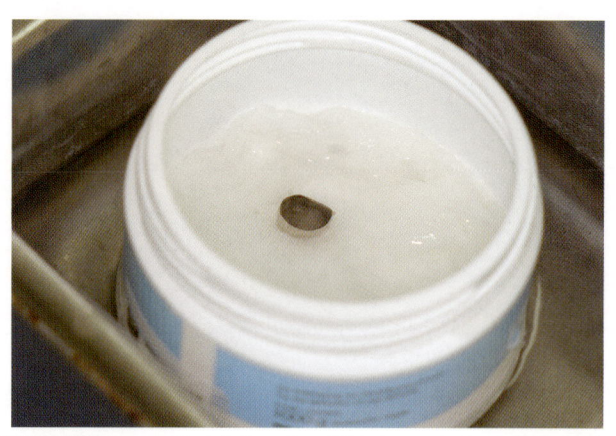

図9-2-5a、b　a：最終研磨が終わったクラウンを市販の家庭用洗剤や専用のルージュクリーナー（鮮やか：アイデント化学工業）を用いて超音波洗浄機で研磨材の汚れを落とす。b：ルージュクリーナーなどを入れる容器の底には、ティッシュペーパーや綿花などの柔らかいものを敷く。容器に直接入れたり、多くの補綴物を一度に入れると、金属同士がぶつかり、金属の表面が超音波でこすれ、艶がなくなってしまう。
a｜b

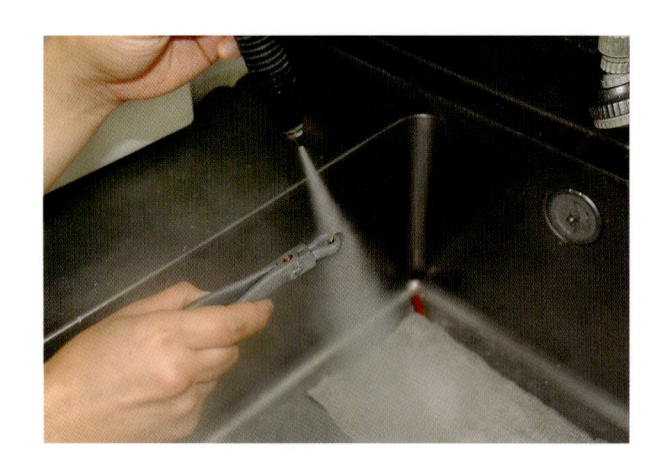

図9-2-5c　超音波洗浄機では取りきれなかった汚れやマージンの裏などの細部を洗浄するためスチームクリーナーで再度洗浄する。このときスチームクリーナーの圧力でクラウンが飛ばされないようしっかり保持し、飛ばされた場合のことを考え、タオルなどの柔らかい布などを敷いて作業すると安全である。

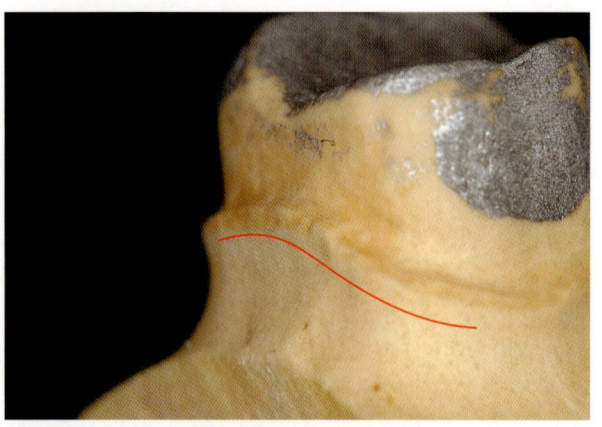

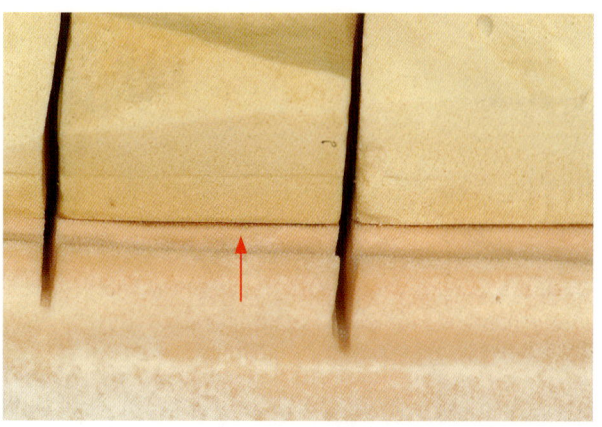

図9-2-5d、e　研磨作業を終えた後、模型をスチームクリーナーできれいにすることも多いが、この場合、スチームクリーナーの使用には、十分注意が必要である。過度の使用により、模型が削れてマージンが丸くなったり、模型の表面がぼそぼそしてきたり、ダウエルピンが、ガタつくことになる。d：マージンラインが消えてしまい丸くなっている（赤ラインに注意）。e：一次石膏と二次石膏の境目が不適合になっている（矢印）。
d｜e

Chapter 9 研磨・仕上げ・最終チェック

## 最終チェック

図9-2-6a すべての作業が終了した後、模型に戻し研磨の状態や適合の最終チェックを行う。支台歯にクラウンを戻す際、マージンが内側に変形していないかなどを確認しながら、慎重に作業する。

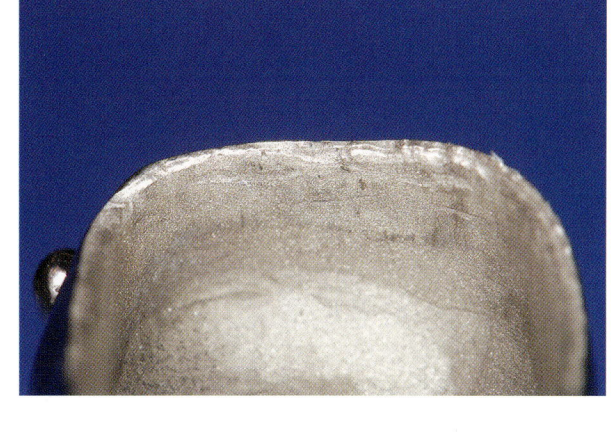

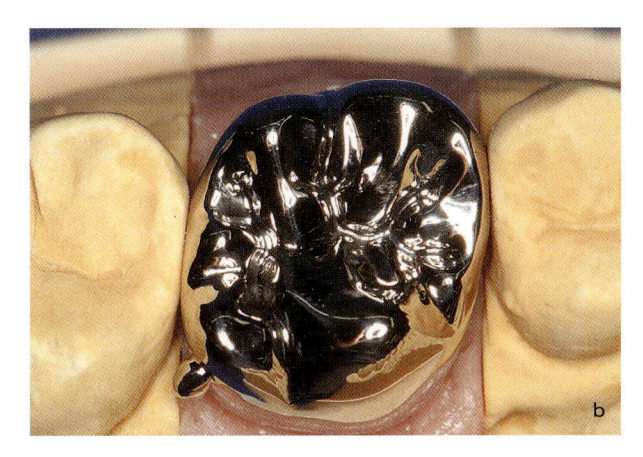

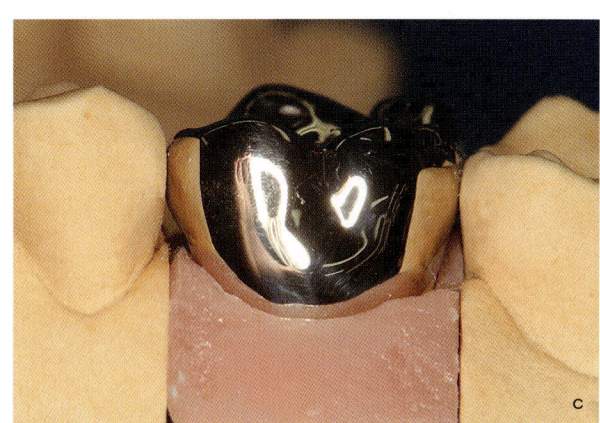

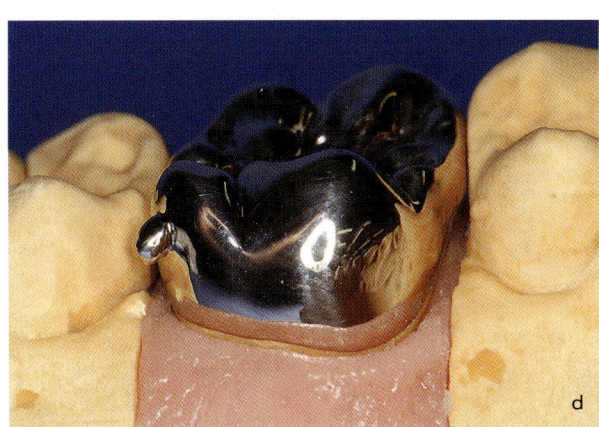

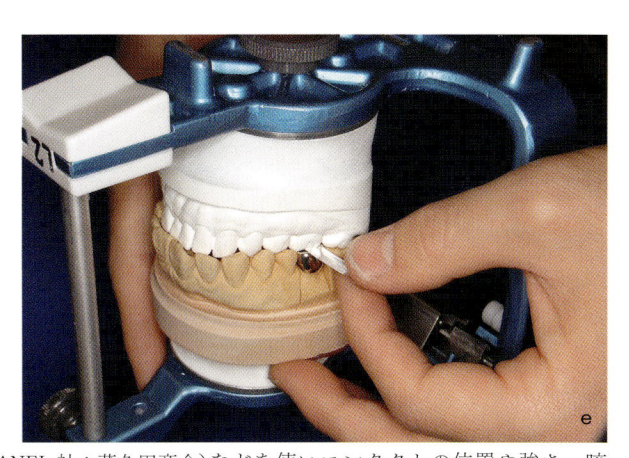

図9-2-6b～e 模型上に戻されたクラウン。シムストック（HANEL社：茂久田商会）などを使いコンタクトの位置や強さ、咬合の状態などの各項目のチェックを行う。

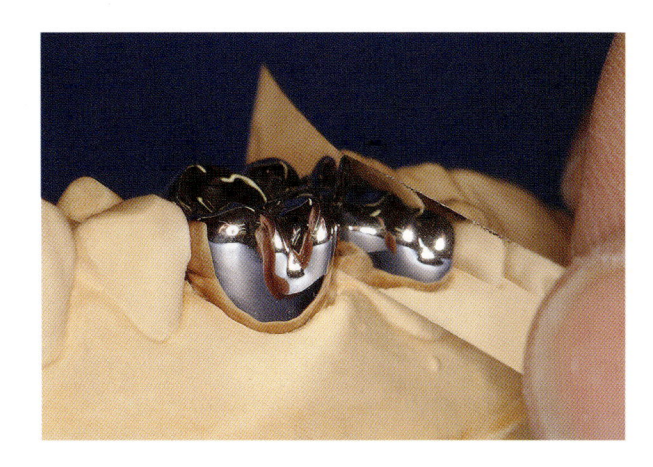

図9-2-6f シリコンなどの印象で仕事を預かったときなどは、副模型を製作しておき、マージン付近などを調整し、模型に収めることで、コンタクトやカントゥアなど歯肉との調和を含めた確認をすることができる。

153

## Section 2　研磨時の注意点と洗浄から納品まで

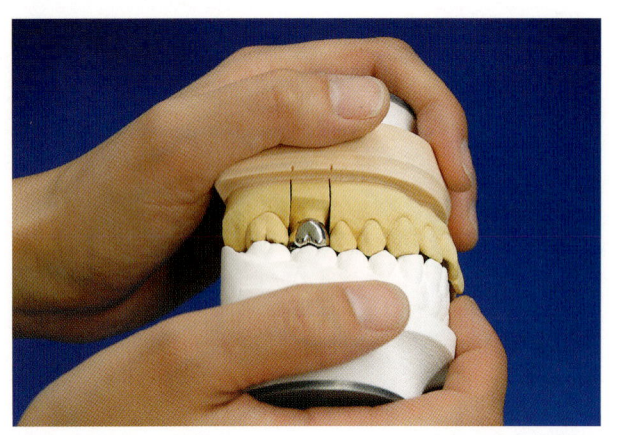

図9-2-6g　最終的にフリーハンドで再度、咬合状態を確認、微調整することにより、口腔内の調整量が少なく、より精度が高く調和したクラウンになる。

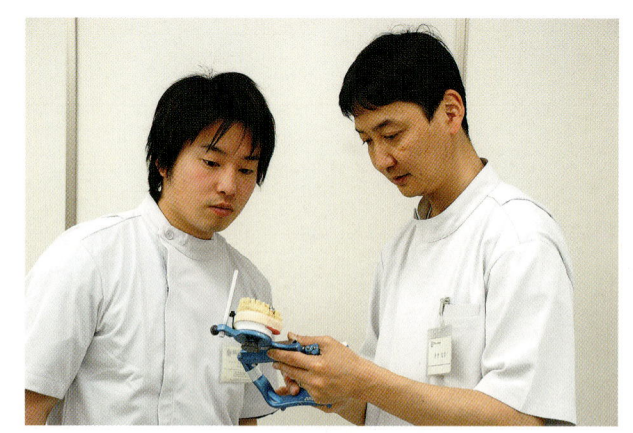

図9-2-6h　完成したクラウンは、先輩などに見てもらい客観的な見地からアドバイスを受けると良い。自分だけの考えや視点で見ていると、見落としや片寄りなどがある。ベテラン技工士にも言えることだが、とくに初心者では大切なことである。

### 納品前の殺菌処理

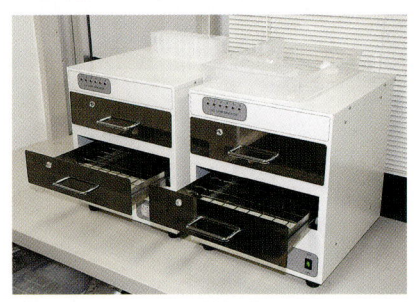

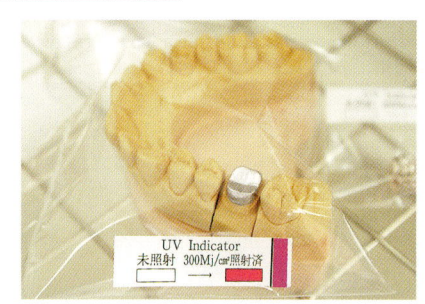

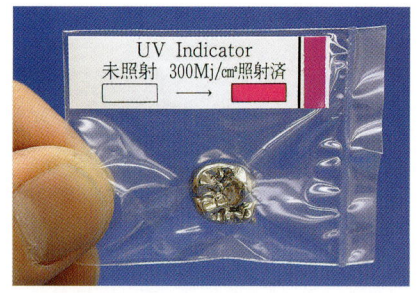

図9-2-7a～c　補綴物のチェックが終了後、紫外線による殺菌処理（a：ハイストロン N900LW：共和医理科）をしてから、納品するように心がけている。殺菌というレベルではあるが、これから、このあたりの問題は重要な課題として受け止めている。

a｜b｜c

### まとめ

　われわれ歯科技工士は、日常臨床のなかで、様々な材料を使い補綴物を製作・提供しているが、口腔内に装着するということを考えれば、やはり洗浄、除菌、殺菌というレベルから、いずれ消毒、滅菌に近いレベルに持って行きたいものである。

　一般の製造業では、ISO9001などの取得をはじめ、多くの企業が、環境の整備と管理のシステムの強化に積極的に取り組んでいる。

　歯科技工業界においても、Chapter 1で述べた、厚生労働省医政局長通知にて発令された「歯科技工所の構造設備基準」および「歯科技工所における歯科補綴物等の作成等及び品質管理指針」により、環境整備の必要性を示唆されていることも踏まえ、われわれ歯科技工士も、医療従事者の一員として、自覚を再認識し、このような環境整備を真剣に受け止める時期に来ているのではないだろうか。

# Chapter 10
## クラウン製作から始まるインプラント・審美技工物への道

**Section 1**
インプラントの審美歯科技工に挑戦しよう

**Section 2**
インプラント技工から見る将来の歯科技工

## Chapter10 / Section1

# 10-①

久野富雄

## インプラントの審美歯科技工に挑戦しよう

Key Words：インプラント上部構造物、ジルコニア・ジャケット・クラウン、ジルコニア・アバットメント

### はじめに

本項では少々難しいかもしれないが、全顎を治療するためのインプラント上部構造物製作を取り上げた。しかし、このような複雑で精度、安定、審美、強度などが要求される大型の補綴物の製作を行う場合でも、フェイスボウによる顎位の測定やそれに続く咬合器上での咬合平面の決定、ワックス・アップによる対合関係印記、フレームの鋳造などクラウン製作で習得された基本技術があって、はじめて手がけられるものなのである。

要はインプラント上部構造物製作といえども、それ単独で成り立っているわけではなく、ここまで述べてきたクラウンから始まる技工の知識と技術の延長線上に存在していることを強調しておきたい。

### ジルコニア・ジャケット・クラウンの製作

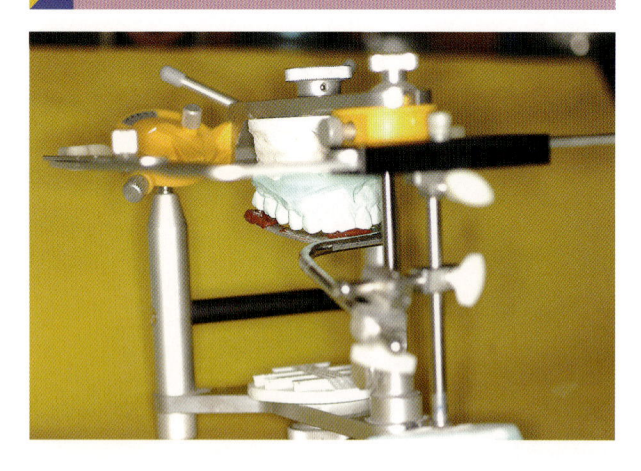

図10-1-1 フェイスボウにより測定された顎位にスタディ・モデルを装着する。咬合器にて患者の顎情報を少しでも補綴物に反映させるためフェイスボウ・トラスファーを行う。

### 生体情報のフェイスボウ・トランスファー

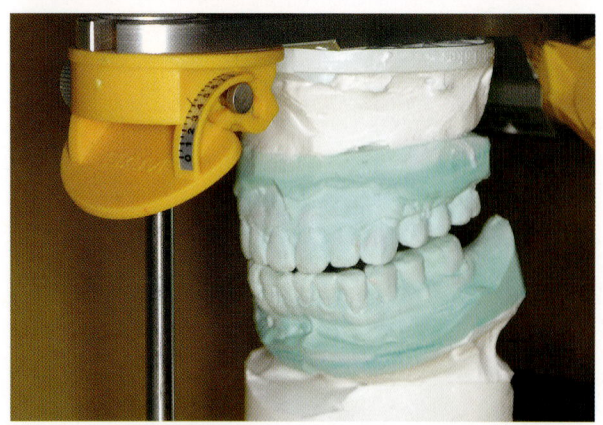

図10-1-2a 顎関節の運動を機械的に測定したデータ（CADEAXなど）が欲しいが、そのようなデータがない場合は、スタディ・モデルのファセットを参考に咬合器を調整しておく。この顎路およびインサイザルテーブルの調整をしておくことでプロビショナル・レストレーションに類似した最終補綴物を製作することができる。

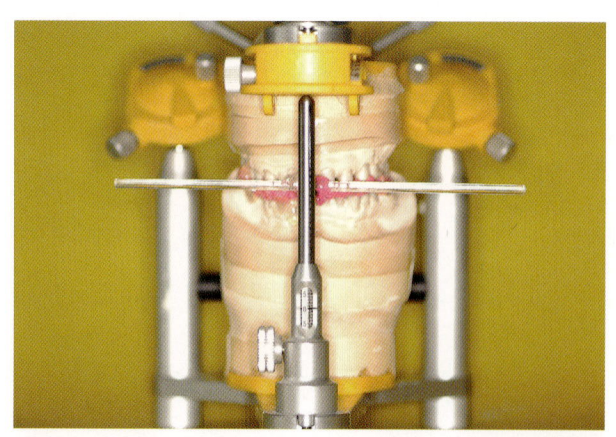

図10-1-2b フェイスボウ・トラスファーで咬合器装着された咬合平面と口腔内においての瞳孔線を基準に審美的平面を測定したエステティックなホリゾンタルバーをセットし、誤差がある場合はホリゾンタルバーが水平になるよう調整して、マウントする。

Chapter10　クラウン製作から始まるインプラント・審美技工物への道

## ワックス・アップによる咬合様式の確認

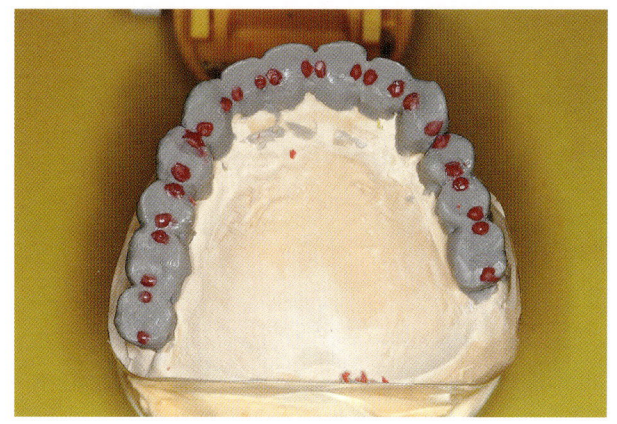

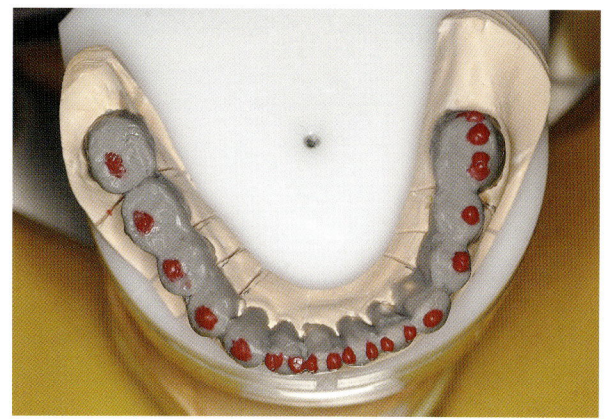

図10-1-3a、b　シークエンシャル咬合(順次誘導咬合)[注1]様式[1]を採用したので、上下顎模型上に概略のワックス・キャップを製作した上にパッシブ・セントリック(上顎―下顎の切縁または咬頭頂が咬合接触する点)およびアクティブ・セントリック(下顎機能咬頭頂)が接触し、咬合湾曲を有した咬合平面となるように設定していく。
a｜b

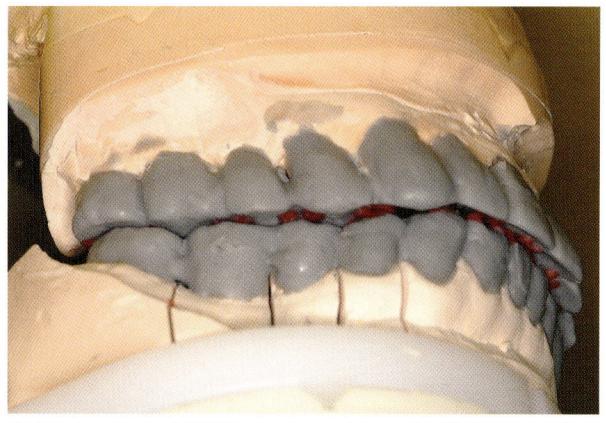

図10-1-3c　上下顎ワックス・アップの完成。シークエンシャル咬合を用いて最終補綴物(ジルコニア・ジャケット・クラウン)を製作するため、あらかじめワックス・アップで咬合関係をつくり、ポーセレンでの咬合関係を構築しやすくしておく。

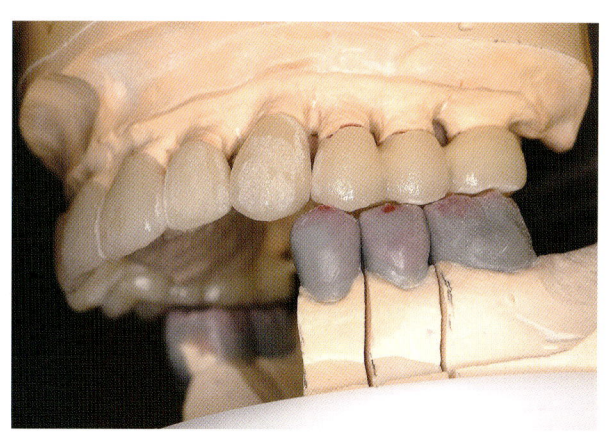

図10-1-3d　最初に下顎のワックス模型に対して上顎のポーセレン築盛焼成を行い、ワックス・アップ時に設定したシークエンシャル咬合が確立されているかを確認し製作する。

## 咬合誘導の確認と完成

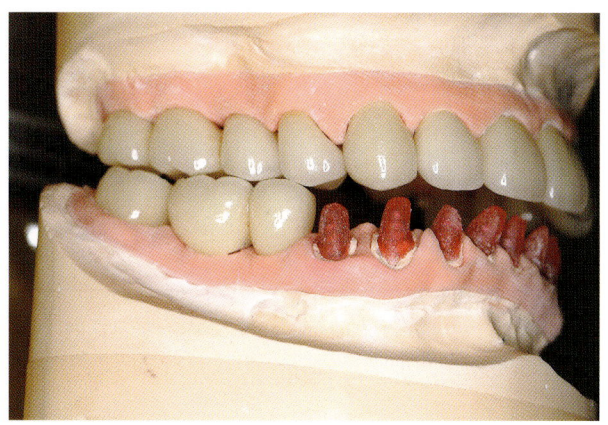

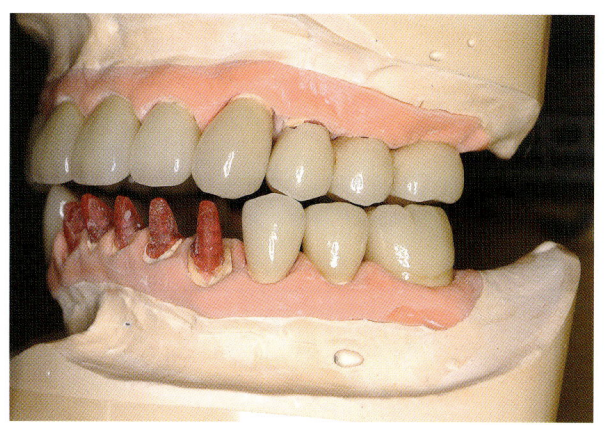

図10-1-4a、b　上顎の製作がほぼ完成した後、下顎の築盛焼成を行う。下顎に付与されたファンクショナル・カスプが上顎内斜面にファンクショナル・ガイドを有し、シークエンシャル咬合が確立されるよう咬頭の位置、各隆線の大きさ、方向を考慮して製作する。
a｜b

157

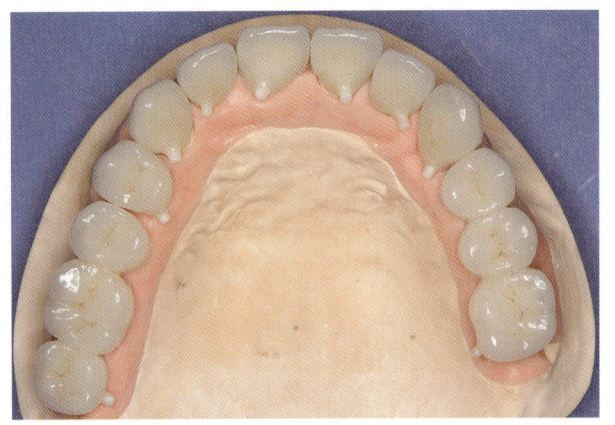

## Section 1　インプラントの審美歯科技工に挑戦しよう

図10-1-4 c、d　完成したジルコニア・ジャケット・クラウン。　　　　　　　　　　　　　　　c | d

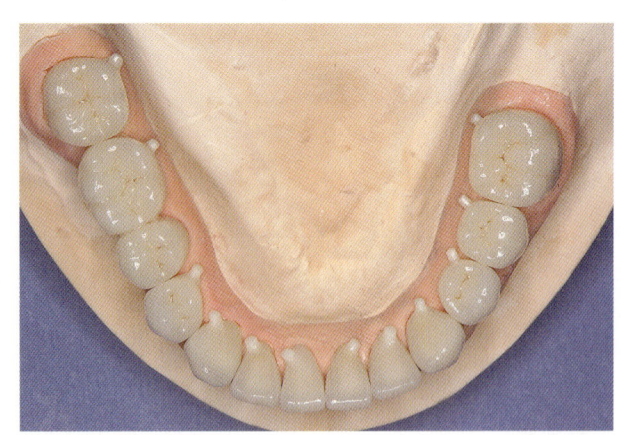

### ボーンアンカード・ブリッジの製作

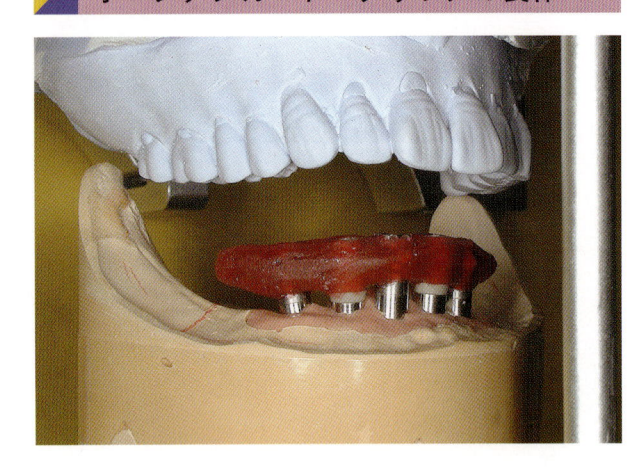

図10-1-5　この症例は上顎が総義歯、下顎がボーンアンカード・ブリッジのタイプである。上顎が義歯なので、咬合様式にバランスド・オクルージョンを採用した。口腔内にて排列試適を行うため、ゴールド・シリンダーをパターンレジンにて連結固定し、排列試適のための骨組みを製作したうえで、排列を行う。なおバランスド・オクルージョンとは偏心運動時において咬頭嵌合から作業側にて接触滑走をさせた場合、平衡側においても接触滑走が起きて、両側において上顎舌側内斜面と下顎頬側内斜面が接触し、均衡咬合となる咬合状態のこと。この咬合様式は、総義歯において義歯のバランスを得るために用いられる。

### 排列の決定と咬合平面の設定

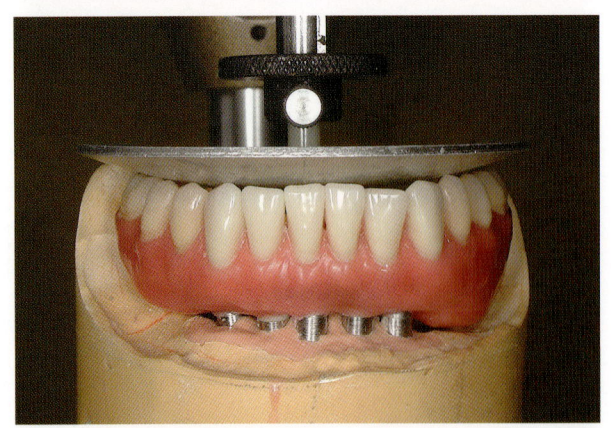

図10-1-6a　排列を行う場合、スタディ・モデルを参考に上顎前歯の位置を決定した後、それに準じて下顎の排列を行うが、下顎の排列は中切歯の位置と後臼歯三角を結ぶ咬合平面を設定し、AS‐咬合平面診断器注2を用い4インチのモンソン球面(下顎歯列において各歯の頬舌側咬頭および前歯切縁を通る面のこと。半径4インチの球面に近似している)に沿った咬合平面を確立する。

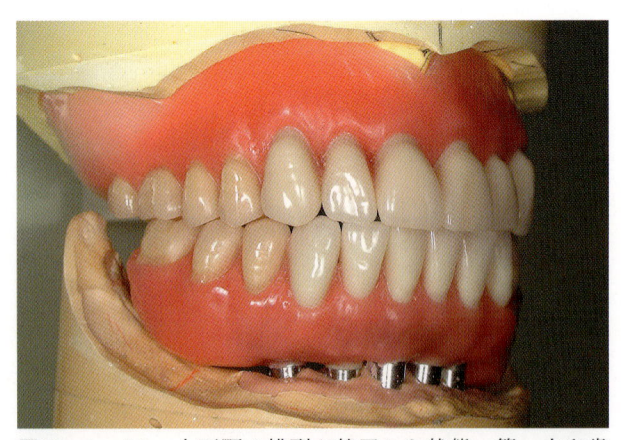

図10-1-6b　上下顎の排列が終了した状態。第一大臼歯までとした。

158

**Chapter10　クラウン製作から始まるインプラント・審美技工物への道**

## フレーム製作

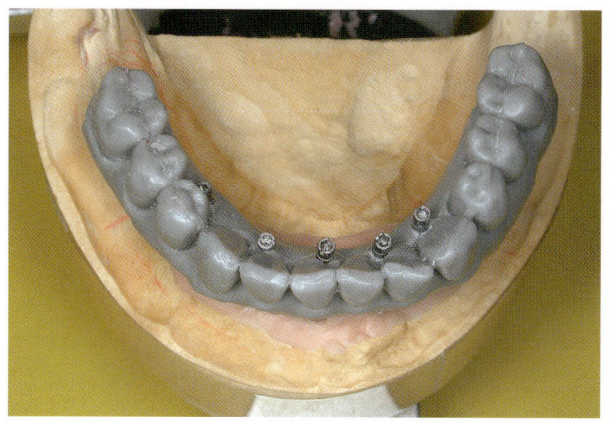

図10-1-7a　試適終了後フレーム製作を行う。排列試適を行った下顎歯列をシリコンコア採得しておき、その部分にワックスを流すことで歯列を簡単に再現することができる。

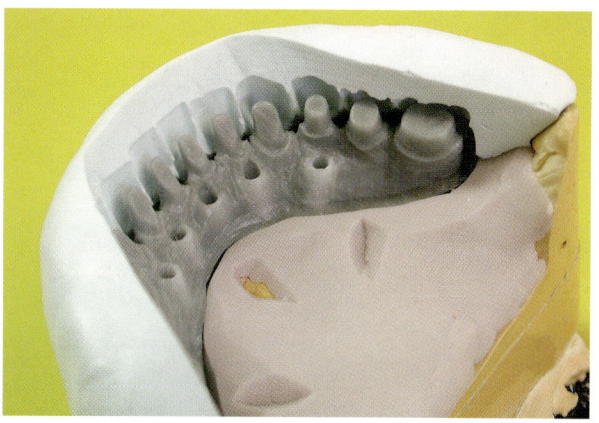

図10-1-7b　シリコンコアを唇頬側と舌側に2分割し、前装のための窓開けガイドとして使用する。

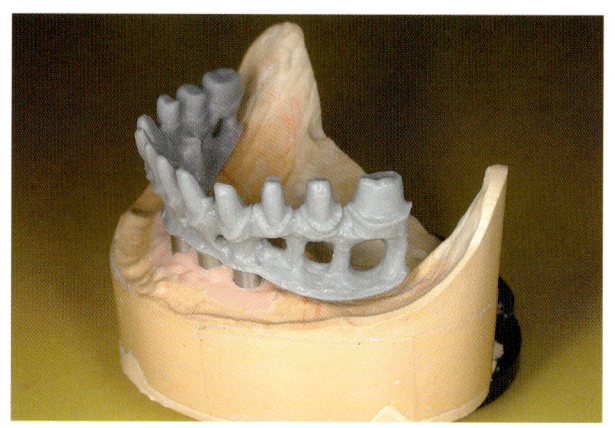

図10-1-7c　唇頬側と舌側の前装スペースが確保できたら、フレーム全体の強度を確認しながら、できるかぎりフレームの軽量化を図る。

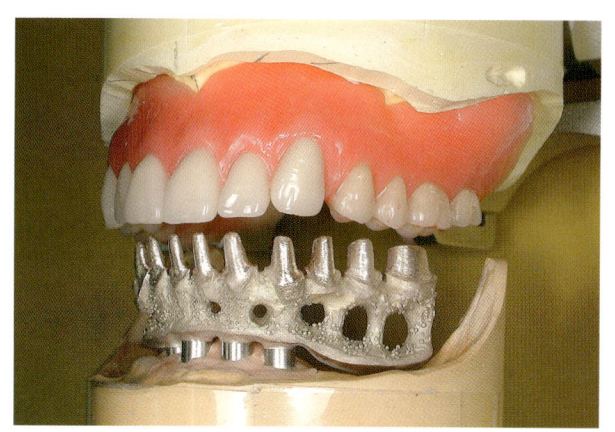

図10-1-7d　鋳造連結されたフレーム。

## 歯冠部と歯肉部の製作

図10-1-8a　歯冠部は単冠のメタルボンドにて製作。歯冠部とフレームを独立させることにより、フレームの変形を防止できること、歯冠の破折が生じた場合、単独にて修理ができ、インプラントブリッジのすべてを預かる必要がなく、患者に補綴物がなくなる不快な思いをさせることがないばかりか、歯科医師、歯科技工士にとっても修理、再製作といった負担が軽減されることになる。

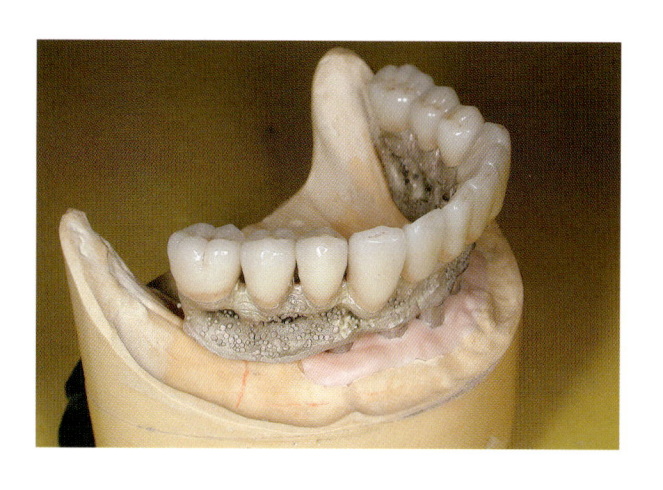

159

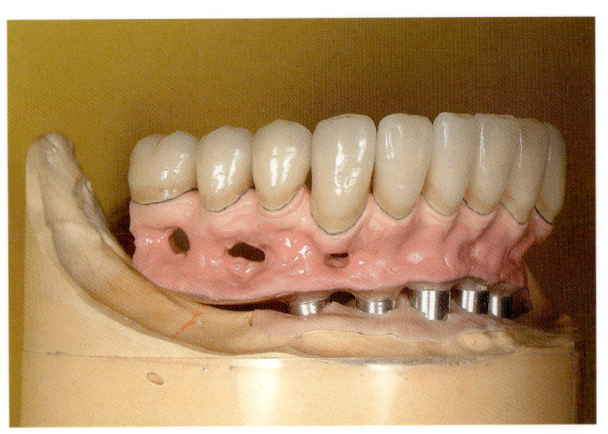

## Section 1　インプラントの審美歯科技工に挑戦しよう

図10-1-8b　メタルボンドの完成後、歯肉部分にピンクオペークを塗布する。

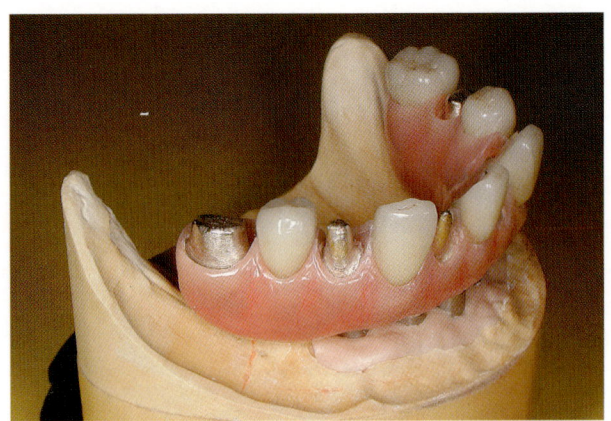

図10-1-8c　歯肉部分のレジン重合を行う。最初に排列試適した歯肉形態に光重合型レジン(GRADIA GUM：ジーシー社製)を用いて歯肉部分の再現を行う。できるかぎり自然観を持たせるように毛細血管様繊維を縦に排列した。

### 口腔内所見

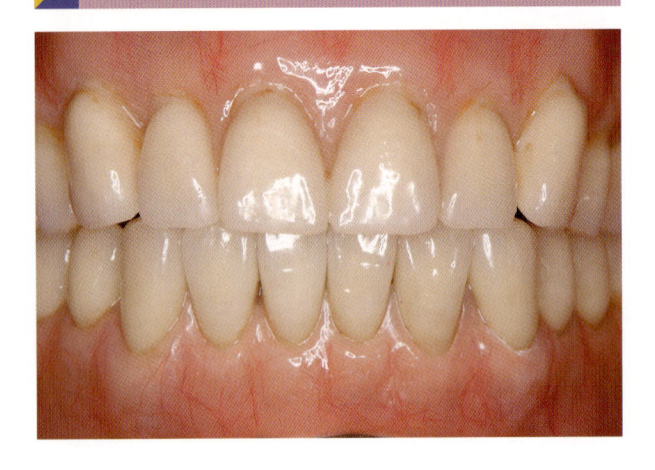

図10-1-9a　口腔内に装着された直後の上顎総義歯と下顎上部構造物の正面観。

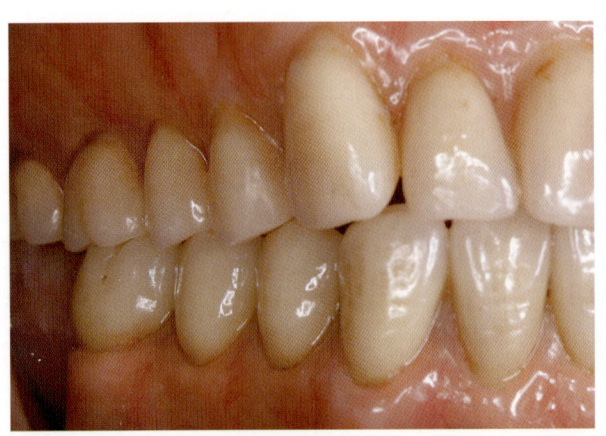

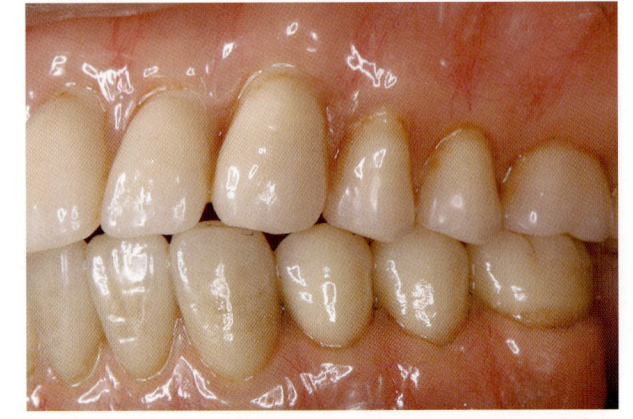

図10-1-9b、c　左右側方面観(セット2ヵ月後)。少し歯冠などに汚れが生じたため、自然感が増したようにも見える。患者は見た目だけでなく、咬合のバランスも良好なため満足している。

b｜c

160

# Chapter10　クラウン製作から始まるインプラント・審美技工物への道

## ジルコニア・アバットメント

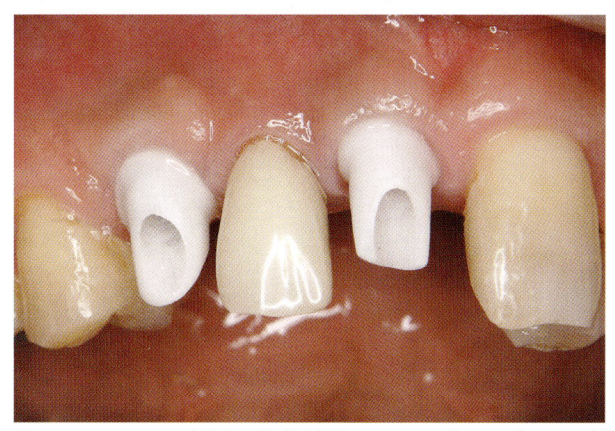

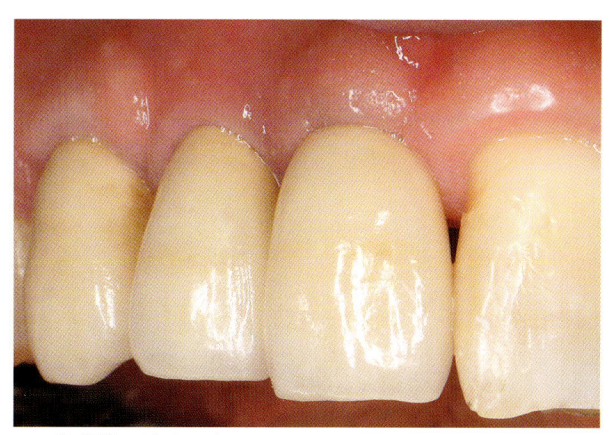

図10-1-10a、b　最近、審美補綴のみならずインプラント補綴における審美性の追及も高まり、アバットメントにジルコニアを採用する症例が多くなってきている。歯冠部を明るく見せることにとどまらず、マージン部分および歯肉部分を明るく自然に見せたいという傾向が強くなっている。

a | b

### まとめ

本書の各Chapterにおいて、何度も繰り返し述べたように技工作業においては、模型製作、咬合器装着、ワックス・アップ、鋳造から最終仕上げまで、どれひとつとして気が許せる工程はない。

補綴物が患者の口腔内において快適で機能的であり、審美性にも優れていることが必要なのは、クラウンの製作でも、諸君らが将来、行うであろうインプラントのような大型補綴物の製作の場合でも、同じことである。

したがって、クラウンの製作での各ステップにおいて習得した知識や技術、技工についての注意点をおろそかにしてはならないのである。

---

注1：シークエンシャル咬合(Sequential Functional Guidance Occlusion：順次誘導咬合)

Dr. R.Slavicek(ドナウ大学教授)の考える自然の咬合様式に関する研究の結果、歯および歯列による下顎の機能的な誘導は順次的に行われるべきであり、下顎の機能運動の誘導にほとんどの歯が参加する。すなわち、上顎第一大臼歯における誘導路によって同側の遠心にあるすべての咬頭と反対側の第二大臼歯が確実に離開し、つぎに傾斜角の強い第二小臼歯の誘導路によって同側第一大臼歯と反対側の第一大臼歯の咬頭が離開するように後方歯から前方歯に向かって強くなる傾斜角度によって、側方歯群は後方から順次的に離開していくので最小限の離開量となる。下顎の機能的な運動におけるこのような咬合様式は、後方歯部の咬合干渉による歯周組織の破壊や顎関節の機能不全を防止し、最大の咀嚼効率を可能にする[1]。

注2：AS-咬合平面診断器

モンソンの球面説を応用し、挺出歯、低位歯、咬合平面の矢状傾斜角度、左右的な違いなどをより簡便に診査、診断し個々の患者固有の咬合平面を設定する場合のガイドに使用したり、補綴物製作時の咬合平面の設定に応用し、モンソン球面に沿った平面を簡単に設定することのできる装置。

**参考文献**
1．榊原功二：シークエンシャル咬合の概念とワックスアップ．QDT．
　2002；27(10)：26-44．

161

# Chapter 10 / Section 2

滝沢琢也／陸　誠

## インプラント技工から見る将来の歯科技工

**Key Words**：オープンタイプ、クローズドタイプ、回転防止機構、フィクスチャー、アバットメント、サブストラクチャー、ジルコニア、GM1000、CAD/CAM

### はじめに

　歯科治療の歴史を顧みると、その目的はいかに欠損部を補うかということであり、そのための手段として義歯あるいはブリッジという修復方法が長年採られてきた。しかし、約30年前、わが国に導入されたインプラントは、それまでの欠損補綴の認識を大きく変えた。

　このインプラントは長期にわたる研究から急速に発展し、再生医療の進歩もあり、現在では、広く普及し、欠損を補う第一選択にまでなりつつある。

　もとより本書の目的はクラウンというもっとも基本的な補綴物についての解説である。しかし上記のインプラント普及の現状と、またこの本の読者が将来インプラント技工に挑むであろうことを考え、臨床上のポイントと代表的な症例を本項で取り上げた。

　なおインプラント技工は、通常の補綴物と違い特殊なパーツや作業上の知識を必要とするが、基本的なことは、ほかの技工とは大きく変わるところはないと筆者らは考えている。

　誌面の都合上、詳しく解説することはできなかったが、諸君らの臨床の現場において少しでも参考になれば幸いである。

### インプラント印象の確認

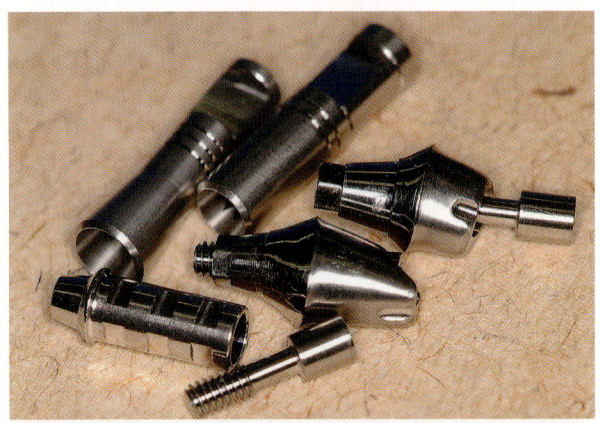

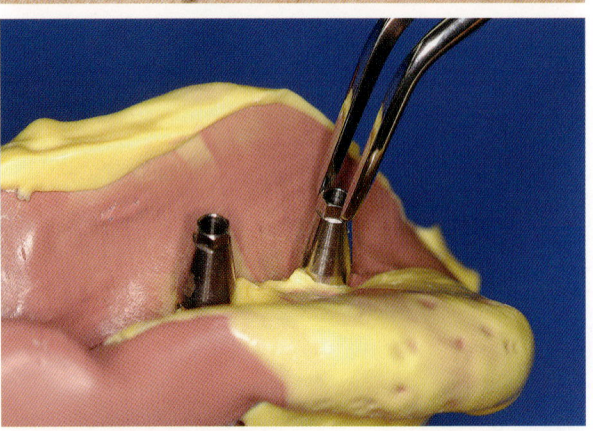

図10-2-1a　通常の天然歯における補綴とインプラント補綴の大きな違いは、インプラントは既製品であることから、それらの形状に合った各種の技工作業や補綴に必要なパーツを使い作業する点だけである。

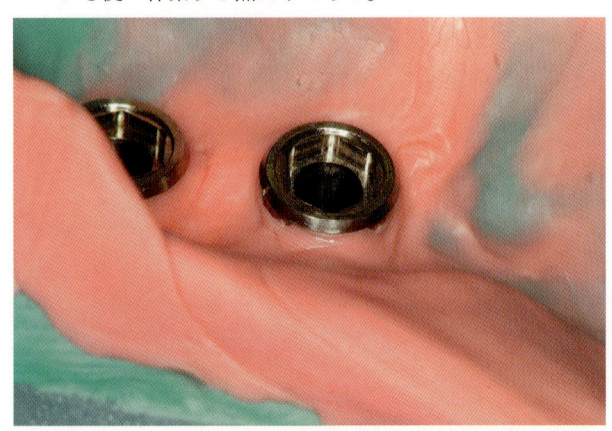

図10-2-1b、c　印象の確認では、通常の天然歯を対象にした補綴の印象とチェック項目が少し異なる。印象専用のパーツ（インプレッションコーピング＝口腔内のインプラントの形状や位置を印象再現する印象用パーツ）が、トレー（印象材）のなかでしっかり印象材内で固定されているかを確認する。またインプレッションコーピングとインプラントアナログ（口腔内のインプラントの形状を再現した技工用パーツ）とが接合する部分に印象材が入り込んでないことも確認する。

b｜c

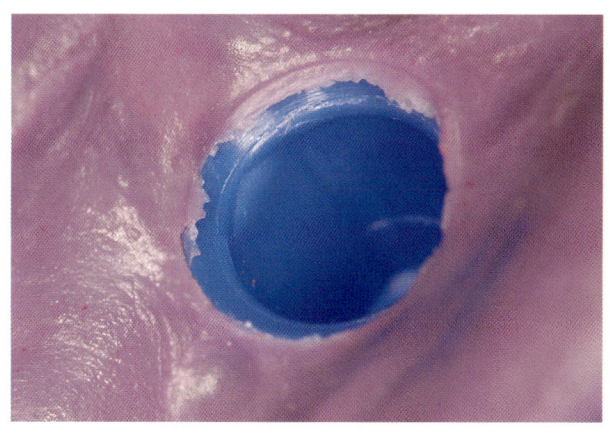

# Chapter10　クラウン製作から始まるインプラント・審美技工物への道

図10-2-1d　接合する部分に印象材が入り込んでいるならば、口腔内のフィクスチャーにインプレッションコーピングが正確に連結、適合されていないことになる。

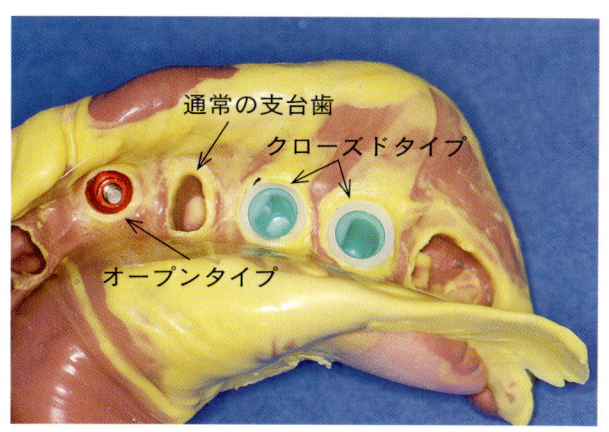

図10-2-1e　インプラントの印象には、オープンタイプとクローズドタイプの2通りの方法があり、上図のように混在するケースもある。

## オープンタイプ

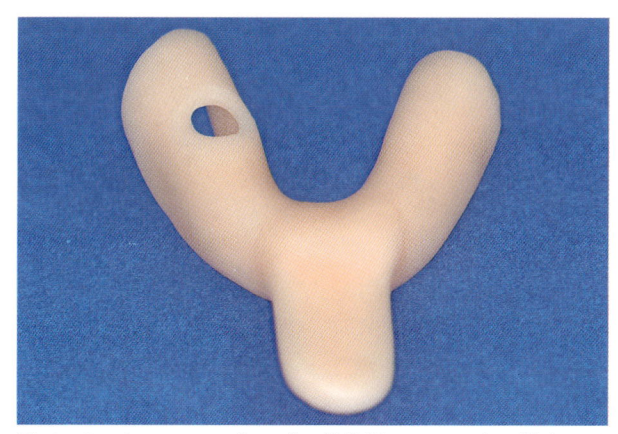

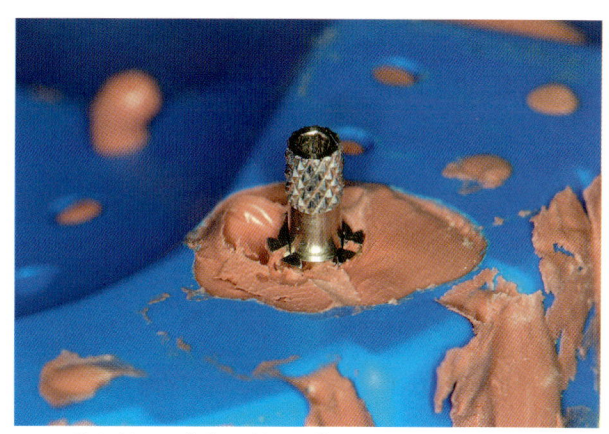

図10-2-2a、b　a：オープン印象用のパーツを口腔内のインプラントに取り付け、印象を行う。使用するトレーは上部が解放されており、パーツが印象内に保持されている。b：硬化後トレーの上部に出ているスクリューを外し、印象を口腔内から撤去する。

a|b

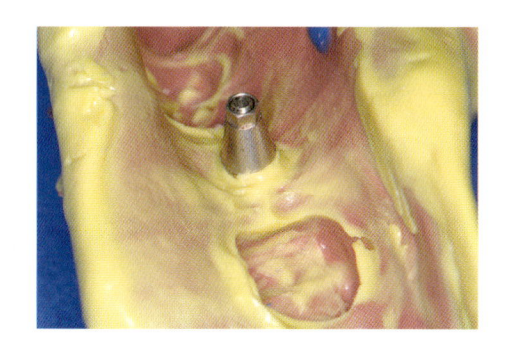

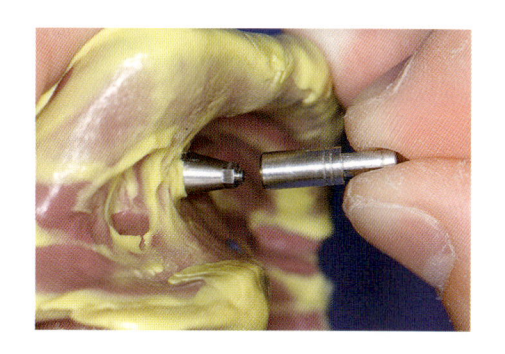

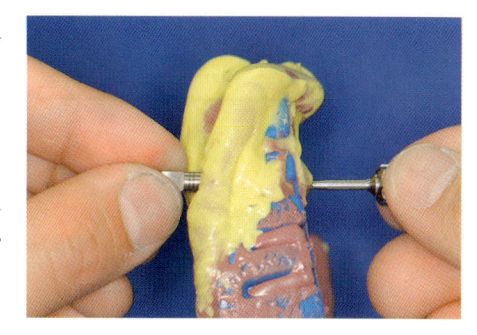

図10-2-2c～e　印象のなかに取り込まれた印象専用のパーツにラボアナログを連結するが、トレーを持ったままの状態で連結すると印象材のなかでインプレッションコーピングが回ってしまうため、ドライバーとアナログのみを持って連結をする。

c|d
―
e

163

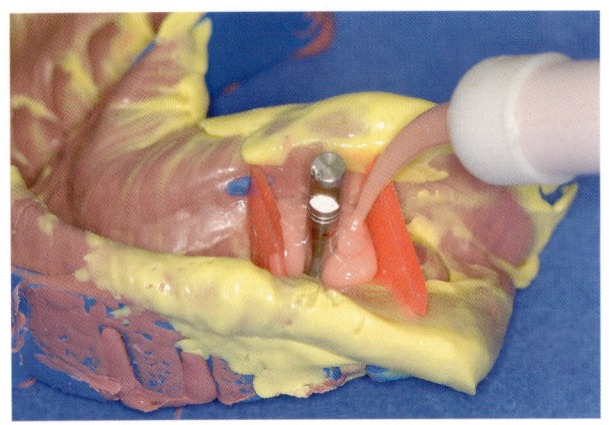

## Section 2　インプラント技工から見る将来の歯科技工

図10-2-2f　多くのインプラントは歯肉縁下にインプラントのステージのトップが設定されており、ガム用シリコンでガム(擬似歯肉)を製作する必要がある。ガム用シリコンを流すときは、アナログが2/3程度模型材(石膏など)のなかに埋没するようにガム用シリコンを流す。高さをアナログにマーキングしておくと良い。

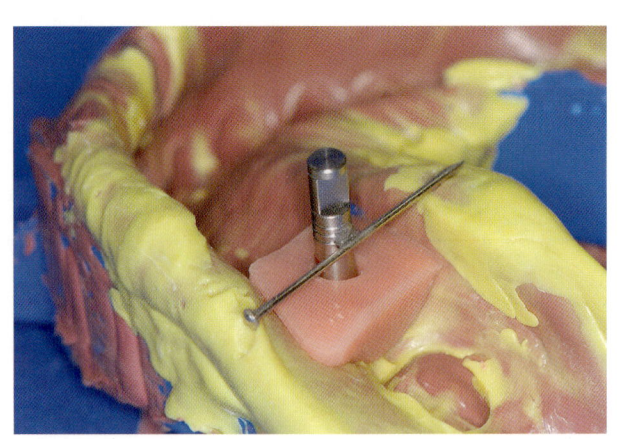

図10-2-2g　この後、模型材(石膏など)注入時の圧力や振動でアナログが動かないように虫ピンなどでアナログを接着剤などで固定する。

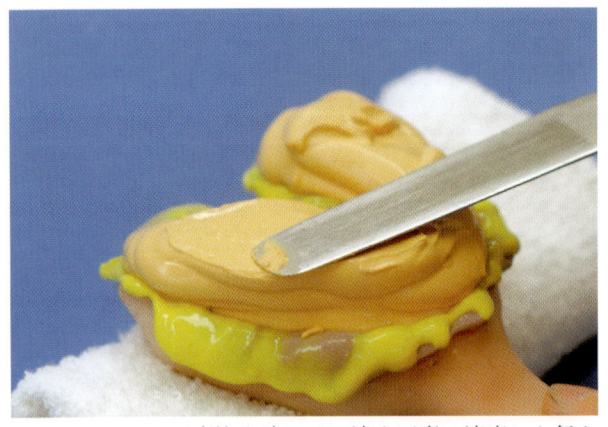

図10-2-2h　石膏注入時には、流す石膏の流度にも気をつけなければならない。石膏が硬いと、石膏を築盛する圧力でラボアナログが傾いてしまうことがあり、ラボアナログに極力、圧力がかからないように、ボクシングをして石膏を流したり、圧力がかかりにくい流度で流すなどの工夫が必要である。図のように硬化しかけた石膏を押し付け、盛り上げることはもちろん厳禁である。

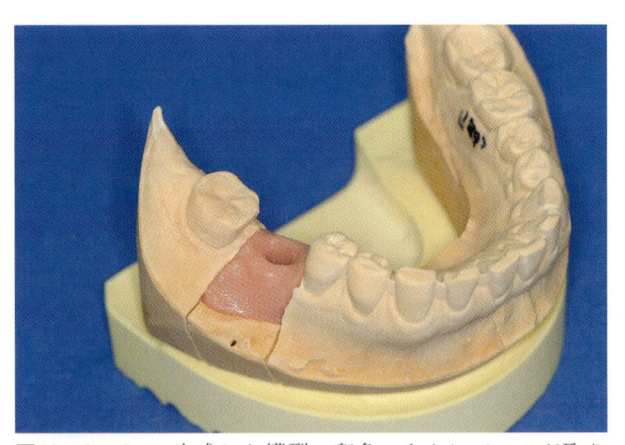

図10-2-2i　完成した模型。印象のなかにパーツが取り込まれていることから、精度面ではクローズドタイプより優位である。

### クローズドタイプ

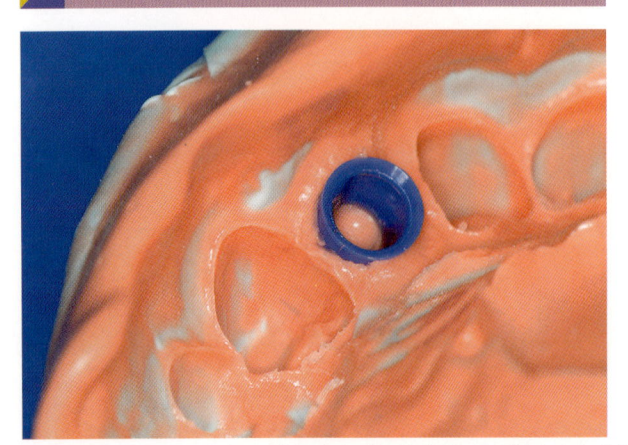

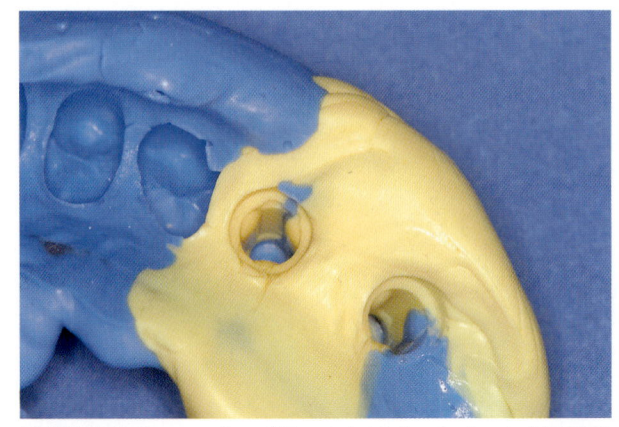

図10-2-3a、b　クローズドタイプには大きく分類すると2通りの印象法がある。a：インプラントにアバットメントを口腔内で直接連結し、その上に印象専用コーピングをセットし、印象内に取り込む方法。b：印象用コーピングを使わず、印象専用のポストを口腔内のインプラントにセットし、口腔内の印象専用ポストを直接印象する方法である。

a|b

Chapter10　クラウン製作から始まるインプラント・審美技工物への道

図10-2-3c、d　口腔内で直接アバットメントが連結されているソリッドヘッドシステム（Straumann）のケースである。このシステムでは模型用アナログとアバットメント部分が一体化している。印象用コーピング内に面状の回転防止機構が設計されており、模型用アナログにも同様な形態が付与されている。
c | d

e | f

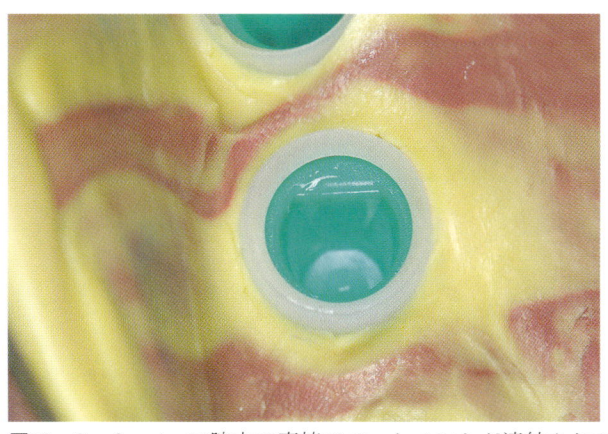

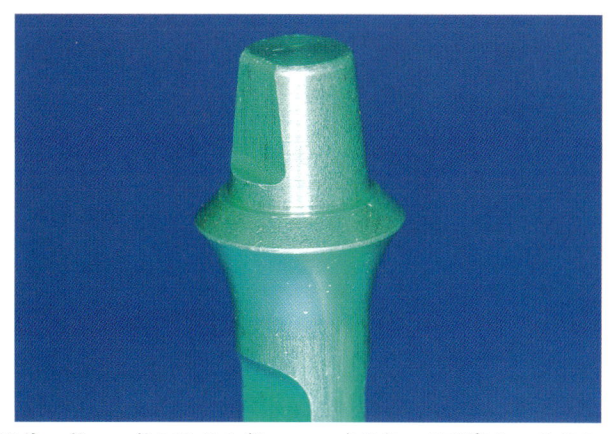

図10-2-3e、f　クローズドタイプ印象にアナログを戻す場合は、印象用コーピングと印象用ポストの回転防止機構を合わせ、パチッとはまるところまで適合させる。

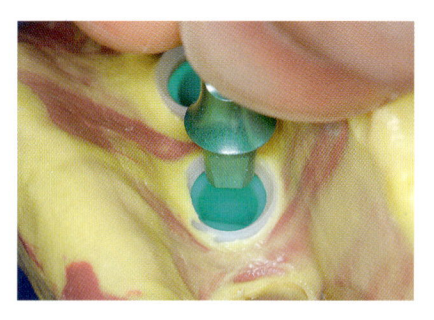

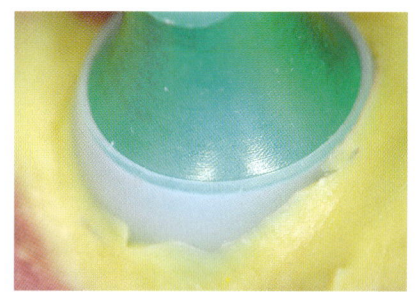

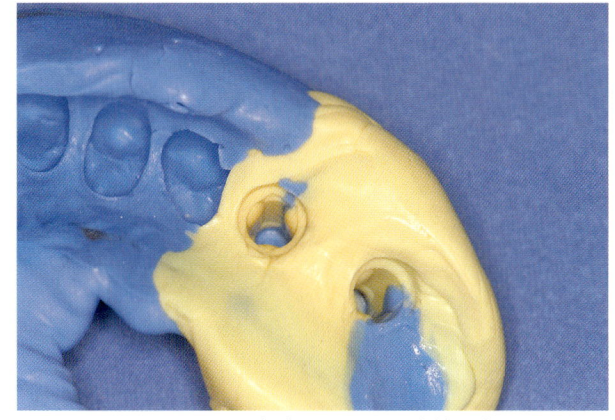

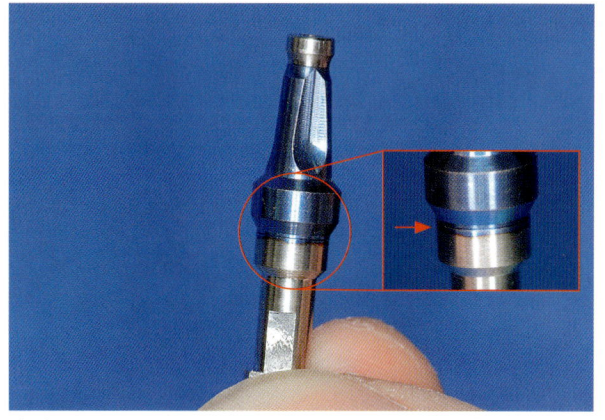

図10-2-3g、h　g：印象専用ポストを直接印象したケース。h：印象専用ポスト（図中写真の矢印）にラボアナログを連結し、浮き上がりなどがなく確実に適合していることを確認する。
g | h

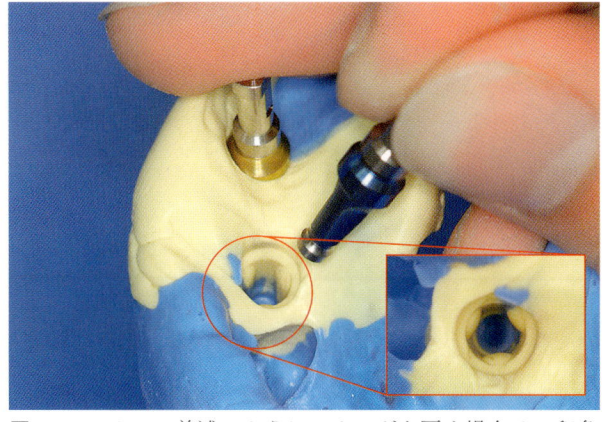

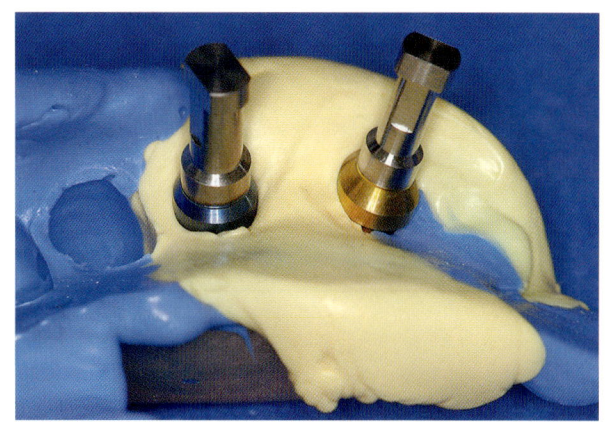

図10-2-3i、j　前述のようにアナログを戻す場合は、印象内の回転防止機構部分を印象専用のポストと合わせ、取り付けることが重要である。また印象用コーピング使用時のような明確な戻り具合がないため、実体顕微鏡などを使い、印象専用ポストと印象材の適合を確認する。
i | j

165

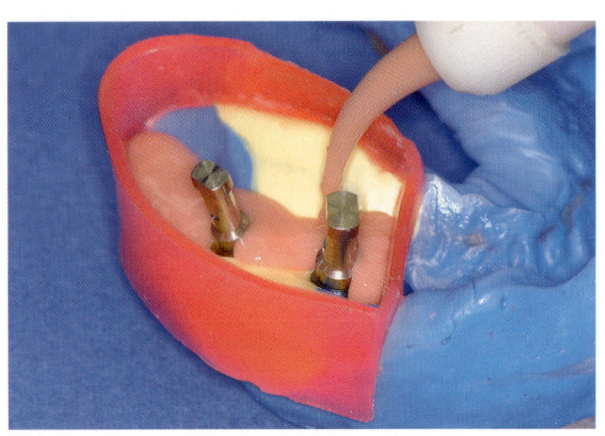

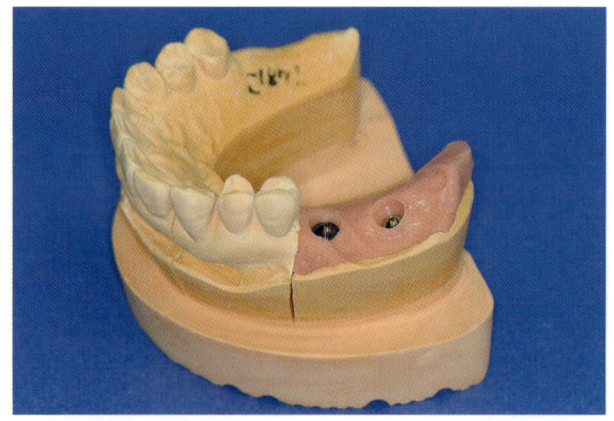

## Section 2　インプラント技工から見る将来の歯科技工

図10-2-3k、l　オープントレータイプと同様にガムを製作後、アナログを補強し石膏を流す。印象のなかにパーツを戻すため、模型の精度面には不安定さが出てしまう。　k|l

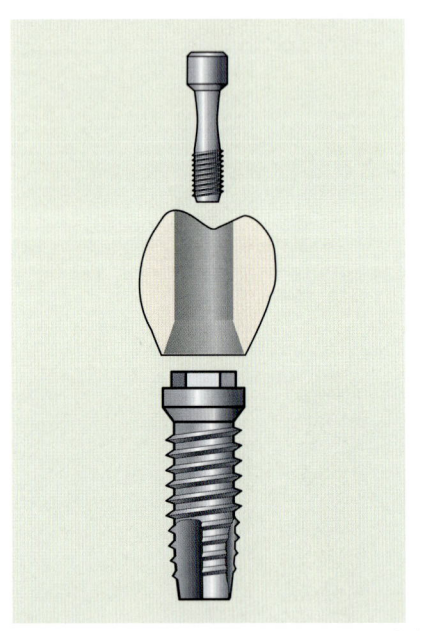

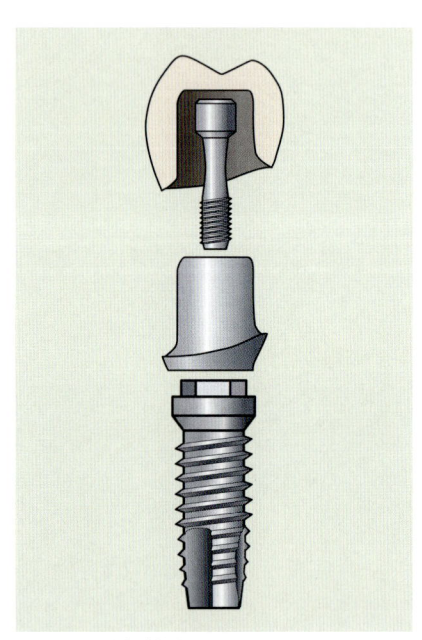

図10-2-3m、n　フィクスチャーと上部構造物の固定法は2種類ある。m：上部構造とフィクスチャーをスクリューで固定するスクリュー固定法。n：フィクスチャーにアバットメント（サブストラクチャー）をスクリューで固定し、支台として上部構造物を各種セメントで固定するセメンティング固定法。　m|n

### 症例1：3種類の材料を用いたケース

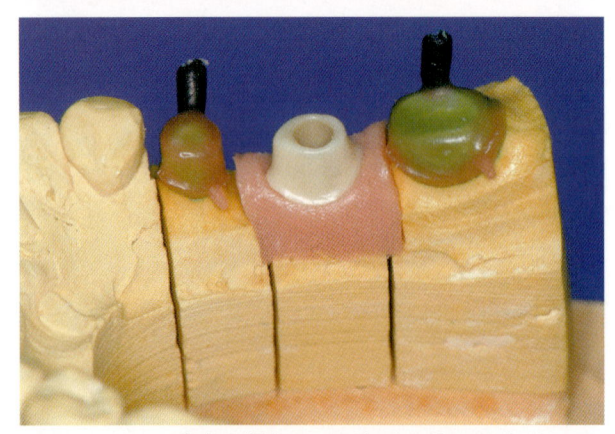

図10-2-4a　歯肉に調和させた右下6番のサブストラクチャーのワックス・アップ。歯肉の高さや維持形態、最終形態までを考慮し製作する。右下5番をPFMで製作し、右下7番は咬合の問題を考慮し、ハイブリッドセラミックスを使用する。

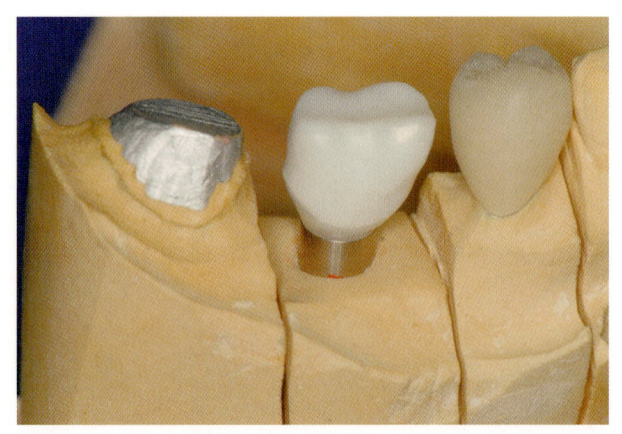

図10-2-4b　プロセラシステム（ノーベル・バイオケア・ジャパン）により製作されたジルコニア・アバットメント、ジルコニアコーピングの適合状態。ジルコニア・オールセラミックスクラウンでも、PFM同様、最終外形から割り出し、設計したコーピングのデザインが重要になる。

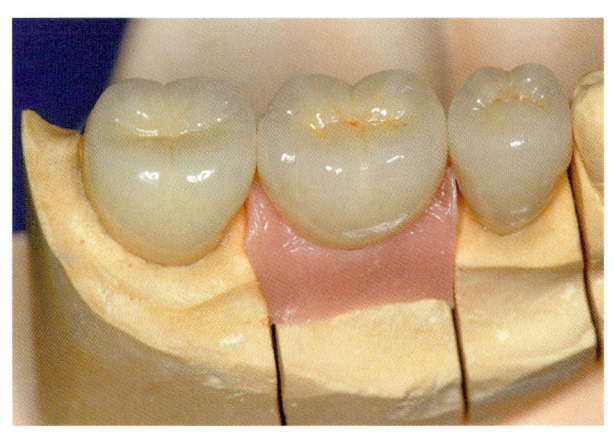

# Chapter10　クラウン製作から始まるインプラント・審美技工物への道

図10-2-4c　模型上での完成写真。右下5番はPFMで製作、右下6番はジルコニアを使ったサブストラクチャー上に同じくジルコニアを使ったオールセラミックスであり、右下7番はハイブリッドセラミックスを使用した。3種類の違う材料を使う結果となったが、各材料の色調の特性をつかむことによって、違和感なく調和させることができる。

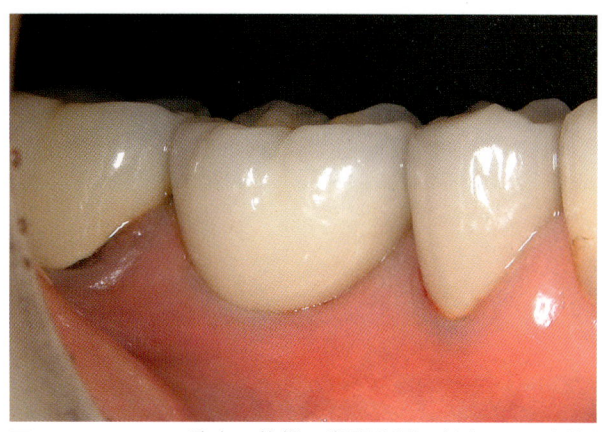

図10-2-4d　口腔内の状態。歯間乳頭が保存され、周囲粘膜の形態および色調も良好であり、患者も満足している。

## 症例2：サブストラクチャー製作と補綴

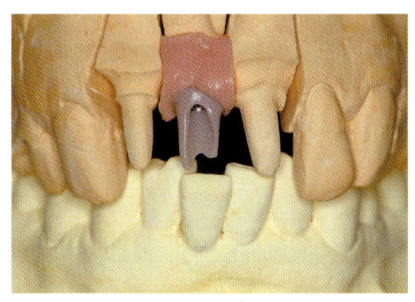

図10-2-5a　歯肉に調和した、サブストラクチャーのワックス・アップを行うが、対合歯のクリアランスやサブストラクチャー自体が薄くなり強度が不足しないよう十分注意する。

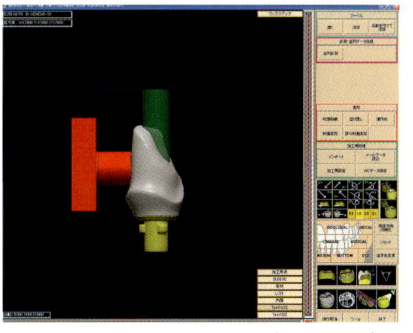

図10-2-5b　GN-Ⅰメジャリングマシーン（レーザー光による非接触型）にて計測後、データを取り込む。計測精度±20μmで計測し、ハンドルを設計した後、加工ブロックサイズ内（12mm×12mm）に収まるかを確認し、加工に移る。

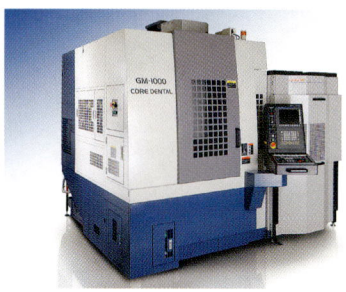

図10-2-5c　今回利用したGM1000。5軸でリニアモーターでの駆動により、サブミクロンレベルの精度での加工が可能である。

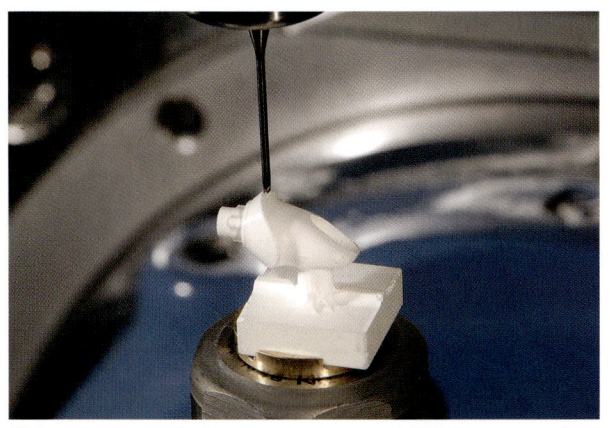

図10-2-5d　サブストラクチャーの材料として、チタンとジルコニアが用意されている。本症例では、審美性を考慮し、ジルコニアを用いて、カラーリングリキッド6色より選択、着色することで、審美性の向上を目指した。

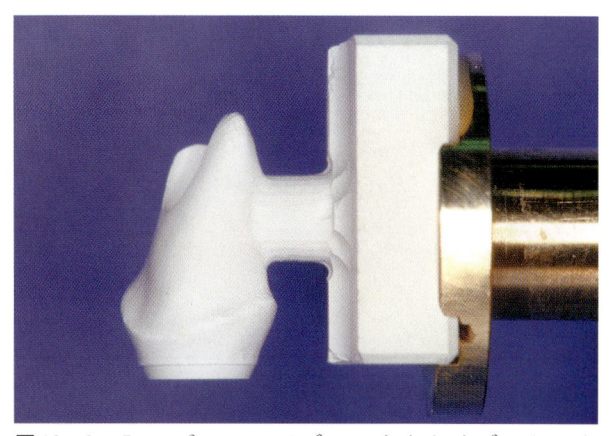

図10-2-5e　ジルコニアブロックからサブストラクチャーのミリングが終了したところ。半焼結状態でのミリングのため、この後の焼結時での収縮を見込み、約20%大きく加工されている。この後、ジルコニア専用の焼結ファーネスによる焼結作業を行う。

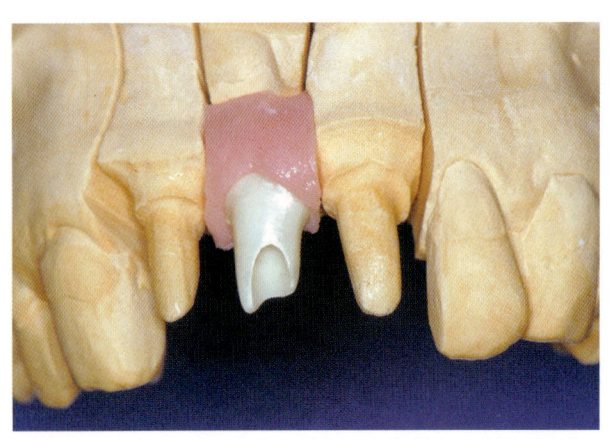

**Section 2　インプラント技工から見る将来の歯科技工**

図10-2-5f　サブストラクチャーの模型上での完成写真。歯肉に調和している。

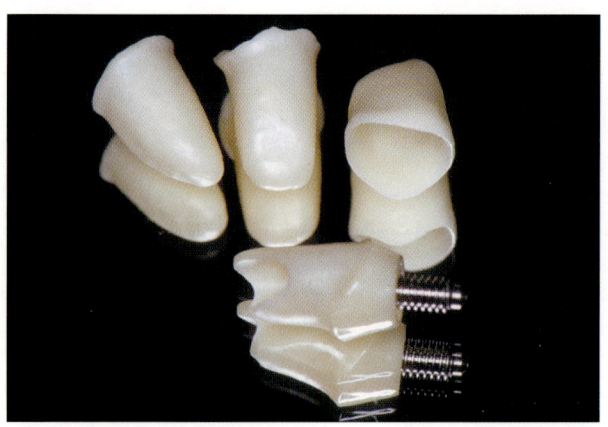

図10-2-5g　GM1000によりミリングされカラーリングおよび完全焼結が終了したサブストラクチャーとコーピング。両方をカラーリングすることで、サブストラクチャーから上部構造であるオールセラミッククラウンに容易に色調の移行を得ることが可能である。

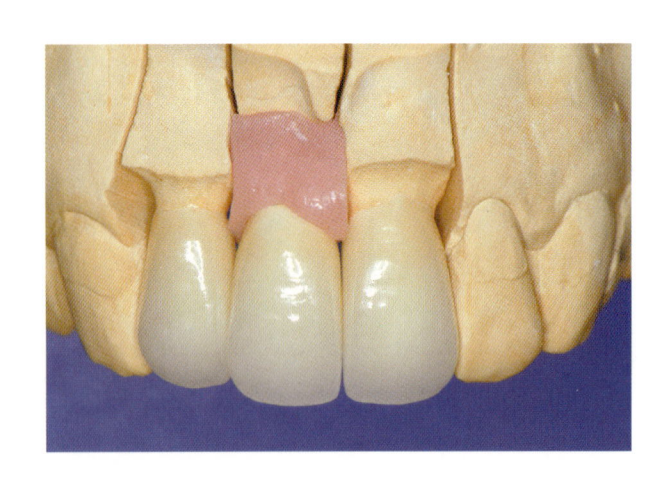

図10-2-5h　模型上での完成写真。

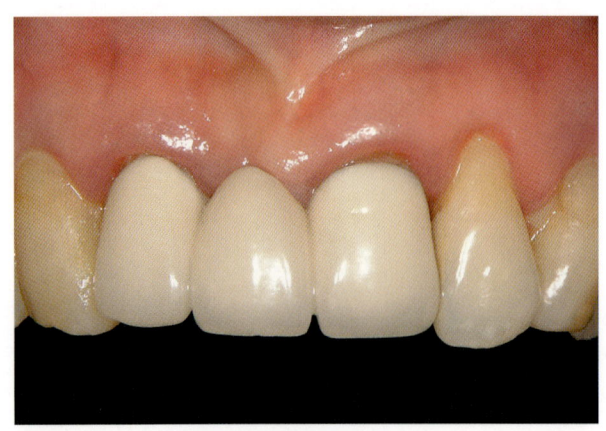

図10-2-5i　初診時の口腔内所見。

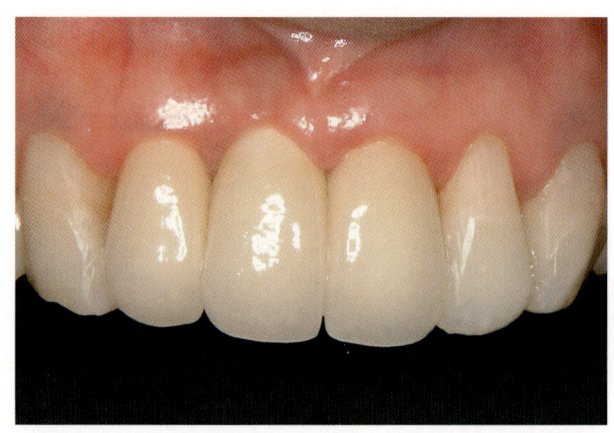

図10-2-5j　術後の口腔内所見。ジルコニア・オールセラミックスクラウンが装着された。歯間乳頭が保存され、周囲粘膜の形態および天然歯部分とインプラント部分の色調の違いもなく良好である。

# Chapter10　クラウン製作から始まるインプラント・審美技工物への道

## 今後習得しておきたい技術と知識

図10-2-6a　セラミックやレジンなどの材料で審美補綴を行う場合、天然歯に近い色調を表現できる技術の習得が必要である。よく天然歯を観察し、陶材の色の特徴を把握し、使いこなすためには、それなりの時間と努力が必要である。また近年シェードをスライド写真やデジタルカメラによる映像で添付することが一般化しているので、そこから口腔内の状況に合ったシェードを判別する訓練も必要である。

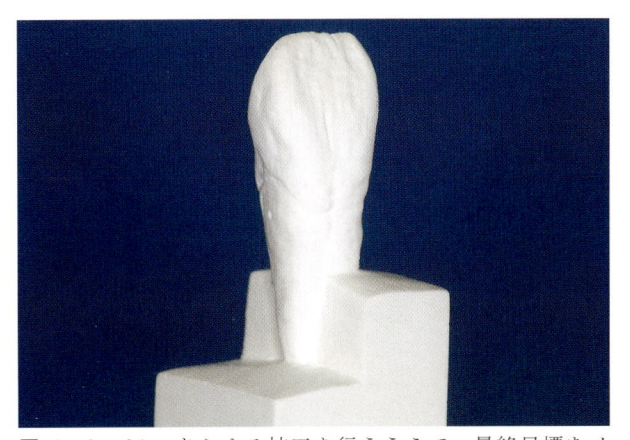

図10-2-6b　あらゆる技工を行ううえで、最終目標をイメージして設定することはたいへん重要である。とくに形態や色に対する患者の要求度が高い審美補綴やインプラント補綴などへとステップアップする過程で、どんな材料であっても歯牙の形を理解し、ほしい材料を必要な場所に、必要なだけ用いるという技能が重要になってくる。それには歯牙形態の習得が大前提となる。歯型彫刻もそのひとつであり、その際、歯根形態をも習得するように心がけたい。

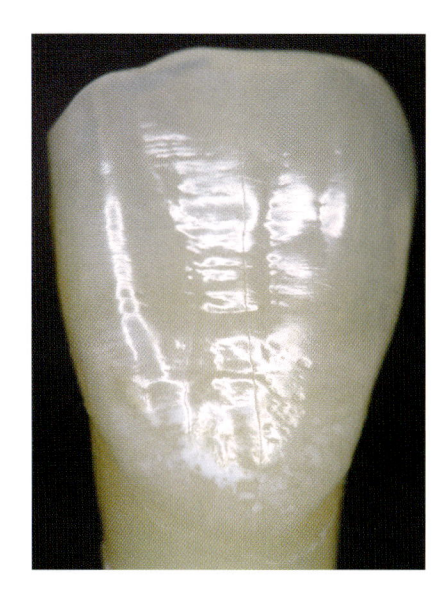

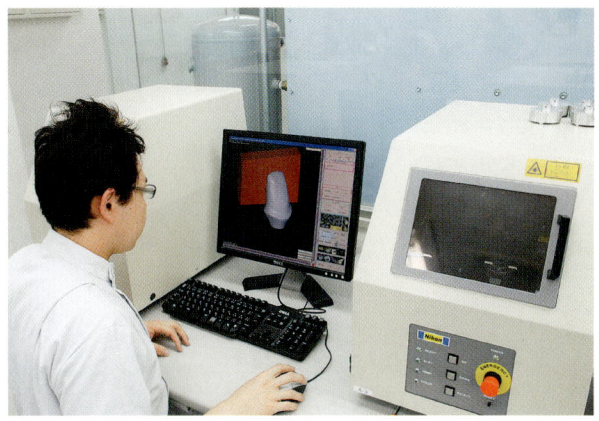

図10-2-6c　今日の技工業界において、CAD/CAMなどの機械化のスピードには目を見張るものがある。これからの歯科技工士にとって各種コンピューター・デジタル機器の習得は避けて通れない環境になってきているのではないだろうか。

### まとめ

　今後の10年間で、歯科界、とくに歯科技工業界は、大きく変貌していくことになるだろう。本項で取り上げたインプラント技工の分野でもCAD/CAMテクノロジーの発展にともない、急速な変革が予想される。

　すでに補綴物の種類によっては、鋳造という工程は姿を消している現状もある(無論、本書で述べてきた金属を使ったクラウンなど鋳造が必須とされる補綴物もある)。

　またジルコニアなどの新素材の出現にみられるように、あらゆる面で、もはや歯科技工士が手技にて製作できる範囲を超えて、いかに機械を理解し使いこなすかという環境になりつつある。

　このように機械化が進むなか、新しい技術が少しでも歯科業界の明るい未来展望の一助になるかどうかは、何よりもわれわれ歯科技工士の意識と行動、そして、これからの時代に合った環境を整えようとする情熱にかかっているのである。

# あとがき

　昨年、クインテッセンス出版より、1997年に発行された本書の旧版である「QDT プラクティカルマニュアル　初心者のための臨床的クラウンの製作法」の改編の依頼を受けてから、その加筆・再編集に努めてきたが、いざ作業を始めてみると、旧版発行からまったく作業内容が変わっていない工程がある反面、大きく変化している工程もあり、改編作業は思いのほか複雑となり、多くの時間を必要とした。しかし、その結果、全体的に旧版を見直し、必要があるところは大幅に改編したつもりである。

　そのなかのひとつに、近年、各技工工程について、若者を中心に効率の良い教育システムやそれにともなうマニュアルを求める声が非常に多くなってきており、また将来の技工業界を考えると、これらの環境整備は技術を継承するうえでの重要なテーマと考え、現場で活躍している若手の歯科技工士の意見をできるだけ取り入れて、歯科技工所全体のレベルアップを視野に入れた改編をしたことが挙げられる。

　もとより、本書の目的は旧版と同様に歯科技工士学校での教育と臨床の現場とのギャップを埋めるものであるが、今回の改編作業を経て、経験の浅い歯科技工士の自習の書としての役割とともに、歯科技工所全体での基本事項や作業理論の見直しや後輩の指導マニュアルとしても一層充実した内容のものになっていると思う。ぜひ広い意味での知識と技術の習得と普及の手引きとして活用していただきたい。

　また本書が書棚にあるは筆者らの本意ではなく、臨床の技工現場で実際の指導に活用されることを切に願うものである。

　最後に、この本書を発行するにあたり、多くのご協力をいただいたクインテッセンス出版株式会社社長の佐々木一高氏と書籍編集部の大塚康臣氏に心より感謝の意を表する次第である。

2008年9月

久野富雄
佐々木雅史
陸　誠

# 索引

(五十音・欧文の順)

## あ

アジャストメントプレート………20
圧接………………………………92
アバットメント……………162、166
荒研磨……………144、145、149、151
アルジガードニューパック………15
アルジネート印象材………………36
アルファコート……………………48
アンダーカット……………13、16、92
アンダーマージン…………………44

## い

一次石膏……………………33、152
イミディエート・サイド・シフト
………………………………64、65
インサイザル・ピン………62、74、78
印象……10、11、13、14、15、16、20、21、
25、28、30、36、50、75、92、162、163、166
印象後縁部…………………………68
印象精度……………………………20
インプラントアナログ…………162
インプラント上部構造物………156
インプラント補綴………………162
インプレッションキャリアー……20
インプレッションコーピング
………………………………162、163
インプロステリンプラス…………15
インレーワックス…………………87

## う

ウイルス肝炎感染対策ガイドライン
……………………………………14
運動経路……………………65、75、94
運動範囲……………………72、86、90

## え

エアーカッター…………………114
エアータービン…………………44、45

## 鋭角

鋭角…………………………………47
エバンス………………………86、87、88
遠心窩………………………………89
遠心咬頭……………………………94
遠心脱泡器…………………………36
遠心鋳造……………………116、126
遠心鋳造機…………126、128、130
遠心辺縁隆線基準点………………94
塩素系除菌剤………………………10
塩素中和剤…………………………15
エンブレジャー…………………139

## お

オーバーマージン
……44、85、97、132、133、136、137、138
オープンタイプ……………162、163
大きいロビンソンブラシ………146
オゾン義歯洗浄器…………………11
オゾン殺菌超音波洗浄……………12

## か

カーバイドバー………35、46、51、52、
55、80、86、139、140、148
カービング………………85、86、90
カービング角度……………………86
カービングストレス……86、87、90、91
カービングワックス………83、85、90
カーボランダム…………………133
カーボランダムポイント……55、134
カーボンツボ………………116、122、123
加圧プレス機………………104、106
加圧埋没機………………………102
回転方向……………………………50、51
回転防止機構………………162、165
界面活性剤………………101、110
顎関節(コンダイル)部……………62
過剰接触……………………………65
仮想マージン………………………45

## か

カットディスク……………………44
顆頭点………………………58、60、61
ガム材……………………………54、110
ガム模型……29、34、40、42、43、50、54
ガム用シリコン………42、43、54、164
ガラスビーズ……………………114
顆路調節……………………………63
革バフ……………………………148、151
嵌合位………………………………69、70
緩衝材……………………………109
感染予防対策……………10、14、18
寒天印象材…………………………36
カントゥア………………50、96、153

## き

技工室の環境……………………132
基準点の設定………………………92、94
既製トレー…………………………11
既製トレー・システム…………24
機能咬頭……………………83、94、95
気泡………12、13、16、29、30、37、67、
75、92、97、102、106、109、
122、127、132、133、136、137
キャスコム…………………109、120
キャスティングライナー………109
キャタリスト………………………36
吸水膨張……………………………20、23
急速加熱……………………120、121
急速加熱型埋没材………………108
強酸性水発生装置…………………15
頬側咬頭基準点……………………95
ギルバッハ・システム……………58
近心窩………………………………89
近心咬頭……………………………94
近心辺縁隆線基準点………………94
金属管理表…………………120、125
金属の飛散………………………101
金属の比重…………………126、128

# Index

金属表面洗浄器……………………115
金・パラクリーナー…………116、118

## く
空気の巻き込み……101、104、106、117
屈曲スプルー法………………………109
クラウンの内面………………………133
クラウンワックス S-C タイプ……97
クリストバライト系埋没材
………………………103、109、114、124
クルーシブル
……… 100、104、105、106、107、117、118
グルーブ………………………………148
クローズドタイプ
……………………………162、163、164、165

## け
形成マージン……………………………41
限界運動…………………………………65
研磨材………146、147、150、151、152
研磨作業………………………………148
研磨用鉗子………………………144、147

## こ
ゴーグル…………………………………14
コーティング剤…………………………48
コーピング………………87、92、93、168
コーピングワックス………86、87、88
硬化促進スプレー………………………32
硬化膨張……………………………20、23
口腔顎運動…………………………66、71
咬合器……27、58、60、62、65、66、67、
　　　　70、71、74、75、78、80、141、147
咬合器装着……27、58、60、61、62、63、
　　　　66、70、74、77、78、79、80、156
咬合高径…………………………………75
咬合紙………………………80、96、136、139
咬合状態………………63、67、76、77、
　　　　　　　　82、84、139、147、154
咬合接触の範囲…………………………76
咬合調整………………65、66、132、134
咬合フォイル……………………133、134

咬合平面…58、70、71、74、78、79、156
高周波真空加圧鋳造機………………116
構造設備基準……………………………14
高速レーズ……………………………151
咬頭嵌合位………………………………84
咬頭展開角………………………………89
後方基準点………………………………59
ゴムホイール…………………………46、86
ゴム枠……………………………………12
コロイド系の印象材………………10、12
混液比……………………………100、103
混液比のコントロール………………100
コンタクトエリア………136、139、140
コンタクト調整………………………134
コンタクトポイント……………………85

## さ
最終研磨…………………150、151、152
再ワックス・アップ……………………97
作業時間の短縮……………20、23、24、26
作業用模型……20、23、24、28、34、37、
　　　　49、55、63、75、76、78、135、136
削合調整………………………………35、135
殺菌処置…………………………148、154
サブストラクチャー……162、167、168
酸処理
……………114、115、118、124、130、132
酸処理ボックス…………………114、115
サンドブラスター………………114、124

## し
シークエンシャル咬合……………157、161
シートワックス法………………………93
次亜塩素酸ナトリウム製剤……14、15
仕上げ研磨……………………………147
紫外線消毒装置…………………………10
歯科技工士のための感染知識と対策例
……………………………………………14
歯冠形態…………………………………96
歯根形態に沿った形にしたトリミング
……………………………………………41
矢状顆路角…………………………63、64

支台歯
………29、31、46、47、48、52、54、68、77、
　　　82、87、90、92、93、97、136、138、139
支台歯破折の危険性……………………17
湿気箱………………………29、108、111
実体顕微鏡
………14、28、40、43、50、53、85、97、
　　　132、133、136、137、141、148、165
自動無酸素吸引・加圧鋳造機………103
歯肉基底面………………………………16
シムストック…………………………153
ジャステフィット………………………48
シュアスペーサー………………………93
樹脂系模型材……………14、17、36、38
順次誘導咬合……………………157、161
上顎鉤切痕部（ハミュラーノッチ）
……………………………………………24
上顎三角…………………………58、61、62
上顎歯列弓…………………………58、61
初期硬化…………………………………83
除湿機………………………………28、110
シリコン系の印象材………………10、12
シリコンホイール
……… 40、41、43、51、52、132、133、138、
　　　　139、144、145、146、147、148、149
シリコンポイント……133、134、137、
　　　　　　140、144、146、147、149、150
ジルコニア……………………162、167
ジルコニア・アバットメント
……………………………………156、161
ジルコニア・オールセラミッククラウン
……………………………………………168
ジルコニア・ジャケット・クラウン
……………………………………156、158
ジルコニアブロック…………………167
歯列模型…………………………37、58
真空加圧鋳造
……………104、107、116、117、118、119
真空加圧鋳造機………………108、109、120
真空攪拌機………………28、29、100、102
真空練和器………………………………33

# 索引

## す

- スカルヘル ……………………… 26
- スクリュー ……………………… 163
- スクリュー固定法 ……………… 166
- スタンプバー …………………… 40
- スチームクリーナー …… 55、124、152
- ストッパー ……………… 122、128
- スパチュラ ………………… 83、88
- スピー湾曲 ……………………… 89
- スプルーイング … 104、105、107、126
- スプルーカット ………… 115、124
- スプルー線 …………… 105、107、119
- スプルーの植立 … 100、101、108、109
- スペーサー …………… 79、92、93、138
- スリット(溝) …………………… 31

## せ

- 石膏鉗子 ………………… 74、114、124
- 石膏硬化剤 …………… 50、53、54、56
- 石膏スパチュラ ………………… 102
- 石膏注入 …… 12、13、15、21、29、164
- 石膏の撹拌 ……………………… 29
- 石膏分離剤 ……………………… 32
- 石膏膨張 …………………… 20、23
- 石膏膨張のコントロール ……… 20
- 石膏模型の撤去 ………………… 30
- 切削バー ………………………… 45
- 接触点 …………………… 74、79、80
- 舌側咬合基準点 ………………… 94
- 接着剤硬化促進剤 ……………… 77
- セメンティング固定法 ………… 166
- セメントスペース …………… 93、138
- セラミックスティック ………… 145
- セラミックスリボン …………… 100
- セラミックポイント …………… 149
- セラミックルツボ ……………… 122
- セラモホイール …………… 40、41、43
- センタートリマー ……………… 31
- 全調節性咬合器 ………………… 67
- 前方運動 ………… 58、63、64、140
- 前方基準点 …………………… 58、59

## そ

- 側方運動 ………… 63、64、65、66、71、72、88、134、135、140
- 咀嚼運動 ………………………… 71
- ソリッドヘッドシステム ……… 165

## た

- 対合関係 …………………… 84、94
- 対合歯 …………… 69、88、89、94、95
- ダイ模型 ………………… 21、22、25
- ダイアボンド8200 ……………… 77
- ダイアボンド8300 …………… 32、56
- ダイヤモンドドレッサー ……… 150
- ダイヤモンドバー …………… 50、51
- ダウエルピン …… 20、22、27、28、31、32、35、78、152
- ダウエルピンを使用した既製トレー …………………………… 27
- 炭酸水素ナトリウム水溶液 …… 115

## ち

- 小さい山型の台 ………………… 104
- 小さいロビンソンブラシ ……… 146
- チェックバイト …… 62、63、64、66、68、69、71、74、76、77、80
- 着脱用ノブ ……………………… 108
- 中央咬合基準点 ………………… 94
- 中間欠損 …………… 66、67、71、77
- 中心窩 …………………… 88、89
- 中心窩の位置 …………… 86、88、91
- 中心咬合位 …………………… 134
- 鋳巣対策 ………………………… 101
- 鋳巣防止材 ……………………… 101
- 中性電解水(AP水)生成装置 …………………………… 10、11
- 鋳造記録表 ……………… 120、125
- 鋳造欠陥の原因 ………………… 118
- 鋳造リング … 106、120、121、122、127
- 超音波洗浄機 …………… 148、152
- チル(冷やし金) …………… 126、127

## つ

- 艶出し研磨 ……………… 144、147

## て

- ディスクルージョンの量 …… 72、140
- ディスポタイプのプラスティックトレー ……………………………… 11
- ディッピングワックス法 …… 83、93
- 低膨張石膏 ………………… 74、79
- 適合検査剤 ……………… 132、133
- 適合状態 ……………………… 138
- 適合調整 ………… 132、133、135、138
- デザインナイフ …… 35、40、41、45、51、52、76
- 電気インスツルメント ………… 93

## と

- 瞳孔線 ………………………… 156
- トランスファー・スタンド …………………………… 60、61、62
- トリマー作業 ……………… 28、31
- トリミング ……… 40、41、42、43、44、45、46、47、49、50、51、52、53、55
- トリミングバー ………………… 51
- トレーサポート ………………… 18
- ドロップ・オン・テクニック法 …………………………… 82、85
- 鈍角 …………………………… 47

## な

- なめられ ……………… 101、116、129
- ならし研磨 ……………… 149、150
- 軟化圧接法 …………………… 132
- 南加大咬合器 …………… 66、71、72
- 軟質ワックス …………… 83、85、132

## に

- ニアシッドシステム ……… 115、124
- 二次石膏 …… 28、31、32、33、34、35、37、44、152
- 二次石膏への埋入 ……………… 32
- 肉厚部 ……… 100、101、105、108、109

173

# Index

### ぬ
布バフ……………………………………151

### ね
粘性………………………………………87

### の
ノーフレーム……………………………93

### は
バイト材……………………68、69、70、76
バイトタブ………………………………58
バイトの調整…………………………140
バイト・フォーク………………58、59、60、61
ハイドロスプルー…………………126、127
ハイブリッドセラミックス……………166
バランスド・オクルージョン…………158
バリ………………34、53、55、68、136、137
半調節性咬合器……………65、66、67、72、80
ハンドクリーン…………………………10

### ひ
ヒーターインスツルメント
………………………………82、83、85
ヒートショックタイプ…………………103
ヒートレスホイール………………51、52
光重合型レジン………………………160
ピコフィット シルバー…………………93
表面硬化剤………………………………30
ビンディングワイヤー…………………69
ピンボーラー………………………31、32

### ふ
ファセット部……………………………69
フィクスチャー………………162、163、166
フィッシャーバー…………………133、144
フィットチェッカー………136、137、138
フィットチェッカーペイント…………133
フィニッシング・ライン………………41
フェイスボウ………58、59、60、61、62、63
フェイスボウ・トランスファー
………………………58、61、66、67、77、156

フェルトホイール……………………144、147
フォーマー………100、109、111、121、127
深く削りすぎたトリミング……………41
プラスティックボックス………115、124
ブラックシリコン………………………138
フラックス………………………126、128、129
フリーハンド……………67、141、147、154
フレーム製作…………………………159
フレアー…………………………………53
ブローパイプ………………123、126、129
プロセラシステム……………………166
プロビジョナル・レストレーション
………………………………………156
分割予定線………………………31、34、35

### へ
平均値咬合器
……………………65、66、70、72、74、79、80
平均的顆頭点………………………59、61
ヘビーシャンファーの形成……………41
辺縁隆線………………………………89
偏心位…………………………………84
ベントの付与………………………126、127

### ほ
ボーンアンカード・ブリッジ…………158
ホイール状や砲弾型のポイント
………………………………………149
保温庫…………………………………102
ボクシング……………………………18、36
ポリソフト………40、41、43、133、144
掘り出し…………………………114、124
ホワイトポイント
…………134、140、144、145、148、149
ポンティック部………………………101
ボンディング・ストーン………………25

### ま
マージンオーバー………………………87
マージン下部の形態………………44、47
マージン調整…………………………85、97

マージン部…………41、44、51、53、83、
　　　　　　　　88、97、132、137、138、144
マージンライン
………45、48、50、53、54、56、85、97、152
マージンラインの記入…………………53
マージンラインの設定…………………44、45
マイクロフィッシャーバー……………144
マイクロモーター………………44、46、47
埋没………………100、103、106、108、
　　　　　　　　　　109、110、111
埋没材………100、102、103、105、106、
　　　　　　　　108、109、110、111、114、
　　　　　　117、120、121、123、124、127、128
埋没材の保管・管理…………108、110
埋没作業………………………………110
マウンティングプレート
………………………………74、75、79
マウント専用の低膨張石膏……70、79
マウントの精度………………………79
マスク……………………………………14
マッシュバイト…………………………63
磨耗状態………………………………139
マルチブルー…………………………150

### み
ミニ・ロビンソンブラシ………………151

### め
メタルストリップス…………………133、134
メタルボンド…………………………159、160
面荒れ………12、30、92、103、144、145

### も
模型基底面…………………………32、35
模型分割…………………………26、34、44
模型保護スプレー………………………30
モデリングコンパウンド…………………58
モデルトレー……………………………24
モデルトレー・システム………………24
モデルリテンションピン………………27
モデルリペアー……………41、70、92
モデルリムーバー………………………30

# 索引

### も
モンソン球面 …………………… 158

### や
薬品保管用ボックス ……… 114、115
山型の台 ……………………… 104
山割りカービング ……………… 89

### ゆ
ユーティリティーワックス
　………………………… 74、87、93
遊離端欠損 ……………… 66、70
湯溜り ………… 101、109、116、118
ユニバーサル・ジョイント …… 59、60

### よ
溶融温度 ………………… 120、123

### ら
ライトボックス ………………… 76
ラウンドバー ………… 51、54、136
ラウンドフィッシャーバー …… 136
ランナーバーの植立 ………… 104
ランナーバー法 ……………… 109

### り
リテンションピン ……………… 24
リムーバブルノブ ……………… 85
リムロック ……………… 24、25
リリーフエース ……………… 93
リリーフ処理 ………………… 92
リングファーネス …… 103、121、129
リン酸塩系埋没材
　……………… 100、102、114、124

### ろ
ロストフィックス・フェイスボウ
　………………………………… 59
ロストワックス法 …………… 92、98
ロビンソンブラシ
　………………… 144、146、148、151

### わ
ワックス・アップ ……… 41、47、50、
　82、83、85、86、87、88、89、91、
　92、94、96、97、98、135、140、
　144、145、148、157、166、167
ワックスカービング ……… 86、87、90
ワックスクリーナーPS ………… 110
ワッススパターン ……… 84、85、100、
　101、102、104、105、106、107、
　108、109、110、111、119、127、128
ワックス分離剤 …………… 82、83、85
ワックスポット ……………… 83、87

## 欧文

### A
A‐B‐C コンタクト ……………… 89
Artex‐AR 咬合器 ………… 62、63、65
AS‐咬合平面診断器 ……… 158、161

### C
CAD/CAM ……………… 162、169

### D
Dental rapid Technik ……………… 10

### E
Exakto‐Form …………………… 37

### G
Gingifast ……………………… 42
giro FORM（ジロフォーム）システム
　………………………… 20、22、23、40
GI マスク ……………………… 54
GM1000 ……………… 162、167、168
GN－I メジャリングマシーン
　…………………………………… 167

### J
JICO‐MAX HP 用ダイヤモンドバー
　…………………………………… 51

### L
LED レーザーガイド光 ………… 21

### M
Modralit 3K …………………… 37

### R
RIM‐LOCK 型のトレー ………… 11

### S
SLAYCRIS WAX ……………… 97

### T
TBS 錠 ……………………… 10、15

### Z
Ztaplus Soft シリコン ………… 42、43

QDT プラクティカルマニュアル
新装版 初心者のための臨床的クラウンの製作法
―歯科技工士・歯科技工所レベルアップのために―

1997年8月25日　第1版第1刷発行
2008年11月10日　第2版第1刷発行

著　　者　　久野　富雄／佐々木雅史／陸　誠
　　　　　　くの　とみお　ささき まさし　くが まこと

発 行 人　　佐々木　一高

発 行 所　　クインテッセンス出版株式会社
　　　　　　東京都文京区本郷3丁目2番6号　〒113-0033
　　　　　　クイントハウスビル　電話　(03)5842-2270(代表)
　　　　　　　　　　　　　　　　　　　(03)5842-2272(営業部)
　　　　　　　　　　　　　　　　　　　(03)5842-2279(書籍編集部)
　　　　　　web page address　http://www.quint-j.co.jp/

印刷・製本　　サン美術印刷株式会社

©2008　クインテッセンス出版株式会社　　　　禁無断転載・複写
Printed in Japan　　　　　　　　　落丁本・乱丁本はお取り替えします
　　　　　　　　　　　　　　　ISBN978-4-7812-0040-8　C3047
定価は表紙に表示してあります